PERINATAL CARE
ペリネイタルケア 2019年 新春増刊

周産期のくすり大事典

妊娠期・分娩時・産褥期・新生児の
薬剤＆ワクチン133大解説

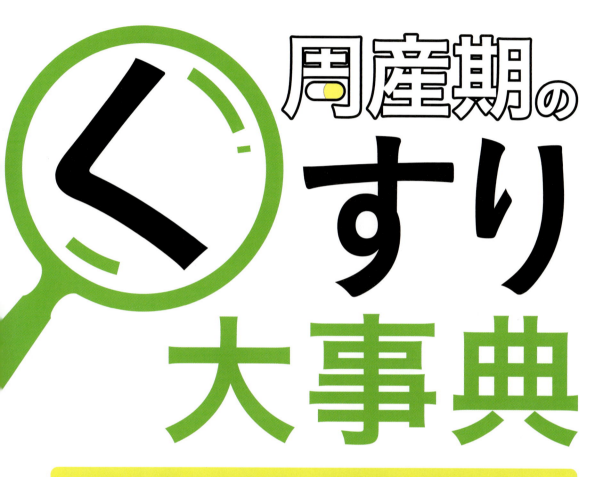

編著
東邦大学大学院医学研究科産科婦人科学講座 教授
中田雅彦

メディカ出版

はじめに

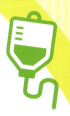

　本書はペリネイタルケア2016年4号で大好評だった特集「周産期で必要なくすり」のアップグレード版です。紙面の関係上、月刊誌の特集では妊娠期に使用する薬剤に限定していましたが、このたび産褥期、新生児、さらに子どもに対する予防接種の項目も含め、薬剤の使用シーンを周産期とその周辺に拡大し、増刊号として刊行することになりました。

　周産期で使用される薬剤は用途がさまざまで多岐にわたります。切迫早産や妊娠高血圧症候群などの妊娠合併症に対して使用する薬剤、甲状腺疾患や自己免疫性疾患といった、妊産婦さん自体がもともと有していた合併症に対して使用する薬剤、あるいは便秘や感冒といったcommon diseaseに対する薬剤など、さまざまな状況での薬剤の使用方法について、日常診療の現場では常に課題が生じています。また、常につきまとう懸念である、催奇形性や授乳時の使用の可否など、私自身の臨床医としての経験においても戸惑うことが多いと感じています。本書は、そのような周産期医療に携わる医療スタッフと妊産婦さんの不安を払拭できるように、多くのエキスパートの先生方に執筆を担当していただきました。

　また、昨今はジェネリック薬品全盛期であり、「商品名を覚えるのが大変」「勤務先が変わって薬の名前を覚え直すのが大変」という方もおられると思います。可能な限り薬剤の一般名のみならず商品名を列挙し、ベッドサイドにおける座右の書となるように内容を構成しました。

　多くの薬剤は添付文書を一読しただけでは使用に迷うのが現実です。そのため、臨床現場を想定した具体的な指南書となるよう、可能な限りわかりやすく記載しています。また、薬剤の適正な使用方法やガイドラインなどの規定に対する知識が不確かな状況で使っていることもあるかもしれません。正しい知識と適切な使用方法を熟知し、患者さんからの質問にも的確に応えることができる、そんな内容に仕上がったと自負しています。あらためて執筆に関わった先生方に深謝いたします。

東邦大学大学院医学研究科
産科婦人科学講座 教授
中田雅彦

CONTENTS

はじめに・・・・・・・・03
執筆者一覧・・・・・・・10
本書の使い方・・・・・・12

第1部 くすり大解説

第1章 総 論

1 周産期のくすり～もう添付文書は怖くない!?（小畠真奈）・・・・・・・・・14
2 妊娠中禁忌のくすりと、その歴史的背景（小畠真奈）・・・・・・・・・19

第2章 妊娠期のくすり

1 妊娠期のマイナートラブル①つわり・妊娠悪阻（彦坂慈子・兵藤博信）・・・・・26
2 妊娠期のマイナートラブル②貧血（大井理恵）・・・・・・・・・28
3 妊娠期のマイナートラブル③便秘（三輪一知郎）・・・・・・・・・30
4 妊娠期のマイナートラブル④痔（永井立平）・・・・・・・・・32
5 妊娠期のマイナートラブル⑤胃炎（住江正大）・・・・・・・・・34
6 妊娠期のマイナートラブル⑥皮膚疾患（住江正大）・・・・・・・・・36
7 不育症、習慣流産（永松 健）・・・・・・・・・38
8 切迫流産（永松 健）・・・・・・・・・40
9 切迫早産、早産予防①黄体ホルモン（塩﨑有宏・齋藤 滋）・・・・・42
10 切迫早産、早産予防②子宮収縮抑制薬（大路斐子）・・・・・・・・・44
11 切迫早産、早産予防③胎児肺成熟促進薬（永井立平）・・・・・・・・・46
12 前期破水（池ノ上 学）・・・・・・・・・48
13 妊娠高血圧症候群（成瀬勝彦）・・・・・・・・・50
14 HELLP症候群（田中幹二・平山紗衣）・・・・・・・・・52
15 Rh（D）陰性妊娠（池ノ上 学）・・・・・・・・・54
16 糖代謝異常合併妊娠（成瀬勝彦）・・・・・・・・・56
17 甲状腺疾患合併妊娠（川端伊久乃）・・・・・・・・・58

18	自己免疫疾患（塩﨑有宏・齋藤　滋）・・・・・・・・・・・・・・・・・・・・ 62
19	気管支喘息（川端伊久乃）・・・・・・・・・・・・・・・・・・・・・・・ 65

コラム 添付文書をめぐるある攻防
　　　果たして治療上の有益性は危険性を上回れるか？（中田雅彦）・・・・ 70

20	不整脈（椎名由美）・・・・・・・・・・・・・・・・・・・・・・・・ 73
21	感染症①トキソプラズマ（谷村憲司・山田秀人）・・・・・・・・・ 76
22	感染症②水痘（長谷川潤一）・・・・・・・・・・・・・・・・・・ 78
23	感染症③性器ヘルペス（森川　守）・・・・・・・・・・・・・・・ 80
24	感染症④尖圭コンジローマ（大井理恵）・・・・・・・・・・・・ 83
25	感染症⑤細菌性腟症（小田上瑞葉）・・・・・・・・・・・・・・ 85
26	感染症⑥クラミジア（小畑聡一朗・青木　茂）・・・・・・・・・ 86
27	感染症⑦カンジダ（山本ゆり子・青木　茂）・・・・・・・・・・ 88
28	感染症⑧梅毒（大井理恵）・・・・・・・・・・・・・・・・・・・ 90
29	感染症⑨HIV（森川　守）・・・・・・・・・・・・・・・・・・・ 92

コラム 先天性サイトメガロウイルス感染の予防と胎児治療（谷村憲司・山田秀人）・・・ 95

30	花粉症などアレルギー（永井立平）・・・・・・・・・・・・・・・ 98
31	インフルエンザ（米田徳子・齋藤　滋）・・・・・・・・・・・・・ 100
32	感　冒（住江正大）・・・・・・・・・・・・・・・・・・・・・・・ 102
33	てんかん（谷口　僚・田中博明）・・・・・・・・・・・・・・・・ 104
34	漢方薬、西洋ハーブ（田嶋　敦）・・・・・・・・・・・・・・・・ 106

コラム 妊婦に良いサプリって？（田嶋　敦）・・・・・・・・・・・・・・ 108

35	よく使われる市販薬①鎮痛薬（牧野麻理恵・田中博明）・・・・・ 112
36	よく使われる市販薬②点眼薬（村田　晋）・・・・・・・・・・・・ 114
37	よく使われる市販薬③睡眠導入剤（村田　晋）・・・・・・・・・・ 116
38	造影剤（宮嵜　治）・・・・・・・・・・・・・・・・・・・・・・ 118
39	麻酔薬（古川力三）・・・・・・・・・・・・・・・・・・・・・・ 120
40	妊娠中や産後のワクチン接種（松田秀雄）・・・・・・・・・・・・ 122

コラム 2018年の風疹の流行を憂う。（中田雅彦）・・・・・・・・・・・ 125

CONTENTS

第3章　分娩時のくすり

1	分娩誘発、子宮収縮促進（中田雅彦）	128
2	産科急変時①産科危機的出血（平井千裕・牧野真太郎）	130
3	産科急変時②子癇（森川　守）	133
4	血栓塞栓症（竹田　純）	135
コラム	ラピッドトコライシス（村越　毅）	138

第4章　産褥期のくすり

1	乳腺炎（青木宏明）	144
2	乳汁分泌抑制（青木宏明）	147
3	産後うつ病、その他の精神障害・向精神薬（安田貴昭）	149

第5章　新生児のくすり

1	新生児蘇生（日根幸太郎）	154
2	RSV感染（斉藤敬子）	156
3	ビタミンK（斉藤敬子）	158
4	オムツかぶれ（斉藤敬子）	160
コラム	こどもの予防接種（日根幸太郎）	162

第2部 くすりカタログ

第1章 妊娠期のくすり

- 妊娠期のマイナートラブル①つわり・妊娠悪阻（メトクロプラミド・ジメンヒドリナート・プロメタジン塩酸塩・オンダンセトロン塩酸塩水和物・小半夏加茯苓湯）････ 170
- 妊娠期のマイナートラブル②貧血（含糖酸化鉄・クエン酸第一鉄ナトリウム）････ 172
- 妊娠期のマイナートラブル③便秘（酸化マグネシウム・センノシド・ピコスルファートナトリウム水和物）･･････････････････････････････････ 173
- 妊娠期のマイナートラブル④痔（ジフルコルトロン吉草酸エステル リドカイン配合）･･ 175
- 妊娠期のマイナートラブル⑤胃炎（メトクロプラミド・レバミピド・ファモチジン）･･ 175
- 妊娠期のマイナートラブル⑥皮膚疾患（ヒドロコルチゾン酪酸エステル・ジフェンヒドラミン・ヘパリン類似物質）･･･････････････････････ 177
- 不育症、習慣流産（低用量アスピリン・ヘパリンカルシウム）･･･････ 178
- 切迫流産（リトドリン塩酸塩・イソクスプリン塩酸塩）･･･････････ 179
- 切迫早産、早産予防①黄体ホルモン（ヒドロキシプロゲステロンカプロン酸エステル）･･ 180
- 切迫早産、早産予防②子宮収縮抑制薬（リトドリン塩酸塩・硫酸マグネシウム ブドウ糖配合・カルシウム拮抗薬）･････････････････････ 181
- 切迫早産、早産予防③胎児肺成熟促進薬（ベタメタゾン）･････････ 182
- 前期破水（アンピシリン水和物・エリスロマイシンエチルコハク酸エステル）････ 183
- 妊娠高血圧症候群（ニフェジピン徐放剤・ヒドララジン塩酸塩・メチルドパ水和物・ラベタロール塩酸塩・ニカルジピン塩酸塩）････････････ 184
- HELLP症候群（ニカルジピン塩酸塩・硫酸マグネシウム ブドウ糖配合・ベタメタゾン・デキサメタゾンリン酸エステルナトリウム）･････････ 186
- Rh（D）陰性妊娠（乾燥抗D（Rho）人免疫グロブリン）･･･････ 188
- 糖代謝異常合併妊娠（インスリン製剤・DPP-4阻害薬）･･･････････ 189
- 甲状腺疾患合併妊娠（チアマゾール・プロピルチオウラシル・ヨウ化カリウム・レボチロキシンナトリウム（T$_4$）水和物）･････････････ 190
- 自己免疫疾患（プレドニゾロン・サラゾスルファピリジン・タクロリムス水和物・インフリキシマブ［遺伝子組換え］・トシリズマブ［遺伝子組換え］）･･･････ 192

ペリネイタルケア 2019 新春増刊 **7**

CONTENTS

- 気管支喘息（短時間作用型β₂刺激薬・吸入ステロイド）・・・・・・・・・194
- 不整脈（ビソプロロールフマル酸塩・カルベジロール）・・・・・・・・・195
- 感染症①トキソプラズマ（スピラマイシン・スピラマイシン酢酸エステル）・・・196
- 感染症②水痘（乾燥弱毒生水痘ワクチン・ヒト免疫グロブリン・アシクロビル）・・・197
- 感染症③性器ヘルペス（アシクロビル・バラシクロビル塩酸塩）・・・・・・198
- 感染症④尖圭コンジローマ（イミキモド）・・・・・・・・・・・・・・・199
- 感染症⑤細菌性腟症（メトロニダゾール・クロラムフェニコール）・・・・200
- 感染症⑥クラミジア（アジスロマイシン水和物・クラリスロマイシン）・・・201
- 感染症⑦カンジダ（イソコナゾール硝酸塩・オキシコナゾール硝酸塩）・・・202
- 感染症⑧梅毒（アモキシシリン水和物・スピラマイシン酢酸エステル）・・・203
- 感染症⑨HIV（ヌクレオシド系逆転写酵素阻害薬・HIVインテグラーゼ阻害薬［ラルテグラビルカリウム］・HIVプロテアーゼ阻害薬）・・・・・・・・・・・・・・・204
- 花粉症などアレルギー（オロパタジン塩酸塩・モメタゾンフランカルボン酸エステル水和物）・・・・・・・・・・・・・・・・・・・・・・・・・・・・・・・・・205
- インフルエンザ（オセルタミビルリン酸塩・ザナミビル水和物）・・・・・206
- 感　冒（アセトアミノフェン配合剤・葛根湯）・・・・・・・・・・・・207
- てんかん（バルプロ酸ナトリウム・カルバマゼピン・ラモトリギン）・・・208
- 漢方薬、西洋ハーブ（五苓散・小青竜湯・当帰芍薬散・麦門冬湯・呉茱萸湯）・・・210
- よく使われる市販薬①鎮痛薬（アセトアミノフェン・ロキソプロフェンナトリウム水和物・ジクロフェナクナトリウム）・・・・・・・・・・・・・・・・・・・・212
- よく使われる市販薬②点眼薬（一般点眼薬・抗菌性点眼薬）・・・・・・・214
- よく使われる市販薬③睡眠導入剤（催眠鎮静薬）・・・・・・・・・・・215
- 造影剤（イオパミドール ほか）・・・・・・・・・・・・・・・・・・216
- 麻酔薬（フェンタニルクエン酸塩・ロクロニウム臭化物・プロポフォール・デスフルラン・亜酸化窒素・レボブピバカイン塩酸塩）・・・・・・・・・・・・・217
- 妊娠中や産後のワクチン接種（インフルエンザHAワクチン・組換え沈降B型肝炎ワクチン・乾燥弱毒生麻しんワクチン・乾燥弱毒生風しんワクチン・乾燥弱毒生水痘ワクチン）・・・・・・・・・・・・・・・・・・・・・・・・・・・・・220

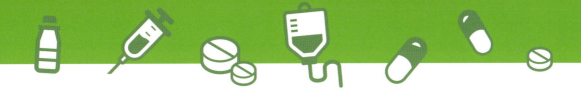

第2章　分娩時のくすり

- 分娩誘発、子宮収縮促進（オキシトシン・ジノプロスト［PGF$_{2\alpha}$］・ジノプロストン［PGE$_2$］・ゲメプロスト・メチルエルゴメトリンマレイン酸塩）・・・・・・222
- 産科急変時①産科危機的出血（トラネキサム酸・乾燥人フィブリノゲン）・・・・・225
- 産科急変時②子癇（硫酸マグネシウム ブドウ糖配合・ジアゼパム）・・・・・・・226
- 血栓塞栓症（アスピリン・アスピリン ダイアルミネート配合・ヘパリンナトリウム・ヘパリンカルシウム・ワルファリンカリウム・低分子ヘパリン［エノキサパリンナトリウム・ダルテパリンナトリウム］・フォンダパリヌクスナトリウム・経口直接Ⅹa阻害薬［エドキサバントシル酸塩水和物・アピキサバン・リバーロキサバン］）・・・・・・227

第3章　産褥期のくすり

- 乳腺炎（アセトアミノフェン・イブプロフェン・アモキシシリン水和物 クラブラン酸カリウム配合・セファレキシン・葛根湯）・・・・・・230
- 乳汁分泌抑制（カベルゴリン・ブロモクリプチンメシル酸塩）・・・・・・232
- 産後うつ病、その他の精神障害・向精神薬（塩酸セルトラリン・ロラゼパム・エスゾピクロン・アリピプラゾール・ラモトリギン）・・・・・・233

第4章　新生児のくすり

- 新生児蘇生（アドレナリン［エピネフリン］・生理食塩液・炭酸水素ナトリウム）・・236
- RSV感染（パリビズマブ［遺伝子組換え］）・・・・・・237
- ビタミンK（メナテトレノン）・・・・・・238
- オムツかぶれ（白色ワセリン・酸化亜鉛・非ステロイド抗炎症外用剤・副腎皮質ステロイド外用剤・抗真菌薬軟膏）・・・・・・238

索引（用語）・・・・・・242
索引（一般名）・・・・・244
索引（商品名）・・・・・248

表紙・本文デザイン／くとうてん　　本文イラスト／中村恵子

執筆者一覧
（50音順）

編著

中田　雅彦 ◆ 東邦大学大学院医学研究科産科婦人科学講座 教授

執筆

青木　茂 ◆ 横浜市立大学附属市民総合医療センター
　　　　　総合周産期母子医療センター 准教授

青木　宏明 ◆ 茅ヶ崎市立病院産婦人科 部長

池ノ上　学 ◆ 慶應義塾大学医学部産婦人科学教室 助教

大井　理恵 ◆ 総合母子保健センター愛育病院産婦人科

大路　斐子 ◆ 東邦大学医療センター大森病院産婦人科 助教

小田上　瑞葉 ◆ 横浜市立大学附属市民総合医療センター
　　　　　総合周産期母子医療センター 助教

小畑　聡一朗 ◆ 横浜市立大学附属市民総合医療センター
　　　　　総合周産期母子医療センター 助教

小畠　真奈 ◆ 筑波大学医学部医学医療系総合周産期医学 准教授

川端　伊久乃 ◆ 東京女子医科大学産婦人科 講師

古川　力三 ◆ 東邦大学医療センター大森病院麻酔科 シニアレジデント

斉藤　敬子 ◆ 東邦大学医療センター大森病院新生児学講座 助教

齋藤　滋 ◆ 富山大学大学院医学薬学研究部（医学）産科婦人科学教室 教授
　　　　　富山大学附属病院 院長

椎名　由美 ◆ 聖路加国際病院循環器内科 医幹

塩﨑　有宏 ◆ 富山大学附属病院産科婦人科 講師／診療准教授

住江　正大 ◆ 福岡市立病院機構福岡市立こども病院産科

竹田　純 ◆ 順天堂大学医学部産婦人科学講座 助教

田嶋　敦 ◆ 鉄蕉会亀田総合病院産婦人科 部長

田中　幹二 ◆ 弘前大学医学部附属病院周産母子センター 診療教授

田中　博明	◆	三重大学医学部産科婦人科学教室 講師
谷口　僚	◆	三重大学医学部産科婦人科学教室 医員
谷村　憲司	◆	神戸大学医学部附属病院総合周産期母子医療センター 准教授
永井　立平	◆	高知県・高知市病院企業団立高知医療センター産科 科長
永松　健	◆	東京大学医学部附属病院女性診療科・産科 准教授
成瀬　勝彦	◆	公益財団法人聖バルナバ病院 院長／聖バルナバ助産師学院 学院長
長谷川　潤一	◆	聖マリアンナ医科大学産婦人科学 准教授
彦坂　慈子	◆	東京都立墨東病院産婦人科・周産期センター 医員
日根　幸太郎	◆	東邦大学医療センター大森病院新生児学講座 助教
兵藤　博信	◆	東京都立墨東病院産婦人科・周産期センター 部長
平井　千裕	◆	順天堂大学医学部産婦人科学講座 非常勤講師
平山　紗衣	◆	弘前大学医学部附属病院薬剤部 妊娠と薬外来 専任薬剤師
牧野　真太郎	◆	順天堂大学医学部産婦人科学講座 先任准教授
牧野　麻理恵	◆	三重大学医学部産科婦人科学教室 医員
松田　秀雄	◆	松田母子クリニック 院長
宮嵜　治	◆	国立成育医療研究センター放射線診療部放射線診断科 診療部長
三輪　一知郎	◆	山口県立総合医療センター産婦人科 部長
村越　毅	◆	聖隷浜松病院産婦人科・総合周産期母子医療センター産婦人科 部長
村田　晋	◆	山口大学医学部産科婦人科学 助教
森川　守	◆	北海道大学病院産科・周産母子センター 准教授／副センター長
安田　貴昭	◆	埼玉医科大学総合医療センターメンタルクリニック 講師
山田　秀人	◆	神戸大学大学院医学研究科外科系講座産科婦人科学分野 教授
山本　ゆり子	◆	横浜市立大学附属市民総合医療センター 総合周産期母子医療センター 助教
米田　徳子	◆	富山大学医学薬学研究部（医学）産科婦人科学教室 助教

本書の使い方

第1部 くすり大解説

【第1部】では、疾患・症状ごとに各薬剤の特徴が一覧できる比較表を掲載し、使用法や効果などを文章で解説。薬剤への知識を深められます。

各薬剤の剤型や使用方法などは、第2部のこちらのページをご参照ください

第2部 くすりカタログ

薬剤の投与方法をアイコンで示しています

【第2部】では、カタログ形式で剤型・投与方法・使用上の注意点などをコンパクトに解説。調べたい薬剤が事典のようにすぐ参照できます。

詳しい解説は、第1部のこちらのページをご参照ください

本書の利用にあたって

- 商品名は代表的なものを挙げています。
- 本書の情報は2018年10月現在のものです。
- ここでの記載は、主に周産期領域での臨床に合わせたものです。
  薬剤については、必ず個々の添付文書を参照し、その内容を十分に把握した上でご使用ください。
- 記載の製品は予告なく販売中止となる可能性があります。
- 本書の編集制作に際しては、最新の情報を踏まえ、正確を期すよう努めていますが、医学・医療の進歩により、記載内容は変更されることがあります。その場合、従来の治療や薬剤の使用による不測の事故に対し、著者および当社はその責を負いかねます。

第1部
くすり大解説
第1章 総論

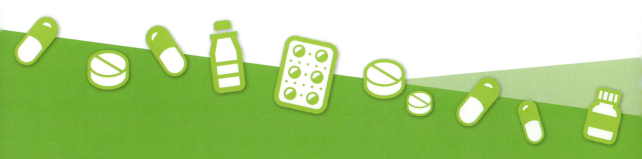

1

周産期のくすり～もう添付文書は怖くない!?

筑波大学医学部医学医療系総合周産期医学 准教授 ● 小畠真奈 おばたまな

妊娠を知らずに薬を服用していた女性から胎児への影響を聞かれたことや、授乳中の女性から薬を服用してもよいかどうかを聞かれたことがある周産期医療従事者は多いだろう。これまでの医薬品の添付文書は、こうした疑問に答えてくれなかった。添付文書の使用上の注意に「投与しないこと」とあっても、その理由が「動物実験で催奇形性作用が報告されている」「乳汁中に移行することが報告されている」という記載のみのものが多く、妊婦の治療上の有益性や母乳栄養の有益性を考慮した記載はほとんどなかった。また、これまで妊婦や授乳婦に対して広く使われ、有害な影響が報告されていない薬剤についても、安全だと説明するための情報が記載されていなかった。

この「添付文書」が、20年ぶりに改定されることになる。前回の改定では授乳婦への投与が追加されたのみなので、妊婦への投与に関していえば実に、約40年ぶりの大改定とも言える。

🔖 「添付文書」はいつ変わる？

医療用医薬品の添付文書は、医師、歯科医師および薬剤師に対して必要な情報を提供する目的で、当該医薬品の製造業者または輸入業者が作成する文書であり、「医薬品、医療機器等の品質、有効性及び安全性の確保等に関する法律（薬機法）」で規定されている。添付文書の記載要領は1976年に定められた後、1997年の改定[1] を経て2017年6月に全面改定が通知された[2]。2019年4月1日に施行された後の5年間の移行措置の間は、改定前後の添付文書が混在することとなる。

🔖 「添付文書」はどう変わる？

改定の要点には、「原則禁忌」および「慎重投与」の廃止、「妊婦、産婦、授乳婦等への投与」などの廃止、「特定の患者集団への投与」の新設、項目の通し番号の設定がある。「妊婦、産婦、授乳婦等への投与」は廃止されるが、新設された「特定の患者集団への投与」に「妊婦」「授乳婦」、そして「生殖能を有する者」の項目が含まれる（表1）。

● 妊　婦

「妊婦」の項を見ると、「胎盤通過性及び催奇形性のみならず、胎児曝露量、妊娠中の曝露期間、臨床使用経験、代替薬の有無等を考慮し、必要な事項を記載」した上で、投与に関する注意事項を記載することになる。つまり「投与しないこと」と記載する場合には、その理由として、これまでの添付文書（表2）にあるような「動物実験で催奇形性作用が報告され

表1 改定後の添付文書における「使用上の注意」の「特定の患者集団への投与」の記載要領

9. 特定の患者集団への投与
9.4　生殖能を有する者 ①患者及びそのパートナーにおいて避妊が必要な場合に、その旨を避妊が必要な期間とともに記載すること ②投与前又は投与中定期的に妊娠検査が必要な場合に、その旨を記載すること
9.5　妊婦 ①胎盤通過性及び催奇形性のみならず、胎児曝露量、妊娠中の曝露期間、臨床使用経験、代替薬の有無等を考慮し、必要な事項を記載すること ②注意事項は、「投与しないこと」「投与しないことが望ましい」又は「治療上の有益性が危険性を上回ると判断される場合にのみ投与すること」を基本として記載すること
9.6　授乳婦 ①乳汁移行性のみならず、薬物動態及び薬理作用から推察される哺乳中の児への影響、臨床使用経験等を考慮し、必要な事項を記載すること ②母乳分泌への影響に関する事項は、哺乳中の児への影響と分けて記載すること ③注意事項は、「授乳を避けさせること」「授乳しないことが望ましい」又は「治療上の有益性及び母乳栄養の有益性を考慮し、授乳の継続又は中止を検討すること」を基本として記載すること

(文献2より作成)

ている」という記載のみでは不十分であり、影響が出る妊娠時期を可能な限り特定することと、妊婦の治療上の有益性も考慮して記載することが求められている。ここでの「有益性」は、「妊婦が罹患している疾患が生命にかかわる疾患であるか」「妊娠期間中に治療の有益性を損なわずに使用可能な低リスクの代替治療があるか」「妊娠期間を避けた治療の延期・回避が可能か」などによって判断される。

　一方、動物を用いた試験などで妊娠、胎児および出生児への影響が認められていないもので、薬理作用からも影響が懸念されないものに関しては「妊婦」の項を設ける必要がないとされており、妊婦に多く使用されている医薬品について「妊娠中の投与は安全と考えられている」という表現が記載される可能性は低いと予想される。

授乳婦

「授乳婦」の項には、「乳汁移行性のみならず、薬物動態及び薬理作用から推察される哺乳中の児への影響、臨床使用経験等を考慮し、必要な事項を記載」した上で、投与に関する注意事項は、「授乳を避けさせること」「授乳しないことが望ましい」または「治療上の有益性及び母乳栄養の有益性を考慮し、授乳の継続又は中止を検討すること」を基本として記載する、とされている。旧記載方法の「乳汁移行するものがすなわち授乳禁止」からの改定の意義は大きいと言える。

生殖能を有する者

　さらに「生殖能を有する者」が新設され、投与前または投与中の避妊の必要性や定期的な妊娠検査の必要性を記載すること、とされている。女性患者においては催奇形性などに関する報告、妊娠可能なパートナーを持つ男性患者においては、遺伝毒性などの情報に基づいて

表2 改定前の添付文書における「使用上の注意」の記載要領

A（データ）	B（理　由）
1　本剤によると思われるヒトの奇形の症例報告がある場合	→ 1　催奇形性を疑う症例報告があるので
2　奇形児を調査したところ、母親が妊娠中に本剤を投与された症例が対照群と比較して有意に多いとの報告がある場合	→ 2　奇形児を出産した母親の中に本剤を妊娠中に投与された例が対照群と比較して有意に多いとの疫学的調査報告があるので
3　妊娠中に本剤を投与された母親を調査したところ、奇形児出産例が対照群に比較して有意に多いとの報告がある場合	→ 3　本剤を妊娠中に投与された患者の中に奇形児を出産した例が対照群と比較して有意に多いとの疫学的調査報告があるので
4　妊娠中に本剤を投与された母親から生まれた新生児に奇形以外の異常が認められたとする報告がある場合	→ 4　新生児に○○を起こすことがあるので
5　母体には障害はないが胎児に影響を及ぼすとの報告がある場合	→ 5　胎児に○○を起こすことがあるので
6　妊婦への投与は非妊婦への投与と異なった危険性がある場合	→ 6　○○を起こすことがあるので
7　妊娠中に使用した経験がないか又は不十分である場合	→ 7　妊娠中の投与に関する安全は確立していないので
8　薬物がヒトの乳汁に移行し、乳児に対し有害作用を起こすとのデータがある場合	→ 8　ヒト母乳中へ移行する（移行し○○を起こす）ことがあるので
9　動物実験で乳汁中に移行するとのデータがある場合	→ 9　動物実験で乳汁中に移行することが報告されているので
10　動物実験で催奇形作用が認められている場合	→ 10　動物実験で催奇形作用が報告されているので
11　動物実験で催奇形性以外の胎仔（新生仔）に対する有害作用が認められている場合	→ 11　動物実験で胎仔毒性（胎仔吸収…）が報告されているので

C（注意対象期間）
1　妊婦又は妊娠している可能性のある婦人には
2　妊婦（〜カ月以内）又は妊娠している可能性のある婦人には
3　妊娠後半期には
4　妊娠末期には
5　授乳中の婦人には

D（措　置）
1　投与しないこと
2　投与しないことが望ましい
3　治療上の有益性が危険性を上回ると判断される場合にのみ投与すること
4　減量又は休薬すること
5　大量投与を避けること
6　長期投与を避けること
7　本剤投与中は授乳を避けること
8　授乳を中止させること

（文献1より引用）

投与上の注意が記載される。

いわゆるFDA分類はどうなる？

2014年にアメリカ食品医薬品局（Food and Drug Administration；FDA）は、医薬品の胎児リスクカテゴリー（いわゆるFDA分類）をラベリング（日本で言う添付文書）から削除することを決定した[3]。1979年に米国で導入されたFDA分類では、胎児への影響に関する研究の有無やその質に基づいて医薬品をA、B、C、D、Xの5つのカテゴリーに分類し、それぞれについて記載すべきデータと使用に関する表現・項目が規定されていた。

この分類における問題として、安全とされるカテゴリーAは、その根拠として質の高い研究を要求しているため、約4%の医薬品しか該当しない[4]という点があった。さらに、カテゴリー分類のみが一人歩きするという懸念もあり、2014年の「ラベリング、妊娠・授乳時の使用に関する製品表示規則の最終版」[3]では、FDA分類は順次廃止し、薬剤の情報は「妊娠」と「授乳」、「生殖能を有する者」の項目に、それぞれリスクサマリーと臨床上の注意事項、ヒトや動物への使用に関するデータを文章で記載することが求められた。

こうしたリスクカテゴリー分類は、1978年にスウェーデンで最初に作成され（Swedish Catalogue of Approved Drug；FASS）[5]、翌年に米国（FDA分類）、1989年にオーストラリア（Australian Drug Evaluation Committee；ADEC）[6]で作成された。それぞれの分類の特徴として、FDAは研究結果によるエビデンス重視、FASSとADECは使用経験重視という点がある。

カテゴリーAを例にとると、FDAでは「対照試験で妊娠第1三半期の胎児へのリスクが見いだされず、その後の妊娠中のリスクの根拠もなく、遠隔期の胎児への害の可能性も見いだせない」と定義しているが、FASSとADECでは「妊娠・授乳期の女性において広く使われており、これまでに奇形の頻度の増加や胎児への有害作用が報告されていないもの」となる。

これら3つの分類に共通する医薬品を比較すると、同じリスクカテゴリーに分類されるものはわずか26%とされる[4]。わが国の添付文書情報の記載内容を試行的にリスクカテゴリーで分類し、FDA、ADECの分類と比較した研究においても、それぞれの分類結果には相違が見られた[7]。FASSとADECの分類は2018年現在も使用されている。

まとめ

今回の改定により、添付文書には、妊婦・授乳婦のいずれにおいても臨床経験に基づくヒトでの情報を重視した妊娠や児への影響と投与の有益性を考慮した記載が期待される。一方で、医師はこれらの記載をもとに個々の患者への処方を判断することが重要となってくる。症例報告を含め、個々の医薬品についての豊富かつ詳細な情報を提供してくれる書籍としては、Briggsによる『Drugs in Pregnancy and Lactation』[8]があり、日本語では『薬物治療コンサルテーション：妊娠と授乳（第2版）』[9]などがある。

引用・参考文献

1) 厚生省薬務局長通知. 医療用医薬品の使用上の注意記載要領について. 平成9年4月25日付薬発第607号. 1997.

2) 厚生労働省医薬・生活衛生局長通知. 医療用医薬品の添付文書等の記載要領について. 平成29年6月8日付薬生発0608第1号. 2017.

3) Content and Format of Labeling for Human Prescription Drug and Biological Products; Requirements for Pregnancy and Lactation Labeling.
http://federalregister.gov/a/2014-28241 [2018年9月21日アクセス]

4) Addis, A. et al. Risk classification systems for drug use during pregnancy: are they a reliable source of information? Drug Saf. 23(3), 2000, 245-53.

5) Swedish Catalogue of Approved Drug（スウェーデン語のみ）
https://www.fass.se/LIF/startpag [2018年9月21日アクセス]

6) The Australian categorisation system for prescribing medicines in pregnancy.
https://www.tga.gov.au/prescribing-medicines-pregnancy-database [2018年9月21日アクセス]

7) 濱田洋実. 医薬品添付文書とFDA分類, オーストラリア分類との比較. 産科と婦人科. 74(3), 2007, 293-300.

8) Briggs, GG. et al eds. Drugs in Pregnancy and Lactation. 11th ed. Philadelphia, Lippincott Williams and Wilkins, 2017, 1648 p.

9) 伊藤真也ほか編. 薬物治療コンサルテーション：妊娠と授乳. 改訂2版. 東京, 南山堂, 2014, 667 p.

2

妊娠中禁忌のくすりと、その歴史的背景

筑波大学医学部医学医療系総合周産期医学 准教授 ● 小畠真奈 おばたまな

少数ながら、ヒトでの催奇形性・胎児毒性を示す明らかな証拠が報告されている医薬品がある[1]。これらの医薬品は、女性が妊娠を希望した場合には中止すべき、あるいはより安全と考えられる代替薬に変更すべきであり、周産期医療に携わる者は銘記しておかねばならない。以下に代表的なものをその歴史的背景とともに示す。

サリドマイド

サリドマイドは処方箋なしで購入できる「極めて安全な睡眠薬」として1957年10月に旧西ドイツのGrünenthal社によって発売され、日本では1958年1月に、オーストラリアでは1960年7月に発売された。その翌年の1961年6月、オーストラリアのマクブライト医師は、彼の勤務先の病院で1カ月の間に相次いで生まれた3人の児に、100万人に1人という稀な奇形であるphocomelia（アザラシ肢症）を認め、その母親がみな、妊娠初期にサリドマイドを服用していたことを突き止めた。

この時点で彼の病院はサリドマイドの使用を中止したが、その報告がLancetにレターとして掲載されたのは半年後の12月16日であった[2]。ドイツではすでに多くの患者が発生し、医師の間ではサリドマイドとの関連が疑われていたにもかかわらずGrünenthal社はそれを否定し続け、ドイツ国内での回収が始まったのはこの直前、レンツ医師の報告書が新聞に掲載された1961年11月25日であった。日本での出荷停止はさらに半年後の1962年5月17日であった。

アメリカでは、1960年9月にアメリカ食品医薬品局（FDA）に承認申請されたが、安全性試験が不十分だとして承認されなかった。ただし、承認前の臨床試験に関する規制はなかったため、アメリカでも約2万人（うち、妊婦が207人）に薬が配布されたとされ[3]、患者がいる。

サリドマイドの催奇形性は、さまざまな疫学調査から明白と考えられてきたが、各国の裁判で争われた、「サリドマイドと奇形の因果関係」の動物実験による立証は難しかった。一方で、サリドマイド事件により各国で医薬品の安全性確保のための規律の必要性が認識され、わが国でもさまざまな行政規律の改正が行われた[4]。**表1**に日本での医薬品に関する行政と法律および事件についてまとめた。

いったん市場から姿を消したサリドマイドであるが、ハンセン病に対する有効性が発見され、1965年頃からブラジルなどで製造、販売されてきた。また、1980年代には有効な治療

表1 わが国の医薬品に関する行政と法律および事件の年表

西　暦	行政、法律、事件
1943年	「薬事法」制定（旧薬事法） 従来の薬剤師法、薬品営業並薬品取扱規則および売薬法の3法に代わるものとして制定された。
1948年	「薬事法」改正 誇大広告の禁止が定められ、現在の「添付文書」にあたる「表示書」の定義が行われた。使用上の注意の記載が求められたものの、副作用防止の観点の規律はなかった。
1960年	「薬事法」全面改正（新薬事法） 「添付文書」に記載するべき事項が定められた。
1962年	サリドマイド事件（本文参照）
1963年	「医薬品の胎児に及ぼす影響に関する動物試験法」
1967年	「医薬品の製造承認等に関する基本方針について」 医薬品の承認審査において「添付文書」の禁忌症、副作用、その他特別な警告事項についての「使用上の注意」の記載案を提出すべきことが定められた。
1967年	副作用報告制度の発足
1970年	医療用医薬品添付文書の記載要領が初めて策定・通知された。
1971年	スモン事件 （1950年代半ば頃から患者数が増加、1970年に販売中止）
1976年	「医療用医薬品の使用上の注意記載要領について」 初めて「妊産婦・授乳婦等への投与」の記載要領が通知され、添付文書の全品目全面改定作業が行われた。
1979年	「薬事法」改正（薬事二法） 副作用報告制度が法定された。 「医薬品副作用被害救済基金法」
1989年	薬害エイズ事件 （1983年に非加熱濃縮製剤の自己注射保険適用） 「医薬品の臨床試験の実施に関する基準について」（旧GCP）
1996年	「薬事法」改正 「医薬品の臨床試験の実施の基準に関する省令」（新GCP）
1997年	「添付文書等の記載要領」改定 「妊婦、産婦、授乳婦等への投与」では、1976年のものに、理由として、動物実験における乳汁中の移行についての表現が追加され、措置として、授乳を避ける・中止させることが加わった。
2013年	「薬事法」が「医薬品、医療機器等の品質、有効性及び安全性の確保等に関する法律（薬機法）」となった。
2017年	「添付文書等の記載要領」全面的改定 「臨床研究法」

薬がなかったエイズ患者の治療薬としても使われた。これらは密輸入など十分な患者への説明がないままに使用されることが多く、サリドマイド奇形の児は1980年代にも生まれていた。

こうした悲劇を防ぐため、かつて睡眠薬としての申請を却下したFDAは、1998年7月にハンセン病の治療薬としてサリドマイドを承認した。妊婦への投与を避けるための患者教育

プログラムを含む特別な処方システムのもとに使用されることが条件であった。FDA承認薬は承認された適応症ではなくても、オフラベル使用として合法的に使用することが可能なため、サリドマイドは多発性骨髄腫治療にも使用された。

日本では医師を通じた個人輸入が行われていたが、2009年からは多発性骨髄腫の治療薬として販売が開始され、2015年にはその誘導体であるポマリドミドが販売されている。また、2010年にはセレブロンを介した催奇形性のメカニズムが報告された[5]。しかしながら、現在でも催奇形性を排除したサリドマイド誘導体は見つかっていない。医療者として忘れてはならない薬である。

バルプロ酸ナトリウム

バルプロ酸ナトリウムに関連する奇形としては、神経管欠損、心房中隔欠損、口蓋裂、尿道下裂、多指症、頭蓋骨癒合症などがある。1967年にフランスで抗てんかん薬として承認され、日本では1974年に販売が開始された。

抗てんかん薬の催奇形性としては、フェニトイン、フェノバルビタール、プリミドンがすでに指摘されており、バルプロ酸ナトリウムは動物実験における催奇形性の報告があったものの、ヒトでの明らかな催奇形性のデータがないという理由で、1981年の時点では妊婦に用いる抗てんかん薬として推奨されていた[6]。その後、バルプロ酸ナトリウムによる先天奇形の報告が増加し、1986年には用量依存性に奇形のリスクが上昇することが指摘された[7]。さらに自閉症や認知機能の発達の遅れとの関連が指摘され、2013年にはデンマーク人655,615人の10年にわたるコホート研究において、自閉症スペクトラム障害との関連が報告された[8]。

他の抗てんかん薬よりも胎児や児のリスクが高く、妊婦のてんかん治療では避けるべき薬だといえる。

カプトプリル

カプトプリルの胎児毒性は、妊娠第2・第3三半期に認められる。その機序はアンジオテンシン変換酵素阻害による胎児の腎機能障害であり、無尿・乏尿から胎児発育不全や羊水過少、骨の変形など重篤な症状を来す。発症頻度は明らかではない。

カプトプリルはアメリカのSquibb社によって1981年に、日本では1983年に発売が開始された。動物実験で胎芽死亡や胎盤血流の低下が示されていたため、1984年にアメリカ国立衛生研究所より妊婦への処方を避けるべきであると勧告されたが、症例報告やコホート研究によって、第1三半期の使用に限れば有意な胎児への影響はないということがわかってきた[9]。

第2・第3三半期の使用における胎児毒性は非常に重篤であり、妊婦には処方すべきではない薬である。ただし、「禁忌」といえども妊娠を知らずに内服していた女性については、第1三半期の間に他の降圧薬に変更することで、有意な胎児へのリスクを避けることが可能

だといえる。

ミソプロストール

抗潰瘍薬として販売されているミソプロストールは、妊娠中期の治療的流産に用いられるゲメプロスト（プレグランディン®）と類似した構造式を有するプロスタグランジンE₁誘導体である。子宮収縮作用があるため、わが国では妊婦への使用は禁忌である。国外では分娩誘発や産後出血の治療薬として、またミフェプリストン（日本では未発売）との併用で人工妊娠中絶にも使用されている。ミソプロストールによる人工妊娠中絶が失敗に終わった結果として、胎児の四肢切断などの有害作用が認められる。

1973年にアメリカのG.D.Searle社（後にPfizer社と合併）で抗潰瘍薬として合成され、1985年2月にメキシコでCytotecとして発売されたが、同年アメリカでは妊婦への危険性が問題視され、FDAの承認が得られなかった[10]。その後、1988年にFDAで承認され、日本では1993年に発売された。この年G.D.Searle社は「Cytotecのオフラベル使用は重篤な有害事象をもたらす」と警告し、人工妊娠中絶目的の使用に反対する声明を出している。

現在もアメリカ・日本の両国ともCytotecの適応症は「消化性潰瘍」のみである。英国やフランスでは人工妊娠中絶薬として他のミソプロストール製剤が販売される一方で、より安価なCytotecがオフラベル使用されてきた。Pfizer社はこれに反対する形で、フランスでのCytotecの販売を2018年3月以降中止すると発表した。女性はもちろん、全ての患者にCytotecを処方する際にこうした知識を念頭に置かねばならない。

番外：添付文書で妊婦への投与が禁忌ではなくなった薬

免疫抑制薬であるタクロリムス水和物、アザチオプリン、シクロスポリンの添付文書の使用上の注意の禁忌から「妊婦」が2018年7月、削除された。

臓器移植後の女性は妊娠してはいけないのか。これらの免疫抑制薬はヒトの胎児への有害作用があるのか。これに答える形で専門家会議が免疫抑制薬3剤の添付文書の妊婦などへの注意喚起の見直しを検討し、報告書をまとめた。報告書の安全性に関する根拠は、主にヒト及び動物実験に関する論文である。厚労省はこれを審議し、添付文書の改訂案を示した[11]。改訂後の添付文書は「妊婦又は妊娠している可能性のある女性には治療上の有益性が危険性を上回ると判断される場合にのみ投与すること」となっている。

これは、妊娠中も生命維持にとって必要不可欠かつ他に代替薬がない医薬品が、ヒトの催奇形性の明らかなリスクがないにもかかわらず、禁忌となっていた例である。

まとめ

歴史を振り返ると、動物実験において催奇形性があるとされた医薬品が、ヒトには催奇形性を示さないこともあれば、また、その逆もある。さらに、新しい効能が発見されることや、長期間の観察研究によって小児期の発達への影響が明らかになることもある。周産期医

療に携わる者には、母親の治療と児への影響の両方の面から医薬品の情報を収集し、真摯に吟味し続ける責務があるといえよう。

引用・参考文献

1) 日本産科婦人科学会／日本産婦人科医会. "CQ104-1 医薬品の妊娠中投与による胎児への影響について尋ねられたら？". 産婦人科診療ガイドライン：産科編2017. 東京, 日本産科婦人科学会, 2017, 72-5.

2) Mcbride, WG. Thalidomide and congenital abnormalities. Lancet. 278(7216), 1961, 1358.

3) トレント・ステフェンほか. "消えた200万錠と中絶論争". 神と悪魔の薬 サリドマイド. 東京, 日経BP社, 2001, 95-101.

4) 秋元奈穂子. "1960〜1970年代の大規模訴訟と行政・民事規律の変化". 医薬品の安全性のための法システム：情報をめぐる規律の発展. 東京, 弘文堂, 2016, 273-92.

5) Ito, T. et al. Identification of a primary target of thalidomide teratogenicity. Science. 327(5971), 2010, 1345-50.

6) Teratogenic risks of antiepileptic drugs. Br Med J（Clin Res Ed). 283(6290), 1981, 515-6.

7) Jager-Roman, E. et al. Fetal growth, major malformations, and minor anomalies in infants born to women receiving valproic acid. J Pediatr. 108(6), 1986, 997-1004.

8) Christensen, J. et al. Prenatal valproate exposure and risk of autism spectrum disorders and childhood autism. JAMA. 309(16), 2013, 1696-703.

9) Briggs, GG. et al eds. Drugs in Pregnancy and Lactation. 11th ed. Philadelphia, Lippincott Williams and Wilkins, 2017, 1648p.

10) Lewis, JH. Summary of the 29th meeting of the Gastrointestinal Drugs Advisory Committee, Food and Drug Administration--June 10, 1985. Am J Gastroenterol. 80(9), 1985, 743-5.

11) 日本製薬団体連合会安全性委員会委員長あて厚生労働省医薬・生活衛生局医薬安全対策課長通知. 「使用上の注意」の改訂について. 平成30年7月10日付薬生安発0710第1号. 2018.
https://www.mhlw.go.jp/content/11120000/000331161.pdf

第1部

くすり大解説

第2章 妊娠期のくすり

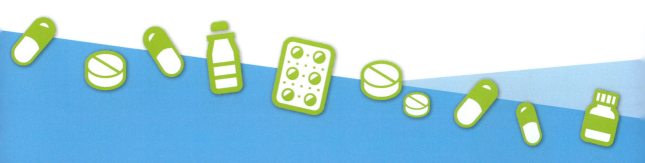

妊娠期のマイナートラブル①つわり・妊娠悪阻

東京都立墨東病院産婦人科・周産期センター 医員 ● 彦坂慈子 ひこさかちかこ
同 部 長 ● 兵藤博信 ひょうどうひろのぶ

一般名（商品名）	適 応	禁 忌	副作用	作用機序
メトクロプラミド（プリンペラン®、テルペラン®、エリーテン®、プラミール®、メトクロプラミド）（→170ページ）	胃炎・潰瘍・嘔吐などの消化器機能異常	褐色細胞腫消化管出血・穿孔・器質的閉塞	長期の連用により錐体外路症状（遅発性ジスキネジア・口周辺の不随意運動）が出現することがある。その他、無月経、乳汁分泌、女性型乳房、下痢、頭痛、めまい、眠気などが稀にある	中枢性と末梢性の両方の機序で作用する。ドパミンD₂受容体遮断作用により消化管運動の促進作用（末梢性）と第4脳室底部にある化学受容器引金帯(CTZ)の抑制作用を示す（中枢性）
ジメンヒドリナート（ドラマミン®）（→170ページ）	動揺病、メニエール症候群、放射線宿酔、手術後の悪心嘔吐 悪阻は適応外使用	ジフェニルメタン系薬物の過敏症。モノアミン酸化酵素阻害薬を使用中の患者	眠気、頭重感、全身倦怠感などが多い。その他、胸やけ、胃痛、手足のしびれ、手指の振戦、めまい、目のかすみ、ふらつき、不眠、知覚異常、発疹、光線過敏症、口渇などが稀にある	中枢性の制吐薬ヒスタミンH₁受容体拮抗薬（抗ヒスタミン薬）。嘔吐中枢やCTZ抑制作用を有する
プロメタジン塩酸塩（ピレチア®、ヒベルナ®）（→171ページ）	振戦麻痺、パーキンソニズム、感冒などの上気道炎に伴うくしゃみ・鼻汁・咳嗽など。蕁麻疹。動揺病 悪阻は適応外使用	フェノチアジン系薬の過敏症、昏睡状態、緑内障、麻酔薬などの中枢神経抑制薬の強い影響下	眠気、口渇、頭痛が多い。稀に、悪性症候群、錐体外路症状、血圧低下、頻脈などの抗コリン作用を認める。その他、発疹、光線過敏症、肝障害、白血球・顆粒球減少、めまい、悪心・嘔吐などが頻度不明で報告されている	中枢性の制吐薬ドパミンD₂受容体を遮断しCTZを抑制する
オンダンセトロン塩酸塩水和物（ゾフラン®、オンダンセトロン）（→171ページ）	抗悪性腫瘍薬投与に伴う消化器症状 悪阻は適応外使用	併用注意：フェニトイン、カルバマゼピン、リファンピシンの作用減弱。セロトニン作用薬（SSRI、SNRI）などの作用増強	肝障害、発疹、搔痒、頭痛、ふるえ感、眠気、下痢、便秘、不随意運動などが稀にある	中枢性・末梢性制吐薬セロトニン5-HT₃受容体拮抗薬。ステロイドとの併用は強力な制吐作用を示す
小半夏加茯苓湯（ツムラ顆粒、クラシエ細粒）（→172ページ）	妊娠嘔吐（つわり）、そのほかの諸病の嘔吐（急性胃腸炎、湿性胸膜炎、水腫性脚気、蓄膿症）	記載なし	記載なし	不明

妊娠初期〜16週頃までの期間限定の病気

つわり・妊娠悪阻は、妊娠5〜6週より一過性に悪心・嘔吐、食欲不振などの消化器症状が出現し、妊娠16週頃にはほとんど消失する。原因は不明だが、ヒト絨毛性ゴナドトロピン（hCG）やエストロゲン分泌亢進による急激なホルモン代謝の変化、催奇形性や胎児毒性が問題となるような時期に有害なものの曝露を避けるための生態防御反応であるともいわれている。妊娠中期以降も続く消化器症状や、悪阻症状の再燃については、他の消化器疾患の除外や精神疾患なども考慮したほうがよい。

妊娠悪阻の治療

心身の安静、少量頻回の食事摂取、水分補給、制吐薬の内服で通常の日常生活が可能となる。脱水症状や5％以上の体重減少、尿中ケトン体強陽性が続く場合は、末梢静脈から輸液管理が必要となる。医学的に身体所見が改善しなければ中心静脈栄養も検討される。

経口摂取不良の場合はビタミンB_1（Thiamine）不足に注意すべきである。ビタミンB_1は糖質代謝に必須な補酵素で、不足により乳酸アシドーシスやウェルニッケ脳症を引き起こす。また、ビタミンB_6（ピリドキシン塩酸塩）の経口投与が悪阻症状の緩和に有効であったとされるRCTがあり、欧米では推奨されている。ビタミンB群は水溶性ビタミンで、食事からの過剰摂取の心配はない。鉄、葉酸などが付加された妊婦用のマルチビタミン製剤が各社から発売されており、妊娠の早期から授乳期までずっと、効率よく利用するとよい。

増悪因子と合併症

悪阻の増悪因子や合併症に、甲状腺機能亢進症や電解質異常、深部静脈血栓症などがあり、血液検査や身体所見の把握を随時行う。また、長期の体調不良による反応性うつ状態や、初発の精神病なども潜んでいることがある。一般的な中枢性の制吐薬の中には、抗不安作用や抗うつ作用、食欲増進作用なども併せ持つものがあるので、副効果を狙ってノバミン®（添付文書「投与しないことが望ましい」、ただし動物実験で口蓋裂の増加のみ）、ワイパックス®（有益性投与）、ジプレキサ®（有益性投与）などを選択するのもよい。ただし、悪阻については適応外使用である。

妊娠中の薬剤使用について妊婦自身が拒否的な場合もあるが、医師からの助言があれば安心して受け入れることも多い。妊娠悪阻により日常生活が制限される場合は積極的な制吐薬の使用を検討し、合併症を予防するとともに、快適な妊娠生活をサポートしたい。

引用・参考文献

1) 日本産科婦人科学会／日本産婦人科医会. "CQ201 妊娠悪阻の治療は？". 産婦人科診療ガイドライン：産科編2017. 東京, 日本産科婦人科学会, 2017, 124-6.
2) 独立行政法人医薬品医療機器総合機構. 医療用医薬品の添付文書情報.
http://www.info.pmda.go.jp/psearch/html/menu_tenpu_base.html

2

妊娠期のマイナートラブル②貧血

総合母子保健センター愛育病院産婦人科 ● 大井理恵 おおいりえ

一般名 (商品名)	適 応	禁 忌	副作用	作用機序
含糖酸化鉄 (フェジン®) (→172ページ)	鉄欠乏性貧血 経口鉄剤の投与が 困難または不適当 な場合に限り使用	1. 鉄欠乏状態にない 　患者 2. 重篤な肝障害 3. 本剤の成分に過敏 　症の既往歴	ショック、骨軟化症、過 敏症（発疹など） 肝臓（肝逸脱酵素上昇） 消化器（悪心嘔吐など） 精神神経系（頭痛、頭重、 めまい、倦怠感など） その他（発熱、悪寒、心 悸亢進、四肢疼痛など）	コロイド性の鉄剤。 血流中でイオン化 することなくいっ たん網内系細胞に 取り込まれ、徐々 に解離し利用され る。定量的な投与 が可能
クエン酸第一鉄 ナトリウム (フェロミア®) (→173ページ)	鉄欠乏性貧血	鉄欠乏状態にない患者	消化器（悪心嘔吐、胃痛、 下痢・便秘など） 過敏症（発疹、搔痒感、 光線過敏症など） 肝臓、精神神経系（頭痛、 めまいなど） その他（倦怠感、浮腫）	非イオン型鉄剤で あり、胃腸粘膜を 刺激する鉄イオン を遊離しない

(文献1を参考に作成)

基本的には経口用鉄剤を選択する

　妊婦でヘモグロビン（Hb）値が11g/dLを下回ると、妊婦貧血と診断される。多くは鉄欠乏性貧血として対応して問題ないが、他に原因がある可能性も常に意識しておく必要はある。

　妊娠期の貧血の主原因は、①循環血液量の増加、②胎児・胎盤の成長に伴い種々の栄養素の需要が増加すること、の2点である[2]。悪阻による食事摂取不良、薬剤の影響（例：リトドリン塩酸塩による血管内水分貯留、バルプロ酸ナトリウムによる葉酸代謝阻害）、分娩時出血なども貧血の原因となる。したがって、鉄のほか葉酸やビタミンの欠乏による貧血も妊婦には少なくない。

　貧血は、平均赤血球容積（MCV）と平均赤血球ヘモグロビン量（MCH）に注目し、小球性低色素性貧血（主に鉄欠乏）と大球性高色素性貧血（主に葉酸またはビタミンB12欠乏）とに分けることができる。鉄と葉酸・ビタミンの双方が不足しているために見かけ上は正球性という場合には、赤血球容積度数分布幅（RDW）が正常値を上回る。厳密には小球性低色素性貧血の原因は鉄欠乏だけではないのだが、圧倒的に鉄欠乏が多いので、まず鉄剤を処方してみて問題ない。ただし、投薬によって予想通りに貧血が改善しない場合は漫然と投薬

を継続せず、血清鉄、総鉄結合能、フェリチン値などの測定を適宜追加したり、他の貧血を呈する疾患の鑑別なども進めるべきである。

鉄が不足していない患者に鉄剤を過剰投与することは有害である。過剰鉄が妊娠に及ぼす影響として、血清鉄400μg/dL以上で臓器障害を呈した妊婦において自然流産・早産・母体死亡のリスクが高かったとする報告もある[2]。

貧血の治療

基本的には経口用鉄剤を選択する。注射用鉄剤「フェジン®」の用法上の注意に「鉄経口剤の投与困難または不適当な場合に限り使用」と明記されている[1]。フェジン®過剰投与による医原性ヘモクロマトーシス・肝障害の報告がある[3]。鉄欠乏の患者ではヘモグロビン産生に利用可能な貯蔵鉄がゼロに近くなっているため、十分な貯蔵鉄が確保できるまで投与を継続する必要がある。したがって、ヘモグロビン値が正常化した後も処方を継続する。

投与すべき鉄量の計算式

投与するべき総投与鉄量の計算式に「中尾の式」がある。総投与鉄量（mg）＝ {2.72 ×（目標Hb濃度［g/dL］－治療前Hb濃度［g/dL］）＋17} ×体重（kg）で計算される[4]。経口鉄剤の吸収率は、鉄欠乏状態にある患者では50～60％（健康成人では10～20％）と考えられている[5]ため、フェロミア®50mg錠を4錠／日で投与すると、1日に100～120mgの鉄が吸収される計算になり、投与期間は総鉄投与量（mg）÷120（mg／日）で算出されることになる。

引用・参考文献

1) 北原光夫ほか編．"鉄剤"．治療薬マニュアル2015．東京，医学書院，2015，1972-5．
2) 久野道．"造血薬"．薬物治療コンサルテーション：妊娠と授乳．第2版．伊藤真也ほか編．東京，南山堂，2014，303-7．
3) 日医工．フェジン®静注40mg適正使用のお願い．2013．
   https://www.pmda.go.jp/files/000143849.pdf
4) フェジン®添付文書．
5) 溝口秀昭．鉄欠乏性貧血治療剤フェロミア処方に関するQ&A．エーザイ，2014．
   https://faq.eisai.jp/medical/faq/
6) 大井理恵．貧血治療薬⑲フェジン®⑳フェロミア®．ペリネイタルケア．35（4），2016，358-60．
7) 岡田定．鉄欠乏性貧血の治療指針．日本内科学会雑誌．99（6），2010，1220-5．

3
妊娠期のマイナートラブル③便秘

山口県立総合医療センター産婦人科 部長 ● 三輪一知郎 みわいちろう

一般名（商品名）	適 応	禁 忌	副作用	作用機序
酸化マグネシウム（マグミット®）（→173ページ）	便秘症	なし	腹痛、下痢、高マグネシウム血症	腸管から体内へと吸収される水分を腸管内に保持し、便に水分を含ませることで容量を増大し軟らかくする。その刺激で腸管の蠕動運動が起こる
センノシド（プルゼニド®）（→174ページ）	便秘症	急性腹症が疑われる患者、痙攣性便秘の患者、重症の硬結便のある患者は禁忌。電解質失調のある患者には大量投与を避ける	腹痛、下痢、腹鳴、悪心・嘔吐	大腸でレインアンスロンになると大腸の蠕動運動を亢進させる。その作用は通常8～10時間で発現する
ピコスルファートナトリウム水和物（ラキソベロン®）（→174ページ）	便秘症	急性腹症が疑われる患者、腸管に閉塞のある患者またはその疑いのある患者	腹痛、腹鳴、悪心・嘔吐	大腸でジフェノール体になると大腸の蠕動運動を亢進させる

🔹 酸化マグネシウムが第一選択

　排便習慣には個人差が大きく、患者が「便秘」という言葉で意味する内容もさまざまであるが、医学的に便秘とは「本来体外に排出すべき糞便を十分量かつ快適に排出できない状態」と定義される[1]。

　妊婦の便秘のほとんどは、ホルモンバランスの変化や子宮増大に伴う圧迫により、腸管の蠕動運動が低下することで起こる機能性便秘である。妊娠初期は、分泌量が増加したプロゲステロンの影響で腸管の蠕動運動が低下する。つわりに伴う食事・水分摂取量の減少も便秘の原因である。また心理的に「お腹に力を入れるのが怖い」と思う妊婦も多い。妊娠中・後期は、妊娠子宮により腸管が持続的な圧迫を受けるので、蠕動運動が低下する。褥婦の便秘の原因は、母乳栄養に伴う脱水、育児のために便意を我慢すること、不規則な生活などである。

　便秘を予防するには、十分な水分補給と食物繊維の摂取、適度な運動（主治医の許可があれば）が大切である。また、いつ排便したかを記録することも大切である。便秘になった場合は、便秘薬の処方を考慮するが、便秘薬には浸透圧性下剤と刺激性下剤とがある。浸透圧性下剤である酸化マグネシウムには水分を保持する作用がある。通常、腸管から体内へと吸

収される水分を腸管内に保持し、便に水分を含ませることで容量を増大し、軟らかくする。その刺激で腸管の蠕動運動が起こる。刺激性下剤であるセンノシドは、大腸でレインアンスロンになると大腸の蠕動運動を亢進させる[2]。同様に刺激性下剤であるピコスルファートナトリウム水和物は、大腸でジフェノール体になると大腸の蠕動運動を亢進させる[2]。

　一般的に、妊産褥婦に対する便秘薬は酸化マグネシウムが第一選択であり、それでも効果がない場合にセンノシドまたはピコスルファートナトリウム水和物を追加する。

引用・参考文献

1) 大草敏史ほか. "便秘の定義". 慢性便秘症診療ガイドライン2017. 日本消化器病学会関連研究会 慢性便秘の診断・治療研究会編. 東京, 南江堂, 2017, 2.
2) 三井真理. "妊娠・授乳期における医薬品情報". 薬物治療コンサルテーション：妊娠と授乳. 伊藤真也編. 東京, 南山堂, 2014, 389-92.
3) 林昌洋ほか. "消化器系用薬". 実践 妊娠と薬：10,000例の相談事例とその情報. 第2版. 林昌洋ほか編. 東京, じほう, 2010, 624-34.

4

妊娠期のマイナートラブル④痔

高知県・高知市病院企業団立高知医療センター産科 科長 ● 永井立平　ながい りゅうへい

一般名（商品名）	適　応	禁　忌	副作用	作用機序
大腸菌死菌・ヒドロコルチゾン配合（強力ポステリザン®）	痔核・裂肛の症状（出血、疼痛、腫脹、掻痒）の緩解。肛門部手術創、肛門周囲の湿疹、皮膚炎、軽度な直腸炎の症状の緩解	過敏症、局所に真菌症・結核性感染症・ウイルス性感染症のある場合。妊婦に対する安全性は確立していない（有益性投与）	連用により眼圧亢進、緑内障、後嚢白内障。その他掻痒感、便意、適用部位不快感	ヒドロコルチゾンによる血管透過性亢進抑制、熱炎症抑制、浮腫抑制等の抗炎症作用。大腸菌死菌浮遊液は白血球遊走能を高め、局所感染防御作用を示す
ヒドロコルチゾン・フラジオマイシン硫酸塩等配合（プロクトセディル®）	痔核・裂肛の症状（出血、疼痛、腫脹、掻痒）の緩解。肛門周囲の湿疹、皮膚炎	過敏症、局所に真菌症・結核性感染症・ウイルス性感染症のある場合。妊婦・産婦には注意して使用（有益性投与）	下垂体・副腎皮質系機能抑制、皮膚真菌症、皮膚・陰部真菌症、ウイルス性皮膚・陰部疾患、過敏症	ヒドロコルチゾンによる抗炎症作用、フラジオマイシンによる局所の二次感染予防作用、ジブカインによる局所麻酔・鎮痛作用、エスクロシドによる血管透過性抑制による止血作用
ジフルコルトロン吉草酸エステル・リドカイン配合（ネリプロクト®）（→175ページ）	痔核に伴う症状（出血、疼痛、腫脹）の緩解	過敏症、局所に真菌症・結核性感染症・ウイルス性感染症のある場合。妊婦に対する安全性は確立していない（有益性投与）	掻痒、鼓腸放屁、刺激感、発疹、下痢、悪心、眠気、頭痛、ほてり。その他皮膚および陰部の真菌症、ウイルス性および細菌性感染症（頻度不明）	ジフルコルトロン吉草酸エステルによる抗炎症作用、リドカインによる即効性の鎮痛効果

妊娠後期や分娩後に増悪する

　痔核は肛門管局所の静脈圧亢進によって引き起こされる静脈瘤の一種である。妊娠後期や分娩後に増悪することが多く、妊婦全体の約30〜40%が痔核による不快感を感じる。掻痒、不快感など軽微なものから、出血や疼痛を伴うものまで、症状はさまざまである。

　便秘は痔核を増悪させる。したがって、十分な水分補給や繊維が豊富な食事を多く取るようにするなど、日常からの食生活が大切になる。特に「痔疾の既往」「香辛料の摂取量が多い」「妊娠前からの便秘」などが背景にある場合は痔核のハイリスクとされており、前項（→30p〜）で紹介した、便秘に対する薬物治療を積極的に行うことが推奨される[1]。

　排便後のウォシュレット使用は局所を清潔に保ち、刺激を減少させるために有用である。このほか、直腸や肛門周囲の静脈圧を高めるために長時間の座位は避け、座る必要がある場合には休憩を細かく取ったり、痔核専用クッションを用いるなど予防に努める。また、入浴

など患部を温水に浸すこと（せっけんなどの刺激物を入れないのがポイント！）は血行促進作用が期待され、こうした工夫により症状緩和に努める。

　症状が強く、薬剤が必要となる場合には、ステロイドや局所麻酔薬、抗菌薬など、それぞれの成分による抗炎症性、鎮痛性、鎮痒性、および局所麻酔薬の局所鎮痛効果を期待し局所外用薬が用いられる。症状が比較的軽微で、腫脹や出血が少ない場合にはネリプロクト®坐剤を、腫脹や出血を伴って痛みが強く、二次感染も危惧される中等症〜重症の場合は強力ポステリザン®軟膏やプロクトセディル®軟膏を用いるなど、使い分けてもよいと考えるが、実際には各施設で常用している薬剤からまず用いるのがよいだろう。

　症状は分娩後に軽快することがほとんどであり、可能な限り薬剤による保存的治療が試されるが、再発性および重度の痔核は外科的処置（痔核摘出）が必要となる。その場合、外科的処置は妊娠期間中でも必要に応じて安全に行うことができるとされる[2,3]。

引用・参考文献

1) Pigot, F. et al. Risk factors associated with hemorrhoidal symptoms in specialized consultation. Gastroenterol Clin Biol. 29(12), 2005, 1270-4.
2) Saleeby, RG. Jr. et al. Hemorrhoidectomy during pregnancy: Risk or relief? Dis Colon Rectum. 34(3), 1991, 260-1.
3) 高野正博. 妊娠・分娩と痔疾患. 日本大腸肛門病学会雑誌. 43(6), 1990, 1077-82.

5

妊娠期のマイナートラブル⑤胃炎

福岡市立病院機構福岡市立こども病院産科 ● **住江正大** すみえまさひろ

一般名（商品名）	適　応	禁　忌	副作用	作用機序
メトクロプラミド （プリンペラン®） （→175ページ）	胃潰瘍、胃粘膜病変の改善	消化管に出血、穿孔または器質的閉塞のある患者	遅発性ジスキネジア	化学受容器引き金帯のドパミンD_2受容体を遮断する
レバミピド （ムコスタ®） （→176ページ）	胃潰瘍、胃粘膜病変の改善	なし	白血球減少、肝機能障害	プロスタグランジンの合成を促進し、胃の胃酸に対する防御機能を高める
ファモチジン （ガスター®） （→176ページ）	胃潰瘍、十二指腸潰瘍、消化管潰瘍による上部消化管出血、逆流性食道炎	なし	汎血球減少、横紋筋融解症、QT延長・心室頻拍	胃粘膜のヒスタミン受容体（H_2）を遮断することで胃酸分泌を抑える

🔖 ミソプロストール以外はほぼ問題なく使用できる

　まず最初に、プロスタグランジンE_1誘導体であるミソプロストール（サイトテック®）は、海外では妊娠中絶を目的として使用されたり、分娩時の子宮頸管熟化目的に使用されることからもわかるように、強力な子宮収縮作用を有しているため、妊娠中の投与は禁忌である。逆に言えば、それ以外のいわゆる「胃薬」はほぼ問題なく使用できると言える。

　胃酸分泌抑制薬を使いこなすためには、胃酸分泌のメカニズムを理解することが重要である。胃酸は胃底部と胃体部にある壁細胞から分泌される。胃酸分泌の調整にはヒスタミン・ガストリン・アセチルコリンの3つが関連しており、これらが壁細胞の基底膜側にある受容体に結合して胃酸分泌を刺激する。壁細胞内のプロテインキナーゼが活性化され、最終的に胃粘膜表面にあるH^+-K^+ATPase（いわゆるプロトンポンプ）を刺激することで細胞外（胃内）に水素H^+を排出し、胃内のK^+を細胞内へ取り込む。この水素が塩酸となり胃酸を形成する。

　H_2受容体拮抗薬（H_2ブロッカー）は、この壁細胞基底膜側にあるヒスタミンH_2受容体を可逆的かつ競合的に阻害することで胃酸分泌を抑制する。ただしここで注意が必要なこととして、H_2ブロッカーはあくまでプロトンポンプによる胃酸分泌調整の3つのうち、ヒスタミンだけを阻害するということである。一方、プロトンポンプ阻害薬（PPI）は、胃酸分泌の最終段階であるH^+-K^+ATPaseを阻害することで胃酸分泌を抑制する。したがって、H_2ブロッカーに比べPPIのほうが長時間にわたって胃内pHを高く保てること、長期間使用しても

胃酸分泌の耐性が生じないことから、現在では逆流性食道炎や胃・十二指腸潰瘍、NSAIDs潰瘍の治療ではPPIが第一選択となっている。

　また、出血を伴う消化性潰瘍などの重症例ではPPIを使用する必要があると考えられるが、このような場合は専門医へコンサルトすることが望ましいだろう。

memo

6

妊娠期のマイナートラブル⑥皮膚疾患

福岡市立病院機構福岡市立こども病院産科 ● 住江正大 すみえまさひろ

一般名（商品名）	適 応	禁 忌	副作用	作用機序
ヒドロコルチゾン酪酸エステル（ロコイド®） （→177ページ）	湿疹・皮膚炎、痒疹、乾癬、掌蹠膿疱症	細菌・真菌・スピロヘータ・ウイルス皮膚感染症	眼瞼皮膚への使用で眼圧亢進・緑内障・白内障を起こすことがある	細胞膜を通過後グルココルチコイド受容体と結合し、遺伝子の転写に作用することによりサイトカイン産生を抑える
ジフェンヒドラミン（レスタミンコーワ®） （→177ページ）	蕁麻疹、湿疹、小児ストロフルス、皮膚掻痒症、虫刺され	なし	接触性皮膚炎	ヒスタミンH₁受容体を介するヒスタミンによるアレルギー性反応（毛細血管の拡張と透過性亢進、知覚神経終末刺激による掻痒など）を抑制する
ヘパリン類似物質（ヒルドイド®） （→178ページ）	皮脂欠乏症、肥厚性瘢痕、血栓性静脈炎、外傷（打撲など）後の腫脹	出血性血液疾患（血友病、血小板減少症、紫斑病など）	接触性皮膚炎	血行促進、皮膚保湿

🔖 各種皮膚外用薬とその特徴

　皮膚外用薬には主に軟膏、クリーム、ローションの3つのタイプがある。軟膏は油脂性であり、水に溶けず、水を含まず、かつ水を吸わないため、外用薬の基剤として最もよく用いられる。クリームは白色乳脂状の半固形物質で、乳化剤により水中に油脂を懸濁分散させている。軟膏に比べてベタつきが少なく、塗り心地がよく、水で洗い落としやすい利点があるが、ときに刺激感を伴うため、湿潤部には使用しないほうがよい。ローションには振盪合剤（液体の中に粉末を懸濁させたもの）と乳剤性ローション（乳化剤を用いて水中油型としたもの）とがある。

🔵 保湿剤の種類とその特徴

　代表的な保湿剤として、ヘパリン類似物質含有製剤（ヒルドイド®）、尿素製剤（ウレパール®）、ワセリン（プロペト®）がある。ヘパリン類似物質含有製剤は吸湿して角層に水分を付与する作用があり、持続的な保湿効果があることが特徴である。尿素製剤はヘパリン類似物質と同様、吸湿して角層に水分を付与する。角質融解作用があり、バリア機能が低下した皮膚では刺激を感じることがある。ワセリンは角層に水分を付与する作用はないが、油分が被膜となって皮膚を覆うことで皮膚の水分蒸散を防ぐ。被覆性が高いことが特徴である反

面、ベタつくことがある。

抗アレルギー薬

　ジフェンヒドラミンは体内のアレルギー反応などを引き起こす物質であるヒスタミンの作用を抑制する（抗ヒスタミン作用）ことにより、かゆみや赤み、膨らみなどの皮膚症状を和らげる。副腎皮質ステロイド外用剤はその強い抗炎症作用のため、炎症性皮膚疾患に広く用いられる。ステロイドを含む外用薬はstrongest（Ⅰ群）、very strong（Ⅱ群）、strong（Ⅲ群）、medium（Ⅳ群）、weak（Ⅴ群）の5段階に分類されている。ステロイドは一般的な使用量、使用方法であれば、外用したステロイドの経皮吸収の量は少なく、妊娠中でも特に問題はない。

7

不育症、習慣流産

東京大学医学部附属病院女性診療科・産科 准教授 ● 永松　健 ながまつたけし

一般名（商品名）	適　応	禁　忌	副作用	作用機序
低用量アスピリン〔Aspirin を 1 日 80 〜 100mg 程度で内服〕（バイアスピリン®、バファリン）（→178ページ）	血栓性素因を背景とする不育症（抗リン脂質抗体症候群を含む）	アスピリン喘息、消化性潰瘍、出産予定日が12週以内の妊婦	喘息の誘発、消化性潰瘍の増悪	血小板凝集作用を抑制して血栓が形成されるのを抑制する
ヘパリンカルシウム（ヘパリンカルシウム皮下注5千単位/0.2mLシリンジ「モチダ」）（→179ページ）	血栓性素因を背景とする不育症（抗リン脂質抗体症候群を含む）	出血している患者、ヘパリンに対する過敏症の患者	出血、骨量低下、肝機能障害、ヘパリン起因性血小板減少症	アンチトロンビンと結合して、その働きを促進することで抗凝固作用を生じる

🔖 低用量アスピリンの内服とヘパリンカルシウムの自己皮下注

　流産が2回連続する場合を反復流産、3回連続する場合を習慣流産と呼ぶ。それに対し、妊娠はするけれども、流産・死産、新生児死亡などを繰り返して、結果的に生児を得られない状態を不育症と呼ぶ[1]。つまり、不育症は反復・習慣流産を含めた広い概念である。通常の流産の原因の多くは、胚（胎児）に生じた染色体異常であることがわかっているが、流産や死産を繰り返す場合には、胚の染色体異常以外のさまざまな原因が背景にあることもある[2]。

　繰り返す流死産の原因が、母体の血液凝固に関係するメカニズムの異常にあると考えられた場合には、低用量アスピリンの内服、ヘパリンカルシウムの自己皮下注、あるいはその併用を行う。特に抗リン脂質抗体症候群が不育症の原因である妊婦では、低用量アスピリンとヘパリンカルシウムの併用による治療の有効性が確認されている[3]。

　低用量アスピリンは、妊娠中に使用した場合も比較的母児への安全性が高い薬剤だが、日本の添付文書では妊娠28週以降は禁忌となっている。しかし、海外では妊娠末期まで継続的に使用されている。ヘパリンカルシウムは抗リン脂質抗体が陽性の不育症女性に対する在宅自己注射の保険適用が認められている。また、血栓性素因（血液が凝固しやすい体の異常）を持つ女性では流産の抑制だけでなく、妊娠期間中の血栓塞栓症の予防を目的とした使用が必要となることもある。

　使用にあたっては、活性化部分トロンボプラスチン時間（APTT）の状態、血小板数を確認し、過量投与や副作用発生への注意が必要となる。1%程度の頻度ではあるが、血小板減

少、血栓塞栓症を生じるヘパリン起因性血小板減少症といった重篤な副作用が出現する危険性があり、長期投与では骨量の減少が生じることもある。また、繰り返しの皮下注射により注射部位のかゆみ、硬結を生じることがある。妊娠中にヘパリンカルシウムを使用する場合は、分娩まで、あるいは産褥期にまでわたる長期の使用となるため、これらの副作用の発生について継続的な注意が必要である。

引用・参考文献

1) Fuiku-Labo（不育症の原因解明、予防治療に関する研究）．国立研究開発法人日本医療研究開発機構委託事業．http://fuiku.jp/
2) 日本産科婦人科学会／日本産婦人科医会．"CQ204 反復・習慣流産の取り扱いは？"．産婦人科診療ガイドライン：産科編2017．東京，日本産科婦人科学会，2017，135-41．
3) Ziakas, PD. et al. Heparin treatment in antiphospholipid syndrome with recurrent pregnancy loss: a systematic review and meta-analysis. Obstetrics and gynecology. 2010；115(6)，2010，1256-62．

8

切迫流産

東京大学医学部附属病院女性診療科・産科 准教授 ● 永松　健 ながまつたけし

一般名（商品名）	適　応	禁　忌	副作用	作用機序
リトドリン塩酸塩（ウテメリン®） （→179ページ）	切迫流産に伴う子宮収縮の抑制	妊娠の継続が母児の危険と判断される場合心疾患、甲状腺機能亢進、高血圧、糖尿病のいずれかについて重篤な状態の場合妊娠16週未満の妊婦	横紋筋融解、汎血球減少、高血糖、新生児腸閉塞	β_2受容体刺激による子宮筋の弛緩
イソクスプリン塩酸塩（ズファジラン®） （→180ページ）	切迫早産に伴う子宮収縮の抑制	特になし（12週未満の妊婦では使用しないこととされている）	吐気、頭痛、めまいなどいずれも低頻度	血管拡張作用、β_2受容体刺激による子宮筋の弛緩

🔖 原因は妊娠時期によって大きく異なる

切迫流産とは、妊娠22週未満で子宮出血や子宮収縮、あるいはそれらに伴って子宮口の開大が生じて胎児（初期には胎嚢、胎芽）が娩出される危険性がある状態を指し、その原因は妊娠時期によって大きく異なる[1]。妊娠12週未満では、すでに子宮内の妊娠の進行が停止して流産が不可避の状態（稽留流産）となってから、その後に妊娠組織の自然排出が開始することに伴って子宮収縮や出血が生じることが多く認められる。胎児（胚）の染色体異常がそうした妊娠初期の流産の主要な原因である[2]。

一方、妊娠12週以降では、胎盤や卵膜の血管の破綻による絨毛膜下血腫、子宮内感染、頸管無力症などの頻度が高くなる。そのため、切迫流産に伴う子宮収縮に対しては原因を考慮しながら、子宮収縮抑制薬の使用の適否を判断することが重要である。しかし、子宮収縮の抑制を行っても、切迫流産を生じている根本的な原因が解決しない限り、流産を阻止することは困難だと考えられている。特に、前述のように妊娠12週未満ですでに妊娠の進行が停止している場合は、子宮収縮を薬剤で抑制しても流産は回避されない。

🔖 リトドリン塩酸塩の副作用

切迫流産に対する子宮収縮抑制に使用される薬剤には、リトドリン塩酸塩（内服、点滴）とイソクスプリン塩酸塩（内服）とがあり、リトドリン塩酸塩は妊娠16週以降に、イソクスプリン塩酸塩は12週以降に使用される。リトドリン塩酸塩の点滴は内服よりも投与可能量が多いため、強い子宮収縮抑制の作用を発揮するが、副作用に特に注意が必要である。重篤な副作用として横紋筋融解症、汎血球減少がある。

糖代謝異常を有する妊婦に使用する場合には高血糖を生じやすく、ケトアシドーシスとなった場合は母児の生命に危険が生じる。そうした副作用の発生の有無について、定期的な採血による確認が重要である。

また、β受容体刺激に伴い、点滴開始早期から動悸、手の震えが生じる。長期使用の場合には、点滴投与の部位の血管痛や皮疹が問題となることも多い。

さらに、最近の国内での後方視的調査研究では、リトドリン塩酸塩の長期使用を受けた妊婦における出生児の喘息の増加の可能性が指摘されており[3]、不必要な長期使用は慎む必要がある。内服でのリトドリン塩酸塩、イソクスプリン塩酸塩による副作用は比較的まれだが、子宮収縮の抑制が必ずしも流産の回避に寄与しないことを念頭に置いて使用することが大切である。

引用・参考文献

1) Weiss, JL. et al. A risk factor for poor pregnancy outcome, a population-based screening study. Am J Obstet Gynecol. 190(3), 2004, 745-50.

2) Dhillon, RK. et al. Additional information from chromosomal microarray analysis (CMA) over conventional karyotyping when diagnosing chromosomal abnormalities in miscarriage: a systematic review and meta-analysis. BJOG. 121(1), 2014, 11-21.

3) Ogawa, K. et al. Beta-2 receptor agonist exposure in the uterus associated with subsequent risk of childhood asthma. Pediatr Allergy Immunol. 28(8), 2017, 746-53.

9

切迫早産、早産予防①黄体ホルモン

富山大学附属病院産科婦人科 講師／診療准教授 ● **塩﨑有宏** しおざき ありひろ

富山大学大学院医学薬学研究部（医学）産科婦人科学教室 教授／富山大学附属病院 院長 ● **齋藤　滋** さいとう しげる

一般名（商品名）	適　応	禁　忌	副作用	作用機序
ヒドロキシプロゲステロンカプロン酸エステル（プロゲデポー） （→180ページ）	切迫流早産、習慣性流早産（65～125mg、筋肉内注射、週1回のみ、保険適応あり）	重篤な肝障害・肝疾患がある場合、妊娠ヘルペスの既往歴がある場合	発疹、AST・ALTの上昇、Naや体液の貯留による浮腫、体重増加、頭痛、眠気、倦怠感、疼痛、発赤、硬結	子宮筋の自発性収縮を抑制するとともに、子宮筋のオキシトシン感受性を低下させ、絨毛血行を良好にして子宮の安静を保つ

反復早産の予防と、頸管短縮妊婦に対する早産予防

ヒドロキシプロゲステロンカプロン酸エステル（17-OHPC）の使用目的は、大きく分けて以下の2つがある。

早産既往妊婦に対する反復早産予防

早産既往のある妊婦に対する反復早産予防目的としての17-OHPC筋肉内投与（250mg、週1回）は、2003年にランダム化比較試験で有用性が報告されており[1]、反復早産防止薬としてアメリカ食品医薬品局（FDA）が承認している。これに対し、日本において切迫早産に対する保険適用があるのは125mg、週1回のみで、海外と同じ量（250mg）を日本で投与するためには、残りの125mgは自費扱いにせざるを得ないのが現状である。

さらに、早産既往妊婦に対する早産予防薬として、17-OHPC筋注療法と腟内プロゲステロン療法（日本では現在治験が行われている）を比較したメタ解析では、プロゲステロン腟剤のほうが有意に高い予防効果を示しているが[2]、その効果は限定的であるとされている。

頸管短縮妊婦に対する早産予防

すでに子宮頸管が短縮した妊婦に対する早産予防効果は否定的である[3]。反復早産防止薬発売以前と以後での早産率を比較したコホート研究でも、反復早産の減少は確認されていない[4]。

参　考

現時点で切迫早産としての保険適用とはなっていないが、プロゲステロン腟剤（ゲル、腟錠）が発売されている。生殖補助医療における黄体ホルモンの補充療法で用いられており、子宮内膜に作用して受精卵が着床しやすくし、妊娠を維持する効果がある。

- ワンクリノン®腟用ゲル90mg（プロゲステロン90mg含有）
- ルティナス®腟錠100mg（プロゲステロン100mg含有）

引用・参考文献

1) Meis, PJ. et al. Prevention of recurrent preterm delivery by 17 alpha-hydroxyprogesterone caproate. N Engl J Med. 348(24), 2003, 2379-85.
2) Saccone, G. Vaginal progesterone vs intramuscular 17α-hydroxyprogesterone caproate for prevention of recurrent spontaneous preterm birth in singleton gestations : systematic review and meta-analysis of randomized controlled trials. Ultrasound Obstet Gynecol. 49(3), 2017, 315-21.
3) Grobman, WA. et al. 17 alpha-hydroxyprogesterone caproate to prevent prematurity in nulliparas with cervical length less than 30mm. Am J Obstet Gynecol. 207(5) : 390, 2012, e1-8.
4) Nelson, DB. et al. 17-alpha hydroxyprogesterone caproate was ineffective for prevention of recurrent preterm birth and was associated with increased rates of gestational diabetes. Am J Obstet Gynecol. 216(6) : 600, 2017, e1-600.e9.

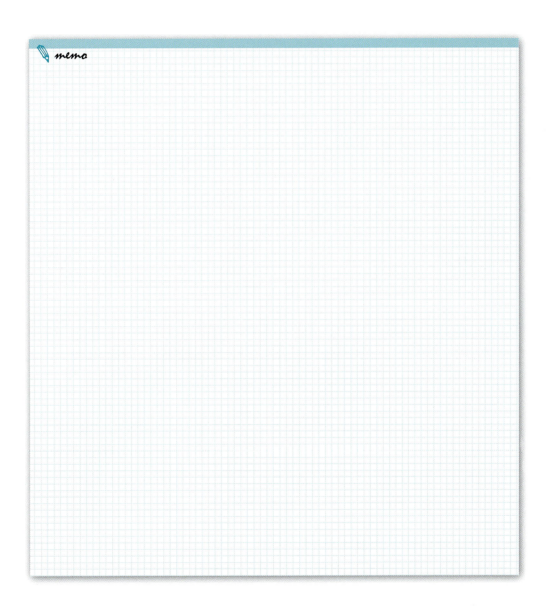

10

切迫早産、早産予防②子宮収縮抑制薬

東邦大学医療センター大森病院産婦人科 助教 ● **大路斐子** おおじあやこ

一般名（商品名）	適応	禁忌	副作用	作用機序
リトドリン塩酸塩（ウテメリン®）（→181ページ）	切迫流産（16週以降）早産	16週未満の妊婦・強度の子宮出血・前期破水例で子宮内感染を合併する例・常位胎盤早期剥離・子宮内胎児死亡・重篤な甲状腺機能亢進・糖尿病・高血圧・心疾患	**重大な副作用**　肺水腫、心不全、汎血球減少、無顆粒球症、白血球減少、血小板減少、不整脈、肝機能障害、中毒性表皮壊死融解症、横紋筋融解症、低K血症、胸水、高血糖、腸閉塞、胎児、新生児心不全 **その他の副作用**　動悸、頻脈、手指震戦、嘔気、唾液腺腫脹	β_2受容体刺激により細胞内AMP濃度が上昇し、cAMP依存性プロテインキナーゼ活性が上昇することによりミオシンが脱リン酸化し、筋弛緩する
硫酸マグネシウム・ブドウ糖配合（マグネゾール®）（→181ページ）	切迫早産	重症筋無力症、心ブロック、低張性脱水症	**重大な副作用**　マグネシウム中毒、心（肺）停止、呼吸停止、横紋筋融解症、肺水腫、イレウス **その他の副作用**　低カルシウム血症、呼吸抑制、動悸、不整脈、胸痛、うっ血性心不全、血圧低下、口渇、嘔気	マグネシウムイオンが神経末端でアセチルコリンの放出を抑制する
カルシウム拮抗薬（アダラート®）（→182ページ）	切迫早産（保険適用なし）	妊娠20週未満、心原性ショックの患者	**重大な副作用**　紅皮症、無顆粒球症、肝機能障害、意識障害 **その他の副作用**　低血圧、頻脈、頭痛、顔面紅潮	細胞内へのカルシウムイオンの流入を抑制し、子宮平滑筋の収縮を抑制する

🔖 切迫早産とは？

　妊娠22〜36週に規則的な子宮収縮が認められ、かつ子宮頸管の開大・展退度に進行を認めた場合、あるいは初診時の診察で子宮頸管の開大が2cm以上となっている場合には、切迫早産と診断する。

　近年、日本での切迫早産治療は変化しつつある。ここ数年の間に欧州医薬品庁による「リトドリン塩酸塩の内服の承認取り消しおよび48時間を超えてのリトドリン塩酸塩の投与は認めない」[1] という勧告と、アメリカで「硫酸マグネシウムは長期投与による児への骨化異常への副作用があるので、5〜7日以内に投与を制限する」[2] と決定されたことの影響だと考える。

🔖 切迫早産に使用される薬剤

　使用薬剤に関しては、各施設、担当医師の裁量に任されているのが現状である。

リトドリン塩酸塩

日本では長年にわたり子宮収縮抑制薬の第1選択薬として使用されていることが多い。後述する硫酸マグネシウムと本剤とのどちらを使用するかは医療者の判断に委ねられている。代表的な副作用としては動悸、顆粒球減少症、肺水腫、横紋筋融解症などの報告がある。「産婦人科診療ガイドライン：産科編2017」には、「副作用の発症に注意しながら長期投与を行うことは選択肢の一つである」[3]と記載されており、これらに注意した管理が重要となる。

硫酸マグネシウム

日本では2006年に硫酸マグネシウムが切迫早産の治療薬として認可されている。アメリカではacute tocolysisの第1選択薬とされているが、日本ではリトドリン塩酸塩が使用できない場合、効果がない場合に使用するとされており、第2選択薬として使用されることが多い。

使用時には倦怠感や嘔吐といった副作用が高頻度に出現する。高血中濃度で中毒症状となることもあり、定期的な血中マグネシウム濃度の測定が有用である。中毒症状が出現した場合、速やかな投与中止が必要である。

カルシウム拮抗薬

切迫早産に対しての使用は、諸外国では広く行われており、多くの臨床試験でいずれも妊娠期間の延長に有効であり、副作用の発症率が比較的低いと報告されている。2007年にLyellらはニフェジピンと硫酸マグネシウムを比較したところ、硫酸マグネシウムはニフェジピンより48時間以上の妊娠延長の頻度が有意に高かったが、両者に分娩時妊娠週数や、延長した妊娠期間、さらに新生児予後について有意差は認められなかったとしている。また、母体への副作用は明らかに硫酸マグネシウムより低かったと報告している[4]。

本剤の適応は本態性高血圧症、腎性高血圧症、狭心症となっており、日本では切迫早産に対しては保険適用外である。妊婦においての投与では、妊娠20週以降での降圧目的での使用が適応となっている。使用する際は、そのメリットとリスクについて十分な説明を行い、患者の同意を得ることが望ましい。

引用・参考文献

1) U. S. Food and Drug Administration. FDA Drug Safety Communications.
   http://www.fda.gov/Drug/DrugSafety/ucm199082.htm
2) European Medicines Agency. Restrictions on use of short-acting beta-agonists in obstetric indications: CMDh endorses PRAC recommendations.
   http://www.ema.europa.eu/docs/en_GB/document_library/Press_release/2013/10/WC500153130.pdf
3) 日本産科婦人科学会／日本産婦人科医会. "CQ302 切迫早産の診断と管理の注意点は？". 産婦人科診療ガイドライン：産科編2017. 東京, 日本産科婦人科学会, 2017, 152-7.
4) Lyell, DJ. et al. Magnesium sulfate compared with knifed for acute tocolysis of preterm labor:arandomized controlled trial. Obstet Gynecol. 110, 2007, 61-7.

11

切迫早産、早産予防③胎児肺成熟促進薬

高知県・高知市病院企業団立高知医療センター産科 科長 ● 永井立平 ながい りゅうへい

一般名（商品名）	適 応	禁 忌	副作用	作用機序
ベタメタゾン（リンデロン®）（→182ページ）	早産が予想される妊娠24週0日〜33週6日の妊婦（22週0日〜23週6日の超早産、34週0日〜36週6日までの後期早産への適応を示唆するデータもあり）	本剤の成分に過敏症の既往歴のある患者。有効な抗菌薬の存在しない感染症、全身の真菌症、消化性潰瘍、精神病、結核性疾患、単純疱疹性角膜炎、後嚢白内障、緑内障、高血圧症、電解質異常、血栓症、最近行った内臓の手術創のある患者、急性心筋梗塞を起こした患者	ショック、アナフィラキシー。誘発感染症、感染症の増悪。続発性副腎皮質機能不全、糖尿病。消化管潰瘍、穿孔。膵炎。精神変調、うつ状態、痙攣。骨粗鬆症、大腿骨および上腕骨等の骨頭無菌性壊死、ミオパチー。緑内障、後嚢白内障。血栓症	肺の発達に関わる遺伝子発現を賦活し、肺胞細胞の物理的な成熟を促し肺換気容積やコンプライアンスを増加させる。肺のサーファクタントの産生を促し、β受容体刺激効果や抗活性酸素酵素の活性、Naチャンネルの働きを促し、出生前後の肺水吸収にも大きく関わっている

🏷️ 小さな赤ちゃんへの万能薬

　母と児の予後を考える際、早産を抜きにしては語れない。出生週数は児の予後に直結しており、早産における児の生命の、また後遺症のリスクは高まる。この状態を改善するのが、魔法のような胎児肺成熟促進薬である経母体的ステロイド投与である。

　経母体的ステロイド投与（以下ステロイド投与）は、胎児の肺の組織的な構造の成熟変化を促し、呼吸機能に関与する肺酵素を誘導することによって肺機能を改善させ、新生児呼吸窮迫症候群を減少させることがわかっている。また、肺以外の組織にも効果があることもわかっており、胎児脳室内出血、壊死性腸炎、敗血症を約半数に減少させ、新生児死亡の発生を低下させる。

● 効果に関する研究データ

　多胎妊娠においては残念ながら質の良いデータが十分あるとはいえないが、ステロイド投与の効果を示唆する報告は多数認められており、ACOG（米国産婦人科学会）はステロイドの投与を推奨している[1]。

　投与週数についての検討では、24週以降のデータがほとんどであり、22週〜24週におけるステロイド投与に対する科学的根拠はまだ確立していない（効果があるとする報告は散見される）。またACOGやNICE（英国国立医療技術評価機構）ガイドラインでは妊娠34週0日〜36週6日の後期早産症例に対してもステロイド投与が推奨されている[2,3]が、神経発達障害や脳性麻痺を増やす報告[4]もあり定まっていない。

ステロイド投与から分娩までの時間に関しては、投与後24時間未満であっても投与効果が認められるが、投与後7日以上経過すると非投与群と比較し胎児・新生児死亡には差を認めなくなり効果が低いことがわかっている。このことから、1週間以内に分娩となる可能性が高い妊婦に対するステロイド投与が推奨される。

前期破水など胎児感染が疑われる場合や、妊娠高血圧症候群などの場合もステロイド投与の効果はあるとされている。また最近では28週未満に1コースステロイド投与後に、34週未満であれば再投与する方法も提唱されている[5]が、日本では保険未承認である。

● 実際の投与方法と投与量

ステロイドの種類や具体的な量と投与回数・方法としては、12mgのベタメタゾン（リンデロン®）を24時間ごとに2回、もしくは6mgのデキサメタゾン（デカドロン®）を12時間ごとに4回、筋肉注射で投与する。両薬剤による差を比較した報告もあるが有意な差は出ておらず、経母体的ステロイド投与の効果を認めた多くの報告でベタメタゾン12mgを24時間ごとに2回投与されており、それを受けて日本でもベタメタゾンが2009年から保険適用となっている。ベタメタゾン（リンデロン®）12mgの2回投与が日本では一般的だろう。

引用・参考文献

1) Committee on Practice Bulletins-Obstetrics; Society for Maternal-Fetal Medicine. Practice Bulletin No. 169: Multifetal Gestations: Twin, Triplet, and Higher-Order Multifetal Pregnancies. Obstet Gynecol. 128(4), 2016, e131-46.

2) Saccone, G. et al. Antenatal corticosteroids for maturity of term or near term fetuses : systematic review and meta-analysis of randomized controlled trials. BMJ. 355, 2016, i5044.

3) NICE（National Institute for Health and Care Excellence）guideline.
https://www.nice.org.uk/guidance/ng25/chapter/Recommendations#maternal-corticosteroids

4) Uno, H. et al. Brain damage induced by prenatal exposure to dexamethasone in fetal rhesus macaques. I. Hippocampus. Brain Res Dev Brain Res. 53(2), 1990, 157-67.

5) Crowther, CA. et al. Repeat doses of prenatal corticosteroids for women at risk of preterm birth for improving neonatal health outcomes. Cochrane Database Syst Rev. (7), 2015, CD003935.

12

前期破水

慶應義塾大学医学部産婦人科学教室 助教 ● 池ノ上　学　いけのうえ さとる

一般名（商品名）	適　応	禁　忌	副作用	作用機序
アンピシリン水和物（ビクシリン®） （→183ページ）	妊娠37週未満の前期破水 妊娠37週以降の前期破水で、破水から12時間以上経過した場合 妊娠37週未満の前期破水 妊娠37週以降の前期破水で、破水から12時間以上経過した場合	本剤の成分によるショックの既往歴のある患者 伝染性単核症のある患者（発疹の発現頻度を高めることがある）	アナフィラキシーショック、中毒性表皮壊死融解症、無顆粒球症・溶血性貧血、腎障害、偽膜性腸炎	細菌の細胞壁合成阻害（殺菌作用）
エリスロマイシンエチルコハク酸エステル（エリスロシン®） （→183ページ）		本剤の成分に対し過敏症の既往歴のある患者 エルゴタミン製剤、ピモジド、アスナプレビルを投与中の患者	偽膜性腸炎、心室頻拍・心室細動・QT延長、アナフィラキシーショック、中毒性表皮壊死融解症、皮膚粘膜眼症候群、急性腎不全（急性間質性腎炎）、肝機能障害・黄疸	細菌の蛋白合成阻害（静菌作用）

🔖 前期破水における抗菌薬（アンピシリン水和物、エリスロマイシン）

　妊娠37週未満の早産期前期破水では、15 〜 25％に明らかな子宮内感染を、2 〜 5％で常位胎盤早期剥離を起こす。早産の原因の3分の1を占めるため、慎重な周産期管理を要する。

　妊娠37週未満の前期破水、あるいは妊娠37週以降の前期破水で、破水から12時間以上経過した場合には抗菌薬を投与する。抗菌薬はビクシリン®とエリスロシン®との併用が推奨されている。ACOG（米国産婦人科学会）のガイドラインでは、ビクシリン®とエリスロシン®の点滴投与を2日間行った後、アモキシシリン水和物とエリスロマイシンの内服5日間を推奨している[1]。エリスロマイシンの代わりにアジスロマイシン水和物を投与することも可能である。ペニシリンアレルギーを有する例では、エリスロマイシン単剤投与を行う。

　妊娠37週未満の前期破水に対する抗菌薬投与により、絨毛膜羊膜炎や破水後早期（48時間以内および7日以内）に出生する新生児数も有意に減少する。さらに、新生児の死亡率には差が見られないものの、新生児感染症、サーファクタント投与や酸素投与の頻度も低下する。1週間を超える抗菌薬の長期投与の効果は不明であり、施設ごとに対応が異なるのが現状である。

抗菌薬の種類と投与期間による治療効果の差異を示したエビデンスはないが、アモキシシリン水和物・クラブラン酸カリウム合剤（オーグメンチン®、クラバモックス®など）が新生児壊死性腸炎の頻度を増加させることがわかっており、妊婦への投与は避ける。

早産期前期破水後に抗菌薬投与の上で待機的管理を行う場合は、絨毛膜羊膜炎や常位胎盤早期剥離、臍帯脱出に注意が必要である。臨床的絨毛膜羊膜炎を来した場合は、抗菌薬を投与しながらの24時間以内の分娩を目指した分娩誘発、あるいは緊急帝王切開を行う。

引用・参考文献

1) Kuba, K. et al. ACOG Practice Bulletin No. 188 : Prelabor Rupture of Membranes. Obstet Gynecol. 131(6), 2018, 1163-4.

memo

13

妊娠高血圧症候群

公益財団法人聖バルナバ病院 院長／聖バルナバ助産師学院 学院長 ● 成瀬勝彦 なるせかつひこ

一般名（商品名）	適 応	禁 忌	副作用	作用機序
ニフェジピン徐放剤 （アダラート®CR） （→184ページ）	高血圧症、腎実質性高血圧症、腎血管性高血圧症、狭心症、異型狭心症	妊婦（妊娠20週未満）又は妊娠している可能性のある婦人、心原性ショックの患者	頭痛・頭重感、顔面潮紅・顔のほてり、動悸 陣痛を抑制する可能性についても指摘あり	筋の興奮収縮連関物質であるCaの血管平滑筋及び心筋細胞内への流入を抑制して、冠血管を拡張するとともに全末梢血管抵抗を減少させ、抗高血圧作用と心筋酸素需給バランスの改善作用を現す
ヒドララジン塩酸塩 （アプレゾリン®） （→184ページ）	本態性高血圧症、妊娠高血圧症候群による高血圧	虚血性心疾患、大動脈弁狭窄、僧帽弁狭窄及び拡張不全による心不全、高度の頻脈及び高心拍出性心不全、肺高血圧症による右心不全、解離性大動脈瘤、頭蓋内出血急性期	SLE様症状（発熱、紅斑、関節痛、胸部痛等）、肝機能障害、うっ血性心不全、狭心症発作誘発、麻痺性イレウス、呼吸困難、急性腎不全、溶血性貧血、汎血球減少、多発性神経炎、血管炎	十分に解明されていないが、末梢細動脈の血管平滑筋に直接作用し、血管を拡張することが主作用であると考えられている
メチルドパ水和物 （アルドメット®） （→185ページ）	高血圧症（本態性、腎性等）、悪性高血圧	急性肝炎、慢性肝炎・肝硬変の活動期の患者、非選択的モノアミン酸化酵素阻害剤（パーキンソン病治療薬など）を投与中の患者	溶血性貧血、白血球減少、無顆粒球症、血小板減少、脳血管不全症状、舞踏病アテトーゼ様不随意運動、両側性ベル麻痺、狭心症発作誘発、心筋炎、SLE様症状、脈管炎、うっ血性心不全、骨髄抑制、中毒性表皮壊死症（Lyell症候群）、肝炎	代謝物であるα-メチルノルエピネフリンによる中枢のα-アドレナリン作働性受容体の刺激、偽神経伝達、血漿レニン活性の低下などに由来する
ラベタロール塩酸塩 （トランデート®） （→185ページ）	本態性高血圧症、褐色細胞腫による高血圧症	糖尿病性ケトアシドーシス、代謝性アシドーシス、高度の徐脈（著しい洞性徐脈）、房室ブロック（Ⅱ、Ⅲ度）、洞房ブロック、心原性ショック、肺高血圧による右心不全、うっ血性心不全、気管支喘息、気管支痙攣の恐れのある患者	うっ血性心不全、肝壊死等の重篤な肝障害、黄疸、SLE様症状（筋肉痛、関節痛、抗核抗体陽性）、乾癬、ミオパシー また、胎児徐脈が起こりうると認識する	α₁、β受容体遮断作用。心拍出量にほとんど影響を及ぼさずに全末梢血管抵抗を減少し、血圧を降下させる。なお心拍数はわずかに減少する
ニカルジピン塩酸塩 （ペルジピン®） （→186ページ）	手術時の異常高血圧の救急処置、高血圧性緊急症、急性心不全（慢性心不全の急性増悪を含む）	急性心不全において、高度な大動脈弁狭窄・僧帽弁狭窄、肥大型閉塞性心筋症、低血圧（収縮期血圧90mmHg未満）、心原性ショックのある患者、重篤な急性心筋梗塞患者 なお、脳出血急性期・脳卒中急性期で頭蓋内圧が亢進している患者にも禁忌であったが、最近十分に管理しながらの投与が認められた	麻痺性イレウス、低酸素血症、肺水腫、呼吸困難、狭心痛、血小板減少、肝機能障害、黄疸 なお、陣痛を弱める作用が指摘されるが、ニフェジピンよりは弱いとされる。産後に使用する場合は弛緩出血に注意	血管平滑筋細胞中へのCa²⁺の取り込みを抑制することにより血管拡張作用を発揮する。用量依存的な血圧降下作用を示す。血管選択性が高い

妊娠中の高血圧は治療すべきか

妊娠高血圧症候群は、定義の変更により妊娠前から存在した高血圧も含むことになり、産科の現場で治療する機会も増加してきている。ただ、妊娠中にどこまで治療すべきかの判断は難しく、とくに正期産域では分娩を急ぐことのほうが重視されることが多い。

それでも、妊娠前から高血圧を持つ女性が妊娠のチャンスを得るためにも、降圧薬は必要な薬剤である。内服が初期から最も安全なのはメチルドパ水和物であり、治療を急がない場合には最初に選択される。ラベタロール塩酸塩は海外では注射薬もあり頻用されるが、新生児管理ができる施設でないと難しい。ニフェジピンは妊娠20週以降で使用可とされているが、それ以前でも胎児形態異常の報告は少なく（他のカルシウム拮抗薬も）、妊娠前からの管理例などで説明と同意の上で使用することがありうる。

降圧目標は、妊娠前からの高血圧であれば140/90mmHgを超えないようにするが、妊娠中の発症では重症域の160/110mmHgに入らぬよう、しかし140/90mmHgを下回らないよう管理する。血圧の下げ過ぎは胎児機能不全につながる危険がある。

分娩前後の高血圧は要注意

近年、妊娠末期や分娩中の高血圧緊急症が問題視されている。これまで考えられてきたよりも脳卒中（多くは出血）が多いことがわかってきており（母体死亡の原因として出血に続く2番目）、その予防には高血圧緊急症を抑えることが重要だからである。他方、同様の症状である子癇発作に対して降圧療法が効果を示すかどうかについては異論もあるが、再発予防の特効薬である硫酸マグネシウム製剤（降圧作用はないので本稿では触れない）を使いつつ、血圧が高ければ降圧も図るのが一般的な対応だろう。高血圧緊急症の薬剤選択は、歴史の長いヒドララジン塩酸塩が用いられてきたが、近年は脳出血に対する禁忌もなくなったニカルジピン塩酸塩のほうが用いやすく、効果も的確である。分娩施設の救急カートにシリンジポンプとともに用意しておきたい。

産後の管理も大切

産後1カ月までは母体の疲れもたまりやすく、血圧の変動は大きい傾向にあるため、入院中にいったん改善しても再度上昇する例がよく見られる。退院後も血圧自己測定の習慣をつけ、退院の段階で血圧が高い妊婦では降圧薬（ニフェジピンが選択されることが多いだろう）を続行しながらフォローすることも必要である。授乳はほとんどの降圧薬で問題ないとされる[1]。

引用・参考文献

1) 日本高血圧学会. 高血圧治療ガイドライン2014.
　 http://www.jpnsh.jp/download_gl.html

14

HELLP症候群

弘前大学医学部附属病院周産母子センター 診療教授 ● **田中幹二** たなか かんじ
弘前大学医学部附属病院薬剤部 妊娠と薬外来 専任薬剤師 ● **平山紗衣** ひらやま さい

一般名（商品名）	適 応	禁 忌	副作用	作用機序
ニカルジピン塩酸塩 （ペルジピン®） （→186ページ）	重症妊娠高血圧症候群における降圧	本剤の成分に対し過敏症の既往歴のある患者	麻痺性イレウス、低酸素血症、肺水腫、呼吸困難、狭心痛、血小板減少、肝機能障害、黄疸	Ca拮抗薬。血管平滑筋へのCaイオン取り込みを抑制することにより血管を拡張させる
硫酸マグネシウム・ブドウ糖配合 （マグセント®） （→187ページ）	重症妊娠高血圧症候群における子癇の発症抑制および治療	1. 重症筋無力症の患者 2. 心ブロックの既往歴のある患者 3. 低張性脱水症患者	マグネシウム中毒、心停止、呼吸停止、呼吸不全、横紋筋融解症、肺水腫、イレウス	血中のMgイオン増加によりCaイオンとの平衡が破れ、中枢神経系抑制と骨格筋弛緩が起こる
ベタメタゾン （リンデロン®） （→187ページ）	早産が予期される場合における母体投与による胎児肺成熟を介した新生児呼吸窮迫症候群の発症抑制	本剤の成分に対し過敏症の既往歴のある患者	感染症の誘発・増悪、副腎皮質機能不全、糖尿病の誘発・増悪、消化管潰瘍・穿孔、精神変調・うつ状態、骨粗鬆症・骨折・骨頭無菌性壊死	副腎皮質ステロイドホルモン。抗炎症作用、抗アレルギー作用、免疫抑制作用の他、広範囲にわたる代謝作用
デキサメタゾンリン酸エステルナトリウム （デカドロン®） （→188ページ）	HELLP症候群における重症化予防、回復	本剤の成分に対し過敏症の既往歴のある患者	感染症の誘発・増悪、副腎皮質機能不全、糖尿病の誘発・増悪、消化管潰瘍・穿孔、精神変調・うつ状態、骨粗鬆症・骨折・骨頭無菌性壊死	副腎皮質ステロイドホルモン。抗炎症作用、抗アレルギー作用を有し、糖・蛋白・脂質等の代謝、生体の免疫反応等に影響を及ぼす

全妊娠の0.2～0.9%に発症し、急速に進行

妊娠第3三半期の妊婦および褥婦が上腹部症状（上腹部～心窩部痛）や悪心、嘔吐、極度の倦怠感を訴えた場合、HELLP症候群を疑う。HELLP症候群とは、妊娠中・分娩時・産褥時に溶血所見、肝機能障害、血小板数減少を同時に伴い、ほかの偶発合併症によるものではないものをいう。診断は**表1**に示すSibaiの診断基準に従う[1,2]。

全妊娠の0.2～0.9%に発症し、急速に進行・増悪して播種性血管内凝固（DIC）、胎盤早期剥離、子癇、急性腎不全、肺水腫、肝被膜下出血・肝破裂などを来す。脳出血合併例を合わせると1～25%が母体死亡となる。

妊娠終結によってのみ改善が得られるが、産褥早期（主に48時間以内）にも発症（約

14 HELLP症候群

| 表1 | Sibaiの診断基準 |

①溶血：血清間接ビリルビン値＞1.2mg/dL、血清LDH＞600 IU/L、病的赤血球の出現
②肝機能：血清AST（GOT）＞70 IU/L、血清LDH＞600 IU/L
③血小板数減少：血小板数＜10万/mm^3

30％）することがあり、注意が必要である。80％以上は高血圧を合併するため[1]、血圧の状況に応じて降圧薬や子癇予防のため硫酸マグネシウムの使用を考慮する。

　児娩出のタイミングについては、妊娠週数と、血小板減少などに見られる重症度に基づき判断する[3]。34週未満では、胎児肺成熟を期待してステロイド（ベタメタゾン）投与のうえ娩出する。

　また、HELLP症候群そのものに対する治療として、副腎皮質ステロイド（デキサメタゾンリン酸エステルナトリウム）を用いることもある[4]。原則的にはステロイドを降圧薬、硫酸マグネシウムと併用するもので、一般に「ミシシッピプロトコル」といわれる。その効果には懐疑的な意見もあるが、母体の重篤な合併症予防という見地から考慮してよい[5]。

引用・参考文献

1) Sibai, BM. Diagnosis, controversies, management of the syndrome ofhemolysis, Elevated liver enzymes and low platelet count. Obstet Gynecol. 103(5), 2004, 981-91.

2) Sibai, BM. et al. Maternal morbidity and mortality in 442 pregnancies with hemolysis, elevated liver enzymes, and low platelets (HELLP syndrome). Am J Obstet Gynecol. 169(4), 1993, 1000-6.

3) Cavaignac-Vitalis, M. et.al. Conservative versus active management in HELLP syndrome: results from a cohort study. J matern Fetal Neonate Med. 2017, Dec 21, 1-7.

4) Martin, J.N. et al. Milestones in the quest for best management of patients with HELLP syndrome (microangiopathic hemolytic anemia, hepatic dysfunction, thrombocytopenia). Int J Gynaecol Obstet. 121(3), 2013, 202-7.

5) 日本産婦人科医会　妊産婦死亡症例検討評価委員会. 提言2 HELLP症候群の管理では母体の重篤な合併症を念頭におき、積極的管理（硫酸マグネシウム投与、降圧療法、ステロイド投与）を行う. 東京, 日本産婦人科医会. 母体安全への提言2014. 23-9.

6) 日本妊娠高血圧学会. "CQ2 妊娠高血圧症候群における降圧の範囲は？". 妊娠高血圧症候群の診療指針2015. 東京, メジカルビュー社, 2015, 95-7.

7) 日本妊娠高血圧学会. "CQ3 妊娠高血圧症候群における降圧薬の選択とその使用法は？". 前掲書6. 97-101.

8) 桂木真司ほか. 子癇に対する硫酸マグネシウム投与にて急性の高マグネシウム血症と呼吸停止をきたした症例. 日本産婦人科・新生児血液学会誌. 21(1), 2011, s41-2.

9) 日本産婦人科医会. 医事紛争シリーズ「妊娠高血圧症候群入院管理中にHELLP症候群および子癇を発症し死亡した事例」. 日本産婦人科医会報, 8・9月号, 2011, 6.

15

Rh（D）陰性妊娠

慶應義塾大学医学部産婦人科学教室 助教 ● 池ノ上　学　いけのうえ さとる

一般名（商品名）	適　応	禁　忌	副作用	作用機序
乾燥抗D（Rho）人免疫グロブリン（抗D人免疫グロブリン筋注用1000倍「JB」、抗Dグロブリン筋注用1000倍「ニチヤク」） （→188ページ）	Rh（D）陰性妊婦で抗Rh（D）抗体陰性例において、妊娠28週および分娩後72時間以内に投与する	1. Rh（D）陽性の新生児および妊産婦（本剤を投与すると溶血を起こす可能性がある） 2. 本剤の成分に対しショックの既往歴のある患者	ショック（頻度不明）、過敏症（発熱、発疹）、注射部位の疼痛、腫脹、硬結	Rh（D）陰性妊産婦の母体血中に移行した胎児由来のRh（D）陽性赤血球を破壊し、Rh（D）感作を防止する

💊 Rh（D）因子による感作を抑制する

Rh（D）陰性の女性が、分娩や流産などによりRh（D）因子に感作された後にRh（D）陽性の児を妊娠し、血液型不適合による胎児溶血性貧血を発症した場合、児の予後は不良である。したがって、Rh（D）陰性女性におけるRh（D）因子による感作の抑制は重要である。

胎児のRh（D）陽性赤血球抗原がRh（D）陰性の母体に移行し、抗Rh（D）抗体が産生される前に本剤を筋肉内投与することにより、Rh（D）陰性妊産婦の母体血中に移行したRh（D）陽性赤血球を破壊し、Rh（D）感作を防止する。これにより、次回妊娠時の新生児溶血性疾患の発症を防ぐことができる。

具体的には、妊娠28週前後および分娩後に抗Rh（D）抗体の有無を確認し、妊婦が抗Rh（D）抗体陰性の場合、以下の検査・処置を行う。

①妊娠28週前後に母体感作予防目的で抗D人免疫グロブリンを投与する

②児がRh（D）陽性であることを確認し、分娩後72時間以内に感作予防のため母体に抗D人免疫グロブリンを投与する

③感作予防のため、抗D人免疫グロブリンを以下の場合に投与する

　妊娠7週以降まで児生存が確認できた自然流産後

　妊娠7週以降の人工流産、異所性妊娠後

　腹部打撲後

　妊娠中の検査・処置後（羊水穿刺、胎位外回転術など）

すでにRh（D）因子で感作され、抗Rh（D）抗体を持っている妊婦およびRh（D）陰性

の新生児を分娩した妊婦には、本剤投与による予防は無効であるため、投与しない。ただし、分娩前に本剤を投与することで受動的に抗Rh（D）抗体陽性となるため、本剤の投与前には抗Rh（D）抗体の有無を確認することが必要である。

memo

16

糖代謝異常合併妊娠

公益財団法人聖バルナバ病院 院長／聖バルナバ助産師学院 学院長 ● **成瀬勝彦** なるせ かつひこ

一般名（商品名）	適 応	禁 忌	副作用	作用機序
超速効型インスリン （インスリンアスパルト＝ノボラピッド®） （インスリンリスプロ＝ヒューマログ®） （インスリングルリジン＝アピドラ®） （→189ページ）	インスリン療法が適応となる糖尿病	低血糖症状を呈している患者	低血糖症、アナフィラキシーショック、血管神経性浮腫	インスリンによるグルコース代謝調節。また、生体内組織での蛋白同化作用と抗異化作用を示し、速やかなグルコース／アミノ酸細胞内輸送を引き起こし、同化作用を促進し、蛋白異化作用を阻害する。肝臓において、グルコース取り込みとグリコーゲン貯蔵を促進し、糖新生を阻害し、過剰なグルコースの脂肪への変換を促進する
速効型インスリン （生合成ヒト中性インスリン＝ノボリン®R） （ヒトインスリン＝ヒューマリン®R） （→189ページ）				
持効型溶解インスリン （インスリンデグルデク＝トレシーバ®） （インスリンデテミル＝レベミル®） （インスリングラルギン＝ランタス®など） （→189ページ）				
中間型インスリン （ヒトイソフェンインスリン水性懸濁＝ノボリン®N、ヒューマリン®N） （→189ページ）				
DPP-4阻害薬 （シタグリプチンリン酸塩水和物＝グラクティブ®、ジャヌビア®） （→189ページ）	2型糖尿病	重症感染症、重症ケトーシス、重篤な外傷、手術前後、糖尿病性前昏睡、糖尿病性昏睡、1型糖尿病	便秘、浮動性めまい、感覚鈍麻、糖尿病網膜症悪化、回転性めまい、上室性期外収縮、心室性期外収縮、動悸、低血糖、意識消失、肝機能障害、急性腎不全、急性膵炎、間質性肺炎、咳嗽、呼吸困難、発熱、肺音異常、横紋筋融解症、血小板減少、類天疱瘡、水疱、びらん	食後に消化管から分泌されるインクレチン（血糖降下作用を持つ）の分解酵素であるジペプチジルペプチダーゼ（DPP）-4を阻害する。わが国で妊婦禁忌でない唯一の内服薬（※）

※他の薬剤［スルホニル尿素（SU）薬、速効型インスリン分泌促進薬、α-グルコシダーゼ阻害薬、ビグアナイド薬、チアゾリジン薬、GLP-1受容体阻害薬］は全て妊婦禁忌である（海外では異なる）

🔖 妊婦の耐糖能異常は実は生理的現象である

　妊娠するとエネルギーが蓄えられる。これは胎児を育て、分娩の消耗を最小限にし、授乳するための合目的的な作用であり、少なくとも哺乳類にはすべて備わっているといってよい。特に、胎盤由来のヒト胎盤性ラクトーゲン（hPL）と授乳を促すプロラクチンの作用は

大きい。したがって、糖尿病合併妊娠やいわゆる「妊娠前からの明らかな糖尿病」（overt diabetes of pregnancy）を除き、妊娠糖尿病（GDM）はそれらの作用が行き過ぎた状態にすぎないことを認識しておきたい。

妊娠中の管理を厳しくする理由はただ一つ「GLUT」

　妊娠中の血糖値管理基準は厳しい。妊娠前からの糖尿病に対しても、妊娠中の発症であっても基本は変わらず「厳しめ」であり、食事療法で基準を満たせない場合は薬物療法が必要である。これは妊娠初期の高血糖による胎児形態異常や胎児死亡、後期以降での巨大児や新生児高血糖／低血糖などを容易に発症するからだが、なぜ通常の糖尿病より厳しくする必要があるのか？　これを説明するのが、胎盤におけるグルコーストランスポーター、通称GLUTの存在である。

　通常、胎盤での物資の受け渡しはほとんどが単純拡散輸送であり、絨毛膜の両面での濃度差は大きくないが、グルコースはGLUTによる促進拡散輸送が行われるため、胎児は母体で実測できるものよりはるかに高い血糖値になってしまっている可能性がある。もちろんこれもヒトの生存のための機構であり、飢餓によって母体が低血糖になっている際でも胎児は低血糖にならず生き延びられるようにする優れたメカニズムである。しかしこの機構がアダとなり、高血糖の胎児への悪影響が増幅されるのである。

使えるのは基本的にインスリンだけ

　妊娠中の耐糖能異常スクリーニングや診断については、ガイドライン[1]をご参照いただきたい。治療について簡単に述べると、胎盤（絨毛膜）を通過しないのはインスリンのみであり（そのことはわれわれに与えられた奇跡といっていい）、経口血糖降下薬などの他の薬剤は胎児にそのまま移行してしまい、生命を危うくするとされる。近年、この分野では多くの薬剤が開発されているが、妊婦禁忌でないのはDPP-4阻害薬のみであり、これも血糖値・インスリン分泌の動きが大きい妊娠中の糖尿病では用いにくく、使用経験に乏しい。海外では、わが国で禁忌の薬剤も含めて使用の報告があるが、アレルギーや極度の先端恐怖症など、やむを得ない場合の代替策である。

引用・参考文献

1）　日本産科婦人科学会／日本産婦人科医会．"CQ005-1 妊婦の糖代謝異常スクリーニングと診断のための検査は？"．産婦人科診療ガイドライン：産科編2017．東京，日本産科婦人科学会，2017，26-8．

17

甲状腺疾患合併妊娠

東京女子医科大学産婦人科 講師 ● 川端伊久乃 かわばたいくの

一般名（商品名）	適 応	禁 忌	副作用	作用機序
チアマゾール（メルカゾール®）（→190ページ）	甲状腺機能亢進症（バセドウ病）	本剤に対し過敏症の既往のある者	無顆粒球症、汎血球減少、白血球減少、再生不良性貧血、低プロトロンビン血症、第7因子欠乏症、肝機能障害、ANCA血管炎症候群	ヨウ素化合物からヨウ素を取り出すペルオキシターゼを阻害することで、甲状腺ホルモンの産生を抑制する
プロピルチオウラシル（チウラジール®、プロパジール®）（→190ページ）	甲状腺機能亢進症（バセドウ病）	本剤に対し過敏症の既往のある者	重症肝機能障害、ANCA血管炎症候群、無顆粒球症、汎血球減少、白血球減少、再生不良性貧血、低プロトロンビン血症、第7因子欠乏症	アミノ酸の一種であるチロシンにヨウ素が結合することを阻害することで、甲状腺ホルモンの産生を抑制する
ヨウ化カリウム（ヨウ化カリウム）（→191ページ）	甲状腺腫（甲状腺機能亢進症を伴う者）、慢性気管支炎・喘息に伴う喀痰排出困難、第3期梅毒	ヨウ素過敏症既往のある者、肺結核	ヨウ素中毒、ヨウ素悪液質	血液中のヨウ素を上昇させることで甲状腺刺激ホルモンの作用を減弱させ、甲状腺ホルモンを抑制する
レボチロキシンナトリウム（T₄）水和物（チラーヂン®S）（→191ページ）	甲状腺機能低下症、クレチン病（先天性甲状腺機能低下症）、甲状腺腫、粘液水腫	新鮮な心筋梗塞のある者	狭心症、肝機能障害、黄疸、副腎クリーゼ	甲状腺ホルモンの一種であるサイロキシン（T₄）そのものの薬剤。欠乏している甲状腺ホルモンを経口摂取で補う

甲状腺ホルモン

甲状腺ホルモンは、食物中から摂取したヨウ素とアミノ酸の一種であるチロシンが結合したものである。その分泌は視床下部−下垂体−甲状腺系により調節されている。視床下部から分泌された甲状腺刺激ホルモン放出ホルモン（TRH）は、下垂体の甲状腺刺激ホルモン（TSH）分泌を促す。TSHは甲状腺を刺激し、甲状腺ホルモンを分泌させる。甲状腺ホルモンは視床下部や下垂体からのTRH、TSH分泌を制御するフィードバック機構があり、TSHは甲状腺ホルモンの過剰や不足を鋭敏に反映している。

甲状腺機能異常

甲状腺機能異常には、甲状腺中毒症と甲状腺機能低下症とがあり、妊婦にも比較的多く見られる。甲状腺中毒症は甲状腺ホルモンが過剰に作用している状態で、バセドウ病や甲状腺

炎、妊娠初期、甲状腺ホルモン薬の過剰摂取などがある。血中fT4高値でTSH低値であれば原発性甲状腺中毒症が疑われる。バセドウ病は甲状腺ホルモンの過剰分泌により甲状腺中毒症となる状態（甲状腺機能亢進症）で、甲状腺中毒症の原因として最も多い。

甲状腺中毒症を疑った場合は、抗TSH受容体抗体（TRAb）と甲状腺刺激抗体（TSAb）検査を追加する。これらの抗体は胎盤通過性があり、出生児は一過性甲状腺機能亢進症を来す場合がある。バセドウ病は一般には抗甲状腺薬を用いて治療する。

甲状腺炎は、甲状腺が炎症などにより破壊されて一過性に甲状腺ホルモン値が増加し、甲状腺中毒症状を呈した状態であり、バセドウ病との鑑別が必要となる。治療には非ステロイド性抗炎症薬や副腎皮質ステロイド薬を用いる。

甲状腺機能低下症は、末梢組織内の甲状腺ホルモン作用が低下した状態であり、その多くは橋本病（慢性甲状腺炎）である。血中fT4値低値でTSH値高値（10 μU/mL以上）であれば顕性甲状腺機能低下症を疑い、抗マイクロゾーム抗体（抗TPO抗体）や抗サイログロブリン抗体の測定を行って、どちらかまたは両方の抗体が陽性の場合、橋本病と診断される。甲状腺ホルモン値は正常値だが、TSH値が高値（2.5 μU/mL）となる潜在性甲状腺機能低下症も知られている。顕性甲状腺機能低下症と潜在性甲状腺機能低下症の妊婦および妊娠希望女性は、甲状腺ホルモン薬による治療を行う。

抗甲状腺薬（チアマゾール、プロピルチオウラシル、ヨウ化カリウム）

抗甲状腺薬は甲状腺ホルモンの働きを抑える薬剤である。わが国では主にチアマゾール（MMI：メルカゾール®）とプロピルチオウラシル（PTU：チウラジール®、プロパジール®）が使用されている。

甲状腺ホルモンはアミノ酸のチロシンが2つ結合したものにヨウ素が付加したもので、ヨウ素が3個付加したものがトリヨウ素サイロニン（T3）、4つ付加したものがサイロキシン（T4）である。MMIは食物からヨウ素を取り出す酵素であるペルオキシターゼを阻害しヨウ素の生成を抑えることで、PTUはチロシンにヨウ素が結合するのを阻害することで、甲状腺ホルモンの産生を抑制する。

バセドウ病は妊婦に対する影響（流早産・死産・低出生体重児など）が知られており、バセドウ病女性の妊娠はきちんとコントロールを行った上で計画的に進めることが望ましい。

バセドウ病の治療薬としては、非妊時であれば効果の早さと重篤な副作用の頻度が低いことからMMIが第一選択に用いられる。妊娠初期のMMI内服は、児の頭皮欠損、気管食道瘻を伴う食道閉鎖、後鼻孔閉鎖、臍腸管遺残、臍帯ヘルニアなどの発症と関連がある（チアマゾール奇形症候群）[1]。妊娠初期に投与されたMMIが児に与える影響を調べた研究（POEM study）では、児の先天異常の発生率が、PTUでは0～2.4%で一般頻度と大きな変わりが

なかったにも関わらず、MMIでは1.9 ～ 13.2%と高頻度となったことが報告された。

こうした結果を踏まえ、妊娠希望女性または妊娠判明後は、MMIを中止するか、もしくはPTUへの変更を考慮する。この場合、PTU 150mgはMMI 10mg相当の効果として薬量を調整する。副作用などによりPTUが使用できない場合は、MMIを継続するかヨウ化カリウムに変更する。やむを得ず妊娠初期にMMIを使用する場合は、児の先天疾患のリスクについて説明する。妊娠初期を避ければMMIの先天疾患のリスクは減少するため、妊娠16週以降MMIへ戻すことは可能である。

軽症であればヨウ化カリウム投与により治療を行う場合がある。ヨウ化カリウムは血液中のヨウ素を上昇させることで甲状腺刺激ホルモンの作用を減弱させ、甲状腺ホルモンを抑制する。即効性があり、MMIの用量を減量する目的でMMIと併用したり、早急に甲状腺ホルモンを是正する必要があるときに用いられるが、妊婦の第一選択薬とはなりにくい。

妊娠成立後に初めて甲状腺機能亢進症を指摘された場合は、PTUが第一選択薬となる。MMIは15 ～ 30mg/日（1 ～ 2回に分服）、PTUは200 ～ 300mg/日（2 ～ 3回に分服）、ヨウ化カリウムは10 ～ 50mg/日で開始し、2 ～ 4週間ごとにfT4値が非妊娠時の基準値上限かやや高値となるよう漸減する。同時に白血球数・白血球分画、肝機能などをチェックし、無顆粒球症などの発症に十分注意する。重症肝障害やANCA（anti-neutrophil cytoplasmic antibody）血管炎症候群の発症はまれである。PTUのほうがMMIよりもこれらの重篤な合併症を発症しやすい。

授乳は、PTU 300mg/日まで、MMI 10mg/日までは母乳栄養を勧めて問題ない[2]。それ以上に抗甲状腺薬の内服が必要な場合は、服用直前に授乳し、服用後6時間は人工栄養とする。ヨウ化カリウムは乳汁中に濃縮して移行するため、母乳は極力避けるか、児の甲状腺機能チェックを行う。

甲状腺ホルモン製剤（レボチロキシン）

甲状腺機能低下症の治療は、甲状腺ホルモン製剤（レボチロキシンナトリウム［T4］水和物）の内服を行う。妊娠中は甲状腺ホルモンの必要量が30 ～ 50%増加するため、妊娠前より甲状腺ホルモンの増量が必要となることが多い。甲状腺機能低下症女性では、不妊、流早産、児の精神神経発達の障害などが知られており、TSH 2.5μU/mL未満を目標にレボチロキシンの量を調整する。潜在性甲状腺機能低下症で、不妊症、抗TPO抗体陽性例ではレボチロキシン内服を行うこともある。

妊娠成立後の検査でレボチロキシンの内服を開始する場合は、25μg/日（自己抗体陽性例では50μg/Lの場合もある）分1から開始、2 ～ 4週ごとにTSHをチェックし、用量の調節を行う。目標値は、妊娠初期でTSH 2.5μU/mL未満、妊娠中期以降は3.0μU/mL未満とされる。鉄剤、制酸薬との同時服用はレボチロキシンの吸収を阻害するので、3 ～ 4時間

間隔を空けて内服するよう指示する。授乳については制限がなく、安全に使用できる。

引用・参考文献
1) 荒田尚子. 抗甲状腺薬に関するPOEMスタディの概要. 日本臨床. 70(11), 2012, 1976-82.
2) 日本甲状腺学会. バセドウ病治療ガイドライン2011. 東京, 南江堂, 2011, 256p.

memo

18

自己免疫疾患

富山大学附属病院産科婦人科 講師／診療准教授 ● **塩﨑有宏** しおざき ありひろ

富山大学大学院医学薬学研究部（医学）産科婦人科学教室 教授／富山大学附属病院 院長 ● **齋藤 滋** さいとう しげる

一般名（商品名）	適 応	禁 忌	副作用	作用機序
プレドニゾロン（プレドニン®）（→192ページ）	関節リウマチ全身性エリテマトーデス炎症性腸疾患	有効な抗菌薬の存在しない感染症、全身の真菌症、消化性潰瘍、精神病、結核性疾患、単純疱疹性角膜炎、後嚢白内障、緑内障、高血圧症、電解質異常、血栓症、最近行った内臓の手術創のある患者、急性心筋梗塞	誘発感染症（特に水痘・麻疹罹患後）、続発性副腎皮質機能不全、消化管潰瘍、糖尿病、精神障害など	合成副腎皮質ホルモン剤（ステロイド）で、細胞内受容体を介したゲノム機序、あるいは、細胞内受容体を介さない非ゲノム機序によって、抗炎症作用、免疫抑制作用、抗炎症作用、抗アレルギー作用、免疫抑制作用のほか、広範囲にわたる代謝作用を示す
サラゾスルファピリジン（サラゾピリン®、アザルフィジン®EN）（→192ページ）	関節リウマチ炎症性腸疾患	サルファ剤またはサリチル酸製剤に対して過敏症の既往歴のある場合新生児、低出生体重児	尿路結石、腫脹、浮腫、血尿、発疹、かゆみ、光線過敏症、血清病、紅斑、顔面潮紅、じんましんなど	サラゾスルファピリジンの約3分の1は小腸においてそのままの形で吸収される。残りは大腸に運ばれ、大腸で腸内細菌の作用をうけて5-アミノサリチル酸とスルファピリジンに分解・吸収される。このうち、薬剤としての活性部分は5-アミノサリチル酸であり、組織学的に変化の認められる粘膜上皮下の結合組織に対して特異な親和力を持つため、抗炎症作用が生じる
タクロリムス水和物（プログラフ®）（→193ページ）	関節リウマチ全身性エリテマトーデス炎症性腸疾患	プレドニゾロン（プレドニン®）単独でコントロールが可能なとき	尿量が減る、全身のむくみ、のどの渇き（急性腎不全、ネフローゼ症候群）動悸、全身のむくみ、胸痛（心不全、不整脈、心筋梗塞、狭心症、心膜液貯留、心筋障害）痙攣、意識障害、言語障害（可逆性後白質脳症候群、高血圧性脳症などの中枢神経系障害）出血傾向、疲れやすい、むくみ（血栓性微小血管障害）	免疫に関与するT細胞に作用し、炎症に関わるサイトカインの産生を抑えることによって抗炎症作用を示す

			発熱、紅斑、水疱・びらん（皮膚粘膜眼症候群） 呼吸困難、息苦しい（呼吸困難） 発熱、から咳が出る、呼吸困難（間質性肺炎[関節リウマチに使用時]） 発熱、全身けん怠感、かぜのような症状（感染症） 激しい上腹部痛、発熱、吐き気（膵炎） 口渇、多飲・多尿、疲れやすい（糖尿病、高血糖）	
インフリキシマブ（遺伝子組換え） （レミケード®） （→193ページ）	関節リウマチ 炎症性腸疾患	重篤な感染症（敗血症など）、活動性結核、本剤の成分またはマウス由来の蛋白質（マウス型、キメラ型、ヒト化抗体など）に対する過敏症の既往歴のある患者、脱髄疾患（多発性硬化症など）およびその既往歴のある患者、うっ血性心不全	鼻咽頭炎、注入に伴う反応および上気道の炎症、咽頭炎および発疹、齲歯、気管支炎、膀胱炎、帯状疱疹、口腔ヘルペス、AST（GOT）増加、ALT（GPT）増加およびβ-D-グルカン増加、結膜炎、腹部不快感、口内炎、副鼻腔炎、浮動性めまい、口腔咽頭痛、湿疹およびLDH増加、鉄欠乏性貧血、リンパ節炎、結膜沈着物、眼乾燥、硝子体浮遊物、上腹部痛、悪心、浮腫、急性扁桃炎、蓄膿、胃腸炎、ウイルス性胃腸炎、ヘルペスウイルス感染、インフルエンザ、中耳炎、爪囲炎、クラミジア性肺炎、鼻炎、上気道感染、尿路感染、ニューモシスティスジロヴェシ肺炎、滑膜断裂、腰椎骨折、高コレステロール血症、背部痛、脊椎すべり症、頭痛、流産の疑い、不正子宮出血、間質性肺疾患、鼻漏、水疱、ざ瘡様皮膚炎、水疱性皮膚炎、薬疹、乾癬、丘疹性皮疹、高血圧、深部静脈血栓症、ビリルビン増加、CPK増加、尿酸増加、γ-GTP増加、白血球数減少およびKL-6増加	可溶性TNFαおよび膜結合型TNFαに選択的に結合し、以下の作用を示す 1. TNFα誘発細胞傷害を阻害する 2. ヒトIgG1のFc領域を有するため、膜結合型TNFαを発現するTNFα産生細胞に結合し、抗体依存性細胞傷害（ADCC）および補体依存性細胞傷害（CDC）を引き起こす 3. 膜結合型TNFα発現細胞にアポトーシスを誘導する
トシリズマブ（遺伝子組換え） （アクテムラ®） （→194ページ）	関節リウマチ	重篤な感染症を合併している患者 活動性結核の患者 本剤の成分に対し過敏症の既往歴のある患者	アナフィラキシーショック、アナフィラキシー、感染症、間質性肺炎、腸管穿孔、無顆粒球症、白血球減少、好中球減少、血小板減少、心不全	可溶性および膜結合性IL-6レセプターに結合し、それらを介したIL-6の生物活性の発現を抑制する

2018年に管理指針発表

　自己免疫疾患は女性に好発し、しかも生殖年齢にある女性が発病することは決してまれではなくなってきた。最近、多数の新薬が登場したことにより、諸疾患の寛解率は飛躍的に向上し、罹患妊婦のQOLが著しく改善してきた。これらの新薬が、妊娠を希望している、あるいは、妊娠中の女性に使用できるか否か、また、授乳時に使用できるか否かに関する管理指針が2018年に発表された[1]。

妊娠中の注意点

　メトトレキサートやミコフェノール酸モフェチルは胎児形態異常を生じさせる危険性があるため、妊娠を希望される前に他剤への変更が必要である。

　非ステロイド性抗炎症薬（NSAIDs）は妊娠28週以降において胎児の動脈管の狭窄や閉鎖を引き起こすため使用しない。

　副腎皮質ステロイド（プレドニゾロン）、免疫調節薬（サラゾスルファピリジン）、プリン拮抗薬（メルカプトプリン水和物）、TNF α 阻害薬（インフリキシマブ、エタネルセプト、アダリムマブ、ゴリムマブ、セルトリズマブペゴル）は胎児異常を引き起こすことはきわめて少ないとされている。

　高用量のステロイド（プレドニゾロン）を使用している場合には、糖尿病、高血圧、妊娠高血圧腎症、妊娠37週未満の前期破水のリスクが高くなる可能性がある。

　高血圧治療薬として、アンジオテンシンⅡ受容体拮抗薬（ロサルタンカリウム、カンデサルタンシレキセチル、テルミサルタンなど）や、アンジオテンシン変換酵素阻害薬（デラプリル塩酸塩、カプトプリル、エナラプリルマレイン酸塩など）を使用している場合、胎児・新生児死亡との関連性が指摘されているため、安全性の高いヒドララジン塩酸塩、メチルドパ水和物、ラベタロール塩酸塩に変更する。

授乳中の注意点

　ほとんどの薬剤の添付文書には「母乳中への移行が認められるので、授乳を中止するように勧める」「授乳に関してはデータがない」などの文書が記載されている。実際には乳汁への少ない薬剤もあり、授乳可能な薬剤かどうかについては「妊娠と薬情報センター」[2] に相談するか、最新版の母乳と薬剤に関する本[3] を参考にされたい。

引用・参考文献

1) 「関節リウマチ（RA）や炎症性腸子楠（IBD）罹患女性患者の妊娠、出産を考えた治療指針の作成」研究班（研究代表者：齋藤滋）. 全身性エリテマトーデス（SLE）、関節リウマチ（RA）、若年生特発関節炎（JIA）や炎症性腸疾患（IBD）罹患女性患者の妊娠、出産を考えた治療指針. 2018.
https://ra-ibd-sle-pregnancy.org/data/sisin201803.pdf
2) 国立研究開発法人国立成育医療研究センター. 妊娠と薬情報センター.
https://www.ncchd.go.jp/kusuri/
3) Hale, TW. Hale's Medications & Mothers' Milk 2019：A manual of lactational pharmacology. 18th ed. New York, Springer Publishing Company, 2019, 870p.

19

気管支喘息

東京女子医科大学産婦人科 講師 ● 川端伊久乃 かわばたいくの

一般名（商品名）	適応	禁忌	副作用	作用機序
短時間作用型β₂刺激薬：SABA（サルタノール®、メプチン®、ベロテック®、ベネトリン®）（→194ページ）	気管支喘息、肺気腫、急・慢性気管支炎、肺結核	本剤に対し過敏症の既往がある者　甲状腺機能亢進症、高血圧、心疾患、糖尿病では慎重投与	低K血症、心悸亢進、悪心、脈拍増加、頭痛	気管支のβ₂受容体を刺激して気管支を拡張させる
吸入ステロイド：ICS（パルミコート®、フルタイド®、キュバール™）（→195ページ）	気管支喘息	本剤に対し過敏症の既往がある者　有効な抗菌薬の存在しない感染症、深在性真菌症の者　結核性疾患の者	嗄声、口腔・咽頭カンジダ、咳嗽、咽喉頭疼痛、悪心、発疹、蕁麻疹、過敏症状	気道のサイトカインやメディエーターの産生低下、アポトーシスの促進など広範な機序により抗炎症作用を発揮する
吸入ステロイド・β刺激薬配合剤（アドエア®、シムビコート®、フルティフォーム®）	気管支喘息、肺気腫・慢性気管支炎・慢性閉塞性肺疾患の諸症状の寛解	本剤に対し過敏症の既往がある者　有効な抗菌薬の存在しない感染症、深在性真菌症の者　結核性疾患の者　甲状腺機能亢進症、高血圧、心疾患、糖尿病では慎重投与	嗄声、口腔・咽頭カンジダ、喉頭刺激感、咽喉頭疼痛	β刺激薬と吸入ステロイドの合剤
ロイコトリエン受容体拮抗薬（オノン®、シングレア®、キプレス®）	アレルギー性鼻炎、気管支喘息	本剤に対し過敏症の既往がある者	掻痒感、腹痛、下痢、眠気、頭痛　肝機能障害	アレルギー反応などに関わるロイコトリエンを抑制することで、気管支拡張作用と気道炎症抑制作用を有し、症状を改善させる
テオフィリン薬（キサンチン誘導体）（テオロング®、テオドール®、ユニフィル®LA）	気管支喘息、喘息様気管支炎	本剤または他のキサンチン系薬剤に対し重篤な副作用の既往がある者　てんかん、甲状腺機能亢進症、急性腎炎、うっ血性心不全では慎重投与	嘔気、食欲不振、動悸、頻脈、頭痛、不眠、痙攣	気管支拡張作用や呼吸中枢の刺激作用により喘息の症状を改善する

妊婦と気管支喘息

喘息合併妊婦は喘息患者の増加に伴って増加しており、妊婦の3.7～8.4%が罹患していると報告されている[1]。妊娠中の喘息発作により胎児は低酸素状態に陥る。コントロールが

表1 妊娠中の喘息患者の長期管理

重症度	症　状	PEF or FEV1	推奨される治療薬
軽症間欠型	≦2日／週 あるいは ≦2晩／月	≧80%	短時間作用型吸入β₂刺激薬（日常的な治療薬は不要）
軽症持続型	3〜6日／週 あるいは ≧3晩／月	≧80%	低用量吸入ステロイド（必要に応じてロイコトリエン受容体拮抗薬、テオフィリン徐放剤、クロモグリク酸ナトリウム）
中症持続型	ほぼ毎日 あるいは ≧1晩／週	61〜79%	低用量吸入ステロイド剤＋長時間作用型吸入β₂刺激薬 あるいは 中用量吸入ステロイド剤±長時間作用型吸入β₂刺激薬 （必要に応じてロイコトリエン受容体拮抗薬、テオフィリン徐放剤を併用）
重症持続型	持続的 あるいは 夜間に頻回の発作	≦60%	高用量吸入ステロイド剤＋超時間作用型吸入β₂刺激薬 必要に応じて経口ステロイド薬（60mg／日以下）

PEF：ピークフロー値
FEV1：1秒量

(文献2より引用、改変)

不良で頻回に発作が起きれば、流早産、胎児発育不全、低出生体重児など胎児への影響も大きい。したがって妊娠中でも治療は継続して行い、発作を予防するよう努めることが重要である。ここでは、重積発作時の対応ではなく日々のコントロールで用いる薬について示す。

妊娠中の喘息患者の長期管理について推奨される治療薬を**表1**に示す[2]。吸入薬によるコントロールが基本であり、発作がごく時々（軽症間欠型）であれば、発作時に短時間作用型吸入β₂刺激薬（short acting β₂ agonist；SABA）を用いる。週に数回以上の発作がある場合には、長期コントロールとして吸入ステロイド薬を用いる。その頻度や呼吸機能の程度（ピークフロー値）に応じてステロイドの吸入量を増加させたり、長時間作用型β₂刺激薬（LABA）、ロイコトリエン受容体拮抗薬やテオフィリン徐放剤を併用する。発作時は軽症間欠型と同様にSABAを用いる。それぞれの薬品名とその剤型を**表2**に示す[2]。

吸入器の使い分け

発作時に使用するβ₂刺激薬（SABA）やステロイドは、喘息患者の場合、吸入薬で使用するのが基本である。吸入薬には、主にネブライザーなどを用いて使用する吸入液、加圧式定量吸入器（pMDI）、ドライパウダー定量吸入器（DPI）がある。

pMDI（加圧式定量吸入器：pressurized metered-dose inhaler）

息を吸うタイミングに合わせてボンベの底を押し、一定量の薬剤をエアロゾルとして噴霧したものを吸入する。ゆっくり深く吸うことがコツである。欠点は口の中に薬剤が残りやすいこと、吸入のタイミングを合わせるのが難しいこと、含まれているエタノールの刺激で喘息発作が誘発されることが挙げられる。吸入しにくい場合はスペーサーを用いるとよい。

19 気管支喘息

表2 喘息合併妊婦で用いられる主な薬剤とその剤形

一般名		商品名	剤 形
短時間作用型β₂刺激薬	サルブタモール硫酸塩	ベネトリン® サルタノール®	吸入液
	プロカテロール塩酸塩水和物 フェノテロール臭化水素酸塩	メプチン® ベロテック®	吸入液、pMDI pMDI
長時間作用型β₂刺激薬	サルメテロールキシナホ酸塩	セレベント®	DPI
吸入ステロイド薬	ブデソニド フルチカゾンプロピオン酸エステル ベクロメタゾンプロピオ酸エステル	パルミコート® フルタイド® キュバール™	DPI、pMDI DPI、pMDI pMDI
吸入ステロイド薬・β₂刺激薬配合剤	サルメテロールキシナホ酸塩・フルチカゾンプロピオ酸エステル配合	アドエア®	pMDI、DPI
	ブデソニド・ホルモテロールフマル酸塩水和物配合	シムビコート®	DPI
	フルチカゾンプロピオン酸エステル・ホルモテロールフマル酸塩水和物配合	フルティフォーム®	pMDI
ロイコトリエン受容体拮抗薬	プランルカスト水和物 モンテルカストナトリウム	オノン® シングレア® キプレス®	カプセル 錠剤 錠剤
テオフィリン薬（キサンテン誘導体）	テオフィリン徐放剤	テオフィリン	徐放剤

pMDI：加圧式定量吸入器
DPI：ドライパウダー

第1部
くすり大解説

第2章
妊娠期のくすり

● DPI（ドライパウダー定量吸入器：dry powder inhaler）

　一定量の粉末を自分で吸入する方法である。pMDIと違って呼吸を合わせる必要がないので吸入しやすいが、ある程度の吸入する力が必要であり、速く深く吸う。アドエア®ディスカス®など、吸入器中のカプセルやブリスターに1回分の薬剤が入っているものは残薬の確認がしやすい。

妊婦の喘息で用いられる薬（表2）

● 短時間作用型β₂刺激薬（short acting β₂ agonist；SABA）

　気管支拡張薬であり、発作時に吸入薬として用いられることが多い。吸入薬は効果発現が早く、手軽である。1日4回までの使用とされるが、使用間隔についての記載はなく、1回の吸入で発作が落ち着かない場合、発作時に20〜30分の間をあけて3回程度までの使用はリスクより効果が勝るとされているが、過剰使用による動悸・頻脈・頭痛などの副作用に注意する。抗炎症作用がないので、効果が見られない場合は別の治療法を検討する。授乳は問題ない。

● 吸入ステロイド薬（inhaled corticosteroid；ICS）

　喘息治療における最も効果的な抗炎症薬である。吸入薬は経口や静注投与と比較して副作

ペリネイタルケア　2019 新春増刊　**67**

表3 主な吸入ステロイド薬の重症度に応じた投与量

薬剤名（商品名）	剤 形	低用量	中用量	高用量
キュバール™エアゾール	pMDI	100〜200μg/日	400μg/日	800μg/日
フルタイド®エアゾール	pMDI	100〜200μg/日	400μg/日	800μg/日
フルタイド®ロタディスク®	DPI	100〜200μg/日	400μg/日	800μg/日
フルタイド®ディスカス®	DPI	100〜200μg/日	400μg/日	800μg/日
パルミコート®タービュヘイラー®	DPI	200〜400μg/日	800μg/日	1600μg/日
パルミコート®吸入液	吸入液	0.5mg/日	1.0mg/日	2.0mg/日
アドエア®ディスカス®	DPI	100ディスカス 1吸入 2回／日	250ディスカス 1吸入 2回／日	500ディスカス 1吸入 2回／日
アドエア®エアゾール	pMDI	50エアゾール 2吸入 2回／日	125エアゾール 2吸入 2回／日	250エアゾール 2吸入 2回／日
シムビコート®タービュヘイラー®	DPI	1吸入 2回／日	2吸入 2回／日	4吸入 2回／日

pMDI：加圧式定量吸入器
DPI：ドライパウダー

用が少なく、長期管理薬の基本となっている。妊婦にも比較的使用しやすい。妊娠中の使用データが多いのはブデソニド（パルミコート®）であるが、ほかの薬剤の妊娠中の使用も安全とされており、妊娠前から使用している薬剤を継続してよい。喘息の重症度に応じて用量を増加させるが、原則として保険適用上の最高用量が高用量、その半分量が中用量、さらにその半分が低用量という基準になっている[2]（**表3**）。全身投与と比較して副作用は少ないが、使用後にはうがいを行う。授乳は問題ない。

● 長時間作用型β₂刺激薬（long acting β₂ 1 agonist：LABA）

ICSと併用して中症以上の喘息症例に用いる。LABA単独で用いられることはなく、ICSと併用する。それぞれ別に使用するよりも、後述する合剤のほうが簡便で効果も高い。

● 吸入ステロイド薬（ICS）／長時間作用型β₂刺激薬（LABA）配合剤

中症以上の喘息のコントロールで用いられる。LABAの妊娠中の使用についてのデータは少ない。しかし7,376人を対象としたコホート調査[3]では、周産期予後に大きな影響は認められなかった。コントロールされていない喘息のほうが妊娠転帰への影響が大きく、こうした薬剤は妊娠中も問題なく使用できる。

● そのほかの薬

持続型の喘息症例では、必要に応じてロイコトリエン受容体拮抗薬（オノン®、シングレア®、キプレス®）や、テオフィリン徐放剤（テオフィリン徐放錠®）、抗アレルギー薬（インタール®）の併用が行われる[2]。

ロイコトリエン受容体拮抗薬には気管支拡張作用と気道炎症抑制作用とがある。ICSとの併用ならばロイコトリエン受容体拮抗薬よりもLABAのほうが効果が高く、妊娠中の使用についても安全性を評価するデータが少ない。妊娠前から使用している場合はそのまま継続してもよいが、妊娠成立後に新たに始めることはしない。ただし、母乳移行はほとんどないので、産後は使用しやすい[4]。

テオフィリン薬も気管支拡張作用と抗炎症作用の両方を有する。悪心・嘔吐、動悸、頻脈などの副作用がある。血中濃度が$20\mu g/mL$を超えると痙攣や呼吸・心停止を起こすことがあるので、$5\sim15\mu g/mL$の有効血中濃度を保つよう、適宜血液検査でのモニタリングが必要である[2]。催奇形性はないが胎盤移行性があり、胎児への影響（頻脈など）が出る場合がある。また、母体がテオフィリン薬を内服していると、出生児に神経過敏などの症状が出る場合があるため、新生児の観察を慎重に行う。母体の血中濃度が$10\sim20\mu g/mL$であった場合、乳児の血中濃度は$1\sim4\mu g/mL$程度と予測されている[4]。

◆ 引用・参考文献 ◆

1) Kwon, HL. et al. Asthma prevalence among pregnant and child-bearing-aged women in the United States: estimates from national health surveys. Ann Epidemiol. 13(5), 2003, 317-24.
2) 「喘息予防・管理ガイドライン2018」作成委員. 喘息予防・管理ガイドライン2018. 一般社団法人日本アレルギー学会喘息ガイドライン専門部会監修. 「喘息予防・管理ガイドライン2018」作成委員. 東京, 共和企画, 2018.
3) Cossette, B. et al. Impact of maternal use of asthma-controller therapy on perinatal outcomes. Thorax. 68(8), 2003, 724-30.
4) 伊藤真也ほか編. 薬物治療コンサルテーション：妊娠と授乳. 東京, 南山堂, 2010, 289-95.

COLUMN

添付文書をめぐるある攻防
果たして治療上の有益性は危険性を上回れるか？

東邦大学大学院医学研究科産科婦人科学講座 教授 ● 中田雅彦 なかたまさひこ

　妊婦・授乳婦に対する薬剤投与において、常に付きまとう問題が添付文書である。第1部第1章の総論にあるように、添付文書記載要領に改定がなされることで、医師が処方する際や、薬剤師が患者に説明する際に「やりやすさ感」は得られるだろうが、これまでに数多くの無益な戦いが繰り広げられてきたと、個人的には感じてしまう。

　もう十数年前の記憶になるが、ある日、妊娠20週頃の妊婦が息苦しさを訴えて受診した。妊娠初期から診ていた方なので、突然の急変に少し驚いたが、日頃あまり聴診器を使用しない産科医ではあるが、呼吸音を聴いてすぐにわかった。喘息発作だった。ヒューヒューと狭くなった気道を無理に通過しようとする空気の音が、悲鳴をあげているように聞こえた。

　患者はもともと気管支喘息で、テオフィリンを内服していたが、かかりつけの内科を受診したところ、それまで何年にもわたって服用していたテオフィリン錠を中止するように言われたらしい。しかも、その医師は丁寧に添付文書を手渡し、赤いボールペンで中止の理由となる文書に下線を引いていた。そう、以下のおきまりの一文である。

　「妊婦又は妊娠している可能性のある婦人には、治療上の有益性が危険性を上まわると判断される場合にのみ投与すること」

　取り急ぎ院内の呼吸器内科医に相談し、喘息発作の治療を始めるとともに、かかりつけの医師に電話連絡をした。

　「先生、大学病院産婦人科の中田です。Aさんのことですが、テオフィリンの処方を継続してもらえませんか」
　「ああ、あの人ですか。でも添付文書に危険性があると書いてありますよ」
　「いや、有益性があるので」
　「わたしは、危険性があるのがいやだけどねえ」
　「いや、実際に内服をやめて喘息発作が出ていますし、有益性が上回ると思うんですが」
　「君は、私の意見より君のほうが上回ってるっていうつもりかね」

「いや、そういうことじゃなくて、薬の効果のことなんですけど」

「まあ、いいよ。じゃあ、先生の責任で、ということならいいけどね」

（ガチャンと受話器を置く音）

　実は、このような事例は少なくない。誰が、有益性が上回ると判断するのか。その判断の根拠は何か。添付文書にはそのようなわかりやすい情報がない。したがって、こちらとしてもエビデンスベースの説得ができない。ましてや、この文書を読まされた一般人である妊婦は、怖くなって服用を中止することもあるだろう。生真面目な薬剤師であれば、服用指導の際に、添付文書を見ながら、文書どおりの説明をするかもしれない。実際、院外処方が推奨されるようになった当時は、処方箋をもらって薬局に行った段階で、説明を聞いて服用しなかった、という妊婦も多かった。「なんだか怖くなったんです」と、よく言われたものだった。最近、そのような傾向がないのは、薬剤師さんの説明が変わったのだろうか？

　では、禁忌だったら、どうだろうか？　もちろんのこと、禁忌は禁忌である。ただし、日本の添付文書における禁忌が、世界共通に禁忌ではないことも多々ある。

　「産婦人科診療ガイドライン：産科編2017」では「添付文書上いわゆる禁忌の医薬品のうち、特定の状況下では妊娠中であってもインフォームドコンセントを得た上で投与される代表的医薬品は？」というクリニカルクエスチョンを設けている[1]。実際、臓器移植後、人工弁置換術後、悪性腫瘍合併妊娠などでは、妊娠中にも投与が必要となる。「禁忌」イコール「絶対に危ない」ではないという認識が必要だ。また、添付文書で禁忌とされている薬剤を、妊娠初期に妊娠と知らずに服用・投与されていたとした場合のクリニカルクエスチョンもあり、多くの薬剤が胎児への影響がないと解説されている[2]。

　それでもこれは、妊娠に関連した医療者が手にするガイドラインに記載されていることで、他の診療科との連携を行う場合には、意見の食い違いが生じることがあるのは当然かもしれない。

「先生、不整脈のコントロールがつかないようだったら、投与してもらえませんか？」

「えっ、使っていいの！」

とか

「この抗菌薬、大丈夫でしょうか？」

「はい、だってもし今生まれたら、赤ちゃんに使うことがありますよ」

とか

「奇形とか大丈夫？」

「もう24週だからそういう時期じゃないですよ」

などと、ともかくいつもコミュニケーションをとってやり取りすることが、円滑な診療と患者の利益につながることだろう。

　ここでもう一つ、困ってしまう一文を示す。

「授乳中の婦人に投与することを避け、やむを得ず投与する場合には授乳を中止させること［母乳中へ移行することが報告されている］」

　これも添付文書では常連である。では、果たしてどれだけの医師が、この記述を遵守しているのだろうか。薬剤の体内での代謝・排泄の経路を考えれば、どれだけ微量でも母乳中へ移行することは当たり前だ。ただし、妊娠中の胎児血中への移行と比較すれば、格段にその濃度は低くなることが大半である。

　そうはいっても、ここに「責任論」がいつも浮上する。分娩後の一時的な高血圧に対するニフェジピン、産後の疼痛に対するロキソプロフェンなどを用いるとき、この文書に則るならば、授乳は中止となる。「えっ、そうなの？」と、驚かれる読者も多いことだろう。しかし私は「授乳も中止しない派」だし、大半の方がそうであろう。

　まあ、愚痴だけ言っても仕方がないので、みんなで協力してエビデンスを積み上げ、こんな攻防をしなくてもよい時代を作るしかないのだろう。

　ここまで書いてきて、添付文書を読みすぎたせいで、お腹がすいた。破格の原稿料を期待して、腹ごしらえでもするとしようか。

「マスター、お勧めのメニューはなんですか」

「今日は、いい型のスズキが手に入ったので、それをポワレしますか」

「お値段は」

「スープとサラダとライスのセットで1,800円になります」

「それって、食感とか味とか、そうした満足度が1,800円を支払うという代償よりも上回ると判断してのことですか」

　嫌な客だね……。

引用・参考文献

1) 日本産科婦人科学会／日本産婦人科医会. "CQ104-2 添付文書上いわゆる禁忌の医薬品のうち、特定の状況下では妊娠中であってもインフォームドコンセントを得た上で投与される代表的医薬品は？". 産婦人科診療ガイドライン：産科編2017. 東京, 日本産科婦人科学会, 2017, 76-8.

2) 日本産科婦人科学会／日本産婦人科医会. "CQ104-1 医薬品の妊娠中投与による胎児への影響について尋ねられたら？". 前掲書1, 67-71.

20
不整脈

聖路加国際病院循環器内科 医幹 ● 椎名由美 しいな ゆみ

一般名（商品名）	適 応	禁 忌	副作用	作用機序
Ⅱ群 βブロッカー 　ビソプロロールフマル 　酸塩 　（メインテート®） 　（→195ページ） 　メトプロロール酒石酸 　塩 　プロプラノロール塩酸 　塩	上室性不整脈 心室性不整脈	日本の薬剤本には禁忌と なっているが、心疾患合 併妊娠ガイドラインでは 初期：おそらく安全、 中・後期：慎重投与は可	データは限られる 中・後期：胎児体重、 胎盤重量の減少、 IUGR、徐脈、低血糖	β₁選択性 β₁選択性 β₁非選択性
アテノロール		他のβブロッカーを使用 することを推奨	母乳への移行性が高い 中・後期：胎児体重、 胎盤重量の減少、 IUGR、徐脈、低血糖	β₁選択性
Ⅱ群 αβブロッカー （一般的にはβブロッカー に含まれる） 　カルベジロール 　（アーチスト®） 　（→195ページ）	上室性不整脈・ 心室性不整脈	日本の薬剤本には禁忌と なっているが、心疾患合 併妊娠ガイドラインでは 初期：おそらく安全 中・後期：慎重投与は可	データは限られる 中・後期：胎児体重、 胎盤重量の減少、 IUGR、徐脈、低血糖	抗不整脈作用 は他のβブロ ッカーに比べ て弱い 抗心不全薬で もあり、心不 全に伴う不整 脈に処方
Ⅰ群 　シベンゾリンコハク酸 　塩 　フレカイニド酢酸塩 　ピルシカイニド塩酸塩 　水和物	上室性不整脈	データは限られる おそらく安全と考えられ る	データは限られる	
Ⅲ群 　ソタロール塩酸塩	心室性不整脈	データはないが、慎重投 与は可	一過性胎児徐脈に注意	
Ⅲ群 　アミオダロン塩酸塩	上室性不整脈・ 心室性不整脈	禁忌	甲状腺機能異常 IUGR	
Ⅳ群 　ベラパミル塩酸塩	上室性不整脈	データはないがおそらく 安全と考えられる	データは限られる	
その他 　アデノシン	上室性不整脈	おそらく安全と考えられる		胎盤通過なし

💊 安静に加え、基本はβブロッカーの内服処方

　基礎心疾患がなく、妊娠前に不整脈の既往がなくても、妊娠中には上室性・心室性期外収縮は増加することが知られている。妊娠中は循環血液量増加による伸展活性化チャネルの変化、自律神経機能の変化、内分泌機能の変化に加え、精神的・心理的ストレスにより悪化しやすい。甲状腺機能異常、電解質異常、薬剤性による二次性の不整脈の他、基礎心疾患に合併する不整脈では血行動態異常を伴うことが多く、厳重な管理が必要となる。

　多くの症例で、安静を心がけるだけで期外収縮の頻度は減るが、①基礎心疾患を有する、②不整脈による動悸が強く日常生活に支障を生じる、③不整脈により血行動態が崩れてめまいなどの前失神症状を生じる、④不整脈により心不全や心内血栓を生じる可能性がある、といった症例に対しては、安静だけでは効果が弱いため、抗不整脈薬を使用せざるをえない。

　この抗不整脈薬ほど日本の薬剤に関する出版物の内容と現場とが乖離（かいり）する薬剤はない。アデノシン以外、妊婦に安全に使用できる抗不整脈薬であると明言できる薬剤はほとんどない。しかし、抗不整脈薬を投与せざるをえない基礎心疾患のある妊婦・重症不整脈を有する妊婦に対しては、利益が不利益を上回るため、現場では頻回に使用している。

　この薬剤を処方すると、すぐに病棟のナースや薬剤師から「この薬は妊婦には禁忌と書いてあります」と必ずストップがかかり、臨床業務が滞る。そのため、心疾患合併妊娠の管理のガイドライン作成班は現場の意見を多く取り入れ、現実的なガイドラインを作成した（2019年3月発行予定）。

　抗不整脈は従来より作用機序に基づきⅠ〜Ⅳ群に分けられているが、細かい名前をすべて覚える必要はない。妊婦への投与に関しては上室性・心室性を問わず、以下のように行う。

　①90％以上の症例においてβブロッカーの内服処方

　②βブロッカーでコントロール不能の上室性不整脈に対してはⅠ群やⅣ群を処方

　③βブロッカーでコントロール不能の心室性不整脈に対してはソタロールを処方
　（ただし、胎児徐脈に注意）

　④上室性不整脈の一部はアデノシンのivにて洞調律に戻すことが可能

　βブロッカーの中でもアテノロール（テノーミン®）は母乳への移行性が高いため、ほかのβブロッカーを使用することが望ましい。βブロッカーの使い分けは、①短時間作用か長時間作用か、②主目的は抗不整脈作用か抗心不全作用か、に尽きる。抗不整脈作用は「ビソプロロール＞カルベジロール」、抗心不全作用は「カルベジロール＞＞ビソプロロール」のイメージでいるとよい。

　以上をまとめると、基本はβブロッカーの内服処方、アミオダロンは絶対禁忌、アテノロールもできれば使用を避ける、その他は利益が不利益を上回る場合には投与可と覚えておけばよい。

引用・参考文献

1) 心疾患合併妊娠の管理のガイドライン作成班. 心疾患合併妊娠の管理のガイドライン.（2019年3月発行予定）
2) MacIntyre, C. et al. Cardiac Arrhythmias and Pregnancy. Curr Treat Options Cardiovasc Med. 20(8), 2018, 63.
3) European Society of Gynecology(ESG), et al. ESC guidelines on the management of cardiovascular diseases during pregnancy: the task force on the management of cardiovascular diseases during pregnancy of the European Society of Cardiology (ESC). Eur Heart J. 32(24), 2011, 3147-97.
4) Page, RL. et al. 2015 ACC/AHA/HRS guideline for the Management of Adult Patients with Supraventricular Tachycardia: Executive summary: A Report of the American College of Cardiology/American Heart Association Task Force on Clinical Practice Guidelines and the Heart Rhythm Society. Circulation. 133(14), 2016, e471-505.

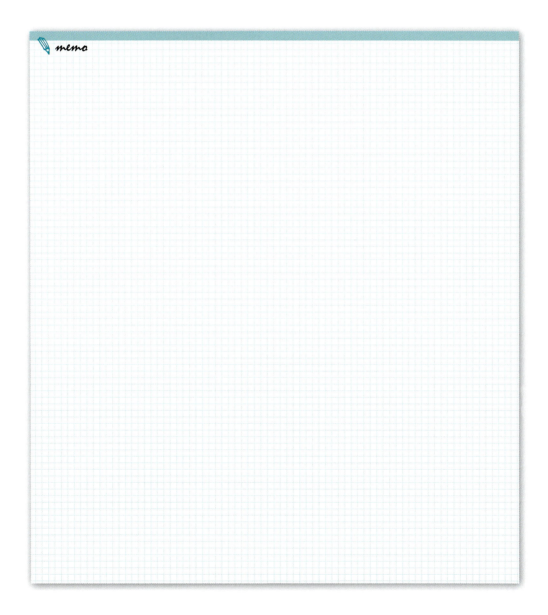

21

感染症①トキソプラズマ

神戸大学医学部附属病院総合周産期母子医療センター 准教授 ● 谷村憲司 たにむらけんじ

神戸大学大学院医学研究科外科系講座産科婦人科学分野 教授 ● 山田秀人 やまだひでと

一般名（商品名）	適　応	禁　忌	副作用	作用機序
スピラマイシン（スピラマイシン）（→196ページ）	先天性トキソプラズマ症の発症抑制	記載なし	1. ショック、アナフィラキシー（頻度不明） 2. 偽膜性大腸炎（頻度不明） 3. 中毒性表皮壊死融解症(TEN)、皮膚粘膜眼症候群(Stevens-Johnson症候群)、急性汎発性発疹性膿疱症（いずれも頻度不明） 4. QT延長、心室頻拍(torsades de pointes含む)、心室細動（いずれも頻度不明） 5. 肝機能障害（頻度不明） 6. その他（好中球減少、蕁麻疹、腹痛、悪心、嘔吐など）	作用機序については十分な解明がなされていないが、トキソプラズマの細胞小器官であるアピコプラストでのタンパク合成を阻害するなどが機序として想定されている
スピラマイシン酢酸エステル（アセチルスピラマイシン）（→196ページ）	スピラマイシンに感受性のブドウ球菌属、連鎖球菌属、肺炎球菌、梅毒トレポネーマによる各種感染症（表在性・深在性皮膚感染症、咽頭・喉頭炎、気管支炎、肺炎、子宮付属器炎など）	記載なし	1. 食欲不振（1.0%） 2. 悪心・嘔吐（0.6%） 3. 発疹・発赤（0.5%） 4. 下痢（0.2%） 5. 胃部不快感（0.2%）など	細菌のタンパク合成を阻害する

🔖 先天性トキソプラズマ症の予防

　妊婦がトキソプラズマに初感染することで、児に網脈絡膜炎、脳内石灰化、水頭症、精神発達遅滞などを呈する先天性トキソプラズマ症が発生する危険性がある。妊娠中の初感染成立時期によって、胎児感染率と先天性感染症の重症度が異なる[1,2]。先天性トキソプラズマ症は妊娠中の初感染からしか発生しないと考えてよく、臨床現場では主にトキソプラズマIgG陽性、IgM陽性が指摘された妊婦に対して薬物療法による胎児感染予防が考慮される。

　海外ではスピラマイシン（SPM）が広く用いられているが、日本では同薬剤は最近まで未承認薬であったため、SPMの酢酸エステルであるアセチルスピラマイシン（AcSPM）が適応外であるものの、代替薬として長年使用されてきた。しかし、2018年8月にSPMが国内承認薬として認可され、同年10月に販売が開始された。SPM、AcSPMのいずれも

胎児感染と先天性トキソプラズマ症発生の予防を目的とした薬剤であり、すでに胎児感染が成立している場合には無効と考えられ、そのような場合には国内未承認のピリメタミンとスルファジアジン（P/S）を熱帯病治療薬研究班（国立国際医療研究センター）から供給を受けて使用することが考慮される。

　トキソプラズマ胎児感染予防法は国によって異なり、フランスではSPM内服から開始し、胎児感染が診断されれば、P/S内服に変更する。一方、オーストリアでは妊娠15週以降にP/S内服から開始、胎児感染がなければSPM内服に変更する。

🏷 薬物療法の効果

　薬物治療の効果について、トキソプラズマの胎盤感染率は無治療で95％、SPM投与で80％、P/S投与で50％に低下したとの報告[3]や、妊娠中の治療（SPMもしくはP/S）によって重症の神経学的後遺症が減少したとの報告[4]があるが、メタ・アナリシスにおいて妊娠中の薬物治療が先天性感染症の症状を軽減するというエビデンスは見出せなかったとの報告[5]もある。

　一方、われわれは、トキソプラズマ抗体、avidity index、羊水中トキソプラズマ-DNA multiplex nested PCR検査を用いたトキソプラズマ妊婦スクリーニングと、初感染の疑いのある妊婦に対して母体AcSPM投与を行った。先天性感染を認めた3人中1人は人工妊娠中絶された。生児2人のうち1人は頭部CTで脳内石灰化を認めたが、新生児治療（P/S）により神経学的後遺症を認めず、残りの生児1例にも後遺症を認めていない。このことより、われわれのトキソプラズマの妊婦スクリーニングおよび治療は先天性トキソプラズマ症の発症予防に有用である可能性がある[6]。しかし、現在のところ、先天性トキソプラズマ症の予防や治療についてのランダム化比較試験は存在せず、今後の研究成果が待たれる。

引用・参考文献

1) Tenter, AM. et al. Toxoplasma gondii : from animal to humans. Int J Parasitol. 30(12-13), 2000, 1217-58.
2) Dubey, JP. et al. Toxoplasma gondii infection in humans and animals in the United States. Int J Parasitol. 38(11), 2008, 1257-8.
3) Couvreur, J. et al. In utero treatment of toxoplasmic fetopathy with the combination pyrimethamine-sulfadiazine. Fetal Diagn Ther. 8 (1), 1993, 45-50.
4) Cortina-Borja, M. et al. Prenatal treatment for serious neurological sequelae of congenital toxoplasmosis: an observational prospective cohort study. PLoS Med. 7(10), 2010, e1-e11.
5) The SYROCOT study group. Effectiveness of prenatal treatment for congenital toxoplasmosis: a meta-analysis of individual patients' data. Lancet. 369(9556), 2007, 115-22.
6) Yamada, H. et al. Prospective study of congenital toxoplasmosis screening with use of IgG avidity and multiplex nested PCR methods. J Clin Microbiol. 49(7), 2011, 2552-6.

22

感染症②水痘

聖マリアンナ医科大学産婦人科学 准教授 ● **長谷川潤一** はせがわ じゅんいち

一般名（商品名）	適　応	禁　忌	副作用	作用機序
乾燥弱毒生水痘ワクチン（乾燥弱毒生水痘ワクチン「ビケン」）（→197ページ）	水痘感染の既往歴または、ワクチン接種歴のない者	妊婦	発疹、発熱、局所発赤など	弱毒化した水痘ウイルスの生ワクチン接種によって抗体産生を促す
ヒト免疫グロブリン（献血ヴェノグロブリンIH®）（→197ページ）	水痘患者と濃厚接触した水痘に対する免疫を持たない妊婦（ただし保険適用はない）	遺伝性果糖不耐症、本剤に過敏症の既往歴がある者献血由来であるので感染症（パルボウイルスの感染など）の可能性	肝機能検査値の異常など	献血より抽出された免疫グロブリンにより抗ウイルス作用がある
アシクロビル（ゾビラックス®）（→198ページ）	水痘を発症した妊産褥婦	本剤に過敏症の既往歴がある者	頻度は高くないが、腹痛、下痢、頭痛、高トリグリセライド血症、GOT、GPT上昇など	ヘルペスウイルスのDNA複製を阻害し、増殖を抑制する

🔖 感染による児への影響

　水痘の感染経路は、飛沫感染（空気感染）と水疱内容物への接触感染である。特に感染力が強い時期は発疹出現1〜2日前から発疹出現当日で、発疹出現6日以降に感染力は弱くなる。水痘の既往がある場合や、水痘のワクチン接種歴がある場合は大丈夫だが、そうでない妊婦が水痘帯状疱疹ウイルスに初感染すると、児は四肢皮膚瘢痕、四肢低形成、眼症状（小眼球症、網脈絡膜炎ほか）、神経障害（小頭症、水頭症、脳内石灰化、Horner症候群ほか）などの先天性水痘症候群を発症する場合がある[1]。しかし、妊娠後期の水痘罹患で先天性水痘症候群を発症することはほとんどなく、最もリスクの高い中期でも1.4％程度で、初期はそれよりも少ない[2]。

　水痘に関連する薬は、このようなリスクを避けるために予防的に接種するワクチン、水痘を発症した場合の症状の軽減に用いるアシクロビル、妊娠中に水痘ウイルスに感染・発症する可能性の高い場合の発症予防と症状軽減および先天性水痘症候群の予防に用いるグロブリンがある。

　水痘ワクチンの定期接種は、生後12カ月から36カ月に至るまでに、3カ月以上の間隔をおいて2回行うが、通常、1回目の接種は生後12カ月から生後15カ月に至るまでの間に行い、2回目の接種は1回目の接種後6カ月から12カ月を経過した子どもに行う。

水痘の感染予防

　水痘の感染予防は一般的な感染症と同様、手洗いとマスク使用の励行である。しかし、成人では水痘が重症になる危険性が高いので、水痘に感受性のある成人、特に医療関係者、医学生、水痘・帯状疱疹ウイルスに対する免疫能が低下した高齢者などはワクチンの接種対象となる。妊娠時の水痘罹患防止のため、成人女子も接種対象となる。

　水痘の二次感染にも注意を払うことが重要で、他の妊婦および新生児に接しないことをはじめ、免疫のない医療スタッフは水痘患者の診療にあたらないようにする。外来での感染を防ぐために、呼吸器症状など余程の重症化がなければアシクロビルを内服しながらの自宅安静を指示する。痂皮化するまでは他の人との接触を控えるように説明する。

引用・参考文献

1) Shields, KE. et al. Varicella vaccine exposure during pregnancy: data from the first 5 years of the pregnancy registry. Obstet Gynecol. 98(1), 2001, 14-9.
2) Shrim, A. et al. Management of Varicella infection (Chickenpox) in Pregnancy. J Obstet Gynaecol Can. 34(3), 2012, 287-92.
3) Wilson, E. et al. Varicella vaccine exposure during pregnancy ; data from 10 Years of the pregnancy registry. J Infect Dis. 197(Suppl 2), 2008, S178-84.
4) American College of Obstetricians and Gynecologists. Practice bulletin no.151：Cytomegalovirus, parvovirus B19, varicella zoster, and toxoplasmosis in pregnancy. Obstet Gynecol. 125(6), 2015, 1510-25.
5) Centers for Disease Control and Prevention(CDC). Updated recommendations for use of VariZIG--United States, 2013. MMWR Morb Mortal Wkly Rep. 62(28), 2013, 574-6.
6) American Academy of Pediatrics. "Varicella-zoster infections". 2012 report of the Committee on Infectious Diseases. 29th ed. Eld Grove Village, American Academy of Pediatrics, 2012, 774-89.

23

感染症③性器ヘルペス

北海道大学病院産科・周産母子センター 准教授／副センター長 ● 森川　守 もりかわ まもる

一般名（商品名）	適　応	禁　忌	副作用	作用機序
アシクロビル（ゾビラックス®）（→198ページ）	単純疱疹帯状疱疹造血幹細胞移植における単純ヘルペスウイルス感染症（単純疱疹）の発症抑制	本剤の成分あるいはバラシクロビル塩酸塩に対し過敏症の既往歴のある患者	皮膚症状（接触皮膚炎、紅斑性発疹、掻痒）	単純ヘルペスウイルスが感染した細胞内に入ると、ウイルスの酵素によりリン酸化され、アシクロビル三リン酸となり、ウイルスDNAの3'末端に取り込まれると、ウイルスDNA鎖の伸長を停止させ、ウイルスDNAの複製を阻害する
バラシクロビル塩酸塩（バルトレックス®）（→199ページ）	免疫機能の低下した患者に発症した単純ヘルペスウイルスおよび水痘・帯状疱疹ウイルスに起因する単純疱疹・水痘・帯状疱疹、脳炎・髄膜炎、新生児単純ヘルペスウイルス感染症	本剤の成分あるいはアシクロビルに対し過敏症の既往歴のある患者	まれにアナフィラキシーショック、汎血球減少、無顆粒球症、血小板減少、DIC、血小板減少性紫斑病、急性腎不全精神神経症状、中毒性表皮壊死融解症（TEN）、皮膚粘膜眼症候群（Stevens-Johnson症候群）、呼吸抑制、間質性肺炎、肝炎、肝機能障害、黄疸、急性膵炎	バラシクロビルは体内で加水分解を受けアシクロビルに変換される

🔹アシクロビルによる抗ウィルス療法

性器ヘルペスに対する抗ウィルス療法は、局所のウイルス量を減らして病変の治癒を促進し、罹病期間を短縮するとされている。「産婦人科診療ガイドライン：産科編2017」では、妊婦の抗ウィルス療法について以下のように推奨されている[1]。

①妊娠初期に感染した場合には、病変部位へのアシクロビル軟膏塗布を行う。その際に、局所の安静を保つために性交を禁止する（推奨レベルB）。

②初発重症感染では胎内感染の報告もある。入院しアシクロビルの静脈内投与も考慮する。注射用アシクロビル5mg/kgを1時間以上かけて、8時間ごとに2～5日間投与する。重症でない場合は、アシクロビル200mg/回を5回／日で5～10日間内服する（推奨レベルB）。

23 感染症③性器ヘルペス

表1 性器ヘルペスの治療薬比較

一般名	商品名	服用回数	錠剤サイズ	薬価／1錠
アシクロビル	ゾビラックス®	5回／日	普通	221.8円
バラシクロビル塩酸塩	バルトレックス®	2回／日	大きめ	405.6円
ファムシクロビル	ファムビル®	3回／日	普通	489.9円

これはアシクロビルの添付文書での「点滴：アシクロビルとして1回体重1kgあたり5mgを1日3回、8時間ごとに1時間以上かけて、7日間点滴静注する。内服：通常、成人は1回アシクロビルとして200mgを1日5回経口服用する」が根拠となっている。さらに、アシクロビル（ゾビラックス®）内服の添付文書での「重要な基本的注意」の記載（下記）が内服薬投与日数の根拠となっている。

- 単純疱疹の治療では5日間投与し、改善の兆しが見られないか、あるいは悪化する場合には、他の治療に切り替える。
- 初発型性器ヘルペスは重症化する場合があるため、10日間まで使用可能である。

なお「発病初期に近いほど効果が期待できるので、早期に投与を開始することが望ましい」とも記載されており、早期診断・早期治療が望ましい。また「効能又は効果に関連する使用上の注意」として、「成人における性器ヘルペスの再発抑制に対する適応はない」とされている（小児では体重40kg以上に限り適応あり）。

🔖 アシクロビル以外の抗ウィルス療法

アシクロビル以外の性器ヘルペスに対する抗ウィルス療法について**表1**にまとめた。バラシクロビル塩酸塩はアシクロビルのプロドラッグである。バラシクロビル塩酸塩が体内で代謝され、薬効のあるアシクロビルとなって治療効果を発揮する。

ファムシクロビル（ファムビル®、ファムシクロビル：錠剤 250mg）は、バラシクロビル塩酸塩のプロドラッグである。ファムシクロビルが体内で代謝され、バラシクロビル塩酸塩へ変換され、さらにバラシクロビル塩酸塩が体内で代謝されて薬効のあるアシクロビルとなり治療効果を発揮する。それぞれ、妊婦への投与は「有益性投与」で、利点と欠点がある。

アシクロビルに過敏症がある場合には、バラシクロビル塩酸塩（ないしファムシクロビル）へ変更する。ただし、注射薬と軟膏はアシクロビルにしかないことに留意する。軟膏に関しては、「アシクロビル軟膏」と「ビダラビン軟膏」（アラセナ–Aクリーム、ビダラビン軟膏：3%）との違いを**表2**に示す。アシクロビル軟膏に耐性のあるウイルスにはビダラビン軟膏が有効だといわれている。

ペリネイタルケア 2019 新春増刊 **81**

表2 アシクロビル軟膏とビダラビン軟膏の違い

	アシクロビル軟膏	ビダラビン軟膏
適 応	単純疱疹のみ	単純疱疹、帯状疱疹
選択性	高い （ウイルスに感染した細胞内のみで活性化）	低い （ウイルスに感染していない細胞内でも活性化）

引用・参考文献

1) 日本産科婦人科学会／日本産婦人科医会．"CQ608 妊娠中に性器ヘルペス病変を認めた時の対応は？"．産婦人科診療ガイドライン：産科編2017．東京，日本産科婦人科学会，2017，362-5．

24

感染症④尖圭コンジローマ

総合母子保健センター愛育病院産婦人科 ● 大井理恵 おおいりえ

一般名 (商品名)	適 応	禁 忌	副作用	作用機序
イミキモド（ベセルナクリーム） （→199ページ）	尖圭コンジローマ（外性器または肛門周囲に限る）	1. 本剤の成分に対し過敏症の既往歴のある患者 2. 尿道、腟内、子宮頸部、直腸および肛門内	塗布部位の皮膚障害（紅斑、びらん、表皮剥離、浮腫など） 皮膚反応（疼痛、搔痒感など） 排尿困難、排便痛、単純ヘルペス、頭痛、痔核の悪化、アトピー性皮膚炎の悪化など	IFN-αの産生促進を介したウイルス増殖抑制及び細胞性免疫応答の不活化によるウイルス感染細胞の傷害

（文献1, 2を参考に作成）

🔖 外陰部のみの病変では帝王切開の適応はない

　尖圭コンジローマはヒトパピローマウイルス感染により外陰、腟、子宮頸部、肛門周囲などの性器周辺に発生する良性腫瘍で、乳頭状・鶏冠（とさか）状の外観を呈する。癌化することはなく、自然治癒することもある。産道感染によって新生児にコンジローマや多発性咽頭乳頭腫が見られることがある。このため、腟内に多発性の病変がある場合には帝王切開を考慮することがあるが、外陰部のみの病変では帝王切開の適応はない[3]。

　日本では長らく妊婦に処方可能なコンジローマの外用薬が存在せず、原則的には液体窒素や電気メスを用いた病変切除が行われていた[3]。外陰部病変に対しては保険適用外でフルオロウラシル軟膏やブレオマイシン硫酸塩軟膏が用いられることもあったが、いずれの薬剤もラットで催奇形性が認められており、妊婦には「使用しないことが望ましい」とされていた。

🔖 ベセルナクリームの登場

　2007年、日本初の尖圭コンジローマ治療外用薬「ベセルナクリーム5%」（一般名はイミキモド）が発売されたため、妊婦に対しては有益性投与の注意書きになってはいるが、外性器または肛門周囲のコンジローマに外用薬を用いるのであればこのベセルナクリーム以外のものを選択するべきではない。ただし、腟内や子宮頸部・子宮腟部などの病変に対する治療法は依然、切除術だけである。

　このベセルナクリームの使用法が「1日1回、週3回、連日塗布を避けて月・水・金か火・木・土のように使用」「塗布後は患部以外への付着を避けるため、せっけんを用い水または温水でよく手指を洗う」「就寝前に塗布し、起床後にせっけんを用いて水または温水で洗い

流す」「塗布後6〜10時間を目安に洗い流す」など、ほかの一般的な外用塗布剤に比較して煩雑であることから、塗布が可能な外陰部および肛門周囲の病変であっても、腫瘤の数が少ない場合には外科的切除が選択されることも多い。

🏷 治癒から3か月以内に約25%が再発

尖圭コンジローマは視診上治癒していても潜在感染が持続していることがあり、治癒から3か月以内に約25%が再発するとされる。性交渉による再感染よりも、潜在感染からの再発が多いと考えられている。また逆に、妊娠中でも自然治癒することもある[3]。

ベセルナクリームの使用期間が原則16週間までと定められていることも合わせ、筆者の施設では妊娠中にコンジローマ病変を認めても、よほど腫瘍の数や大きさが増してこなければ妊娠末期まで治療を急がず経過観察を行い、妊娠36週近くなってから残存病変に対して外科的切除かベセルナクリームを処方し、分娩時に病変が存在しないように管理している。

引用・参考文献

1) ベセルナクリーム添付文書.
2) 持田製薬株式会社. 新医薬品の「使用上の注意」の解説：ベセルナクリーム5%.
3) 田中忠夫. 18 産科感染症の診断と治療 7 STD・HIV. 日本産科婦人科学会雑誌. 60(6), 2008, 124-8.

25

感染症⑤細菌性腟症

横浜市立大学附属市民総合医療センター総合周産期母子医療センター 助教 ● **小田上瑞葉** おだがみ みずは

一般名（商品名）	適 応	禁 忌	副作用	作用機序
メトロニダゾール（フラジール®）（→200ページ）	細菌性腟症	有益性が危険性を上回ると判断される疾患の場合を除き妊娠3カ月以内の経口投与は禁忌	発疹、肝機能障害、消化器症状、*Candida albicans*の発生など	原虫または菌体内の酸化還元系によって還元を受け、ニトロソ化合物（R-NO）に変化し抗原虫作用および抗菌作用を示す
クロラムフェニコール（クロマイ®）（→200ページ）	細菌性腟症	造血機能の低下している患者	骨髄抑制、肝機能障害、消化器症状、ビタミン欠乏症など	蛋白合成阻害

　細菌性腟症とは、腟内の乳酸桿菌（*Lactobacillus spp.*）の減少に伴って種々の好気性菌や嫌気性菌が異常に増殖した状態である。約35％の妊婦に細菌性腟症が認められ、増加傾向にあることが報告されている[1]。

　細菌性腟症は流早産のリスクを上昇させるとされており[2]、自覚症状（魚臭い不快な帯下）のある妊婦に対しては抗菌薬を用いて治療を行う。米国疾病予防管理センター（CDC）は、妊婦の細菌性腟症にはメトロニダゾール250mg、1日3回、7日間内服を推奨しているが[3]、メトロニダゾール腟錠250mg、1日1回、7〜10日投与[4]とクリンダマイシン300mg、1日2回、5日間内服でも治療効果を認めたとされている[3]。

　2011年にメトロニダゾールが保険適用となるまでは細菌性腟症に対してクロラムフェニコールが使用されていたが、これは腟内の常在菌である乳酸桿菌まで殺菌してしまうので、メトロニダゾールのほうが有用である。メトロニダゾールの催奇形性は否定的だが[5]、わが国においては有益性が危険性を上回ると判断される疾患の場合を除き、妊娠3カ月以内の経口投与は禁忌とされているので注意する。クリンダマイシンの保険適用はない。

引用・参考文献

1) 厚生労働省. 早産・低出生体重児増加要因の分析とその結果に基づく予知・予防対策に関する研究. 2008.

2) Leitich, H. et al. Bacterial vaginosis as a risk factor for preterm delivery: A meta-analysis. Am J Obstet Gynecol. 189(1), 2003, 139-47.

3) Workowski, KA. et al. Centers for Disease Control and prevention: Sexually transmitted diseases treatment guidelines, 2015. MMWR Recomm Rep. 64(RR3), 2015, 1-137.

4) Yudin, MH. et al. Clinical and cervical cytokine response to treatment with oral or vaginal metronidazole for bacterial vaginosis during pregnancy: a randomized trial. Obstet Gynecol. 102(3), 2003, 527-34.

5) Burtin, P. et al. Safety of metronidazole in pregnancy：a meta-analysis. Am J Obstet Gynecol. 172(2 Pt 1), 1995, 525-9.

26

感染症⑥クラミジア

横浜市立大学附属市民総合医療センター総合周産期母子医療センター 助教 ● 小畑聡一朗 おばた そういちろう
同准教授 ● 青木 茂 あおき しげる

一般名（商品名）	適 応	禁 忌	副作用	作用機序
アジスロマイシン水和物（ジスロマック®錠、ジスロマック®SR成人用ドライシロップ、アジスロマイシン錠） （→201ページ）	子宮頸管炎（クラミジア属など）、骨盤内炎症性疾患、尿道炎、皮膚感染症など	本剤の成分に対して過敏症の既往歴のある患者	下痢、肝障害、QT延長症候群、心室頻拍（Torsades de pointes含む）	細菌の70Sリボソームの50Sサブユニットと結合し、蛋白合成を阻害する
クラリスロマイシン（クラリス®錠、クラリスロマイシン錠） （→201ページ）	子宮頸管炎（クラミジア属など）、尿道炎、皮膚感染症、肛門周囲膿瘍など	本剤に対して過敏症の既往歴のある患者、ピモジド、エルゴタミン製剤、スボレキサント、ロミタピドメシル酸塩、タダラフィル、チカグレロル、イブルチニブ、アスナプレビル、バニプレビルを投与中の患者、肝臓または腎臓に障害のある患者で、コルヒチンを投与中の患者	下痢、肝障害、QT延長症候群、心室頻拍（Torsades de pointes含む）代謝酵素CYP3A4を阻害するため、併用禁忌の薬剤が多い	細菌の70Sリボソームの50Sサブユニットと結合し、蛋白合成を阻害する

新生児クラミジア感染症の発症防止

クラミジア・トラコマティスによる性器クラミジア感染症は、日本における性感染症で最も多く見られる[1]。妊婦健診では全例でクラミジア子宮頸管炎のスクリーニングを行うことが推奨されており[2,3]、その目的は産道感染による新生児クラミジア結膜炎、咽頭炎、肺炎などの新生児クラミジア感染症の発症を防止することにある[4]。

妊婦の性器クラミジア感染症の治療に関し、「産婦人科診療ガイドライン：産科編2017」では、アジスロマイシン水和物（ジスロマック®250mg、1回4錠、1回）、もしくはクラリスロマイシン（クラリス®200mg、1回1錠、1日2回、7日間）が推奨されている[4]。また、日本性感染症学会の「性感染症診断・治療ガイドライン2016」では、妊婦の性器クラミジア感染症の治療薬として、アジスロマイシン、クラリスロマイシンともにB推奨（一般的に推奨する）となっている[5]。

一方、アメリカのFDA（アメリカ食品医薬品局）では、それぞれの治療薬の妊娠危険区分について、アジスロマイシンはB（動物実験では危険性はないが、ヒトでの安全性は不十分、もしくは動物では毒性はあるがヒトの試験では危険性なし）、クラリスロマイシンは危

険区分C（動物実験で毒性があり、ヒト試験での安全性は不十分だが、有用性が危険性を上回る可能性あり）にランクされており、CDC（アメリカ疾病予防管理センター）では、クラリスロマイシンの胎児への安全性はアジスロマイシンよりも低いとしている[6]。

🔖 治療の簡便性、確実性に関してはアジスロマイシンが優れている

　クラリスロマイシンはアジスロマイシンと異なり、代謝酵素のCYP3A4を阻害するため、アジスロマイシンに比して併用禁忌となる薬剤が多く見られることにも留意しなければならない。さらに性器クラミジア感染症では、内服のコンプライアンス不良による不完全治療も少なくない[7]。

　アジスロマイシンとクラリスロマイシンでは治療効果は変わらないとされるが、アジスロマイシンが単回投与であり、クラリスロマイシンが7日間の投与期間を要することから、その治療の簡便性、確実性に関してはアジスロマイシンが優れている。また、アジスロマイシン、クラリスロマイシンに共通する重篤な副作用として、頻度は不明であるがQT延長症候群、心室性頻拍（Torsades de pointesを含む）があるため注意を要する[8]。

　治療後の効果判定には、治療の3～4週間後に陰転化を確認することが必要である。またパートナーからの再感染を防止するためにも、パートナーも同時に検査、治療を行うことが重要である。

引用・参考文献

1) Suzuki, S. et al. Current Status of the Screening of Chlamydia trachomatis Infection Among Japanese Pregnant Women. J Clin Med Res. 7(7), 2015, 582-4.

2) Alary, M. et al. Randomised comparison of amoxycillin and erythromycin in treatment of genital chlamydial infection in pregnancy. Lancet. 344(8935), 1994, 1461-5.

3) Hammerschlag, MR. et al. Efficacy of neonatal ocular prophylaxis for the prevention of chlamydial and gonococcal conjunctivitis. New Engl J Med. 320(12), 1989, 769-72.

4) 日本産科婦人科学会／日本産婦人科医会. "CQ602 妊娠中の性器クラミジアスクリーニングと陽性例の取り扱いは？". 産婦人科診療ガイドライン：産科編2017. 東京, 日本産科婦人科学会, 2017, 338-40.

5) 一般社団法人日本性感染症学会. 性器クラミジア感染症. 性感染症 診断・治療 ガイドライン 2016. 日本性感染症学会誌. 27(1) Supplement, 2016, 62-6.
http://jssti.umin.jp/pdf/guideline-2016_v2.pdf

6) Workowski, KA. et al. Sexually transmitted diseases treatment guidelines, 2015. MMWR Recomm Rep. 64(RR-03), 2015, 1-137.

7) 三鴨廣ほか. クラミジア子宮頸管炎患者における服薬コンプライアンスの検討. 日本化学療法学会雑誌. 50(3), 2002, 171-3.

8) 日本産科婦人科学会／日本産婦人科医会. "CQ506 まれではあるが妊産婦死亡を起こし得る合併症は？". 前掲書4, 331-4.

27

感染症⑦カンジダ

横浜市立大学附属市民総合医療センター総合周産期母子医療センター 助教 ● 山本ゆり子 やまもと ゆりこ
同 准教授 ● 青木 茂 あおき しげる

一般名（商品名）	適 応	禁 忌	副作用	作用機序
イソコナゾール硝酸塩 （アデスタン®） （→202ページ）	カンジダ腟外陰炎	本剤の成分に対して過敏症の既往のある患者	局所の疼痛（0.2%）、腫脹感（0.2%）、搔痒感、発赤、刺激感（0.1%）、熱感（頻度不明）	カンジダの細胞膜を形成するエルゴステロールの合成を阻害する
オキシコナゾール硝酸塩 （オキナゾール®） （→202ページ）	カンジダ腟外陰炎	本剤および他のオキシコナゾール硝酸塩製剤に過敏な患者	局所の発赤（0.11%）、刺激感（0.09 %）、ひりひり感（0.04%）、搔痒感（0.1%）、疼痛（0.04%）	直接的細胞膜障害作用

診 断

　カンジダ腟外陰炎は妊娠中に頻繁に遭遇する不快なかゆみ症状を伴う疾患である。患者はしばしば夜間に増悪する腟外陰部の搔痒感、痛みと帯下の増量を訴える。腟鏡診ではカッテージチーズ様または酒粕様と表現される特有の性状の帯下を呈し、診断は比較的容易である。上記のような特徴的な臨床像のため、臨床診断から治療を行う場合も多いが、判断に悩む場合や早期再発例の場合、複合感染も考えられるため、腟分泌物培養検査によってカンジダを同定することが望ましい。

治 療

　治療の目的は症状の改善である。無症状の場合には腟内からカンジダが検出されても治療は必要ないとする意見もあるが、腟内常在カンジダの治療により新生児の鵞口瘡とおむつ皮膚炎の頻度が有意に減少するとのデータがあり、妊娠後期に治療することを推奨する意見もある[1]。非妊時には経口薬も使用されるが、妊娠中の治療は全身投与による胎児への影響への懸念から腟外陰部への薬剤の局所投与が中心になる[2]。症状が外陰部に限局している場合でも、外陰部の塗布剤投与に加えて腟剤による治療を併用しないと症状が改善しない場合が多い[3]。受診時に腟剤を挿入し、塗布剤を処方し自宅で使用するように指導することが一般的である。

治療における留意点

　腟剤は腟内で直接作用し、効果を発揮する。薬剤が溶解したものが帯下とともに腟外に脱

出してしまうこともあるが、通常は十分な効果を発揮する。また、腟剤挿入後に妊婦が水様性帯下を自覚することがあり、破水との鑑別が重要になる。初回治療によって95％以上の場合症状の改善をみるが、妊娠中の再発もよく経験される。ほとんどが腟内に残存していたカンジダの再活性化による感染で同じ薬剤による治療が高い効果を示すが、まれに新しい系統のカンジダが増殖していることや薬剤耐性を持つカンジダである可能性もあり、薬剤変更が必要になることもある[4]。

引用・参考文献

1) Mendeling, W. et al. Guideline vulvovaginal candidosis (2010) of the German Society for Gynecology and Obstetrics, the Working Group for Infections and Infectimmunology in Gynecology and Obstetrics, the German Society of Dermatology, the Board of German Dermatologists and the German Speaking Mycological Society. Mycoses. 55(suppl 3), 2012, 1-13.

2) Daniel, S. et al. Vaginal antimycotics and the risk for spontaneous abortions. Am J Obstet Gynecol. 218(6), 2018, 601.e1-7.

3) Dongers, DD. et al. Candida vulvovaginitis : A Store with a butterfly and a show window. Mycoses. 60(2), 2017, 70-2.

4) Vazquez, JA. et al. Karyotyping of Candida albicans isolates obtained longitudinally in women with recurrent vulvovaginal candidiasis. J Infect Dis. 170(6), 1994, 1566-9.

28

感染症⑧梅毒

総合母子保健センター愛育病院産婦人科 ● 大井理恵 おおいりえ

一般名 (商品名)	適応	禁忌	副作用	作用機序
アモキシシリン水和物（サワシリン®）（→203ページ）	表在性／深在性皮膚感染症など、二次感染（外傷・熱傷及び手術創、びらん・潰瘍、慢性呼吸器病変）、乳腺炎、骨髄炎、肺炎、尿路感染、生殖器の感染症、梅毒、眼・耳鼻・口腔領域の感染症、ヘリコバクター・ピロリ感染症	1. 本剤の成分によるショックの既往歴のある患者 2. 伝染性単核球の患者（原則禁忌）本剤の成分またはペニシリン系抗生物質に対し、過敏症の既往歴のある患者	ショック・アナフィラキシー、中毒性表皮壊死融解症、皮膚粘膜眼症候群など、顆粒球減少・血小板減少、肝障害、腎障害、肺炎（間質性、好酸球性）、無菌性髄膜炎、消化器（下痢、悪心など）、菌交代症（口内炎、カンジダなど）、ビタミン欠乏症（K、B）、梅毒患者においてJarisch-Herxheimer現象（発熱、全身倦怠感、頭痛など）	ブドウ球菌属、レンサ球菌属、肺炎球菌、腸球菌属などのグラム陽性菌、淋菌、大腸菌、プロテウス・ミラビリス、インフルエンザ菌などのグラム陰性菌に対し殺菌的抗菌作用
スピラマイシン酢酸エステル（アセチルスピラマイシン）（→203ページ）	表在性／深在性皮膚感染症など、外傷・熱傷及び手術創等の二次感染、乳腺炎、骨髄炎、呼吸器感染症（咽頭・喉頭、気管支、肺など）、梅毒、子宮付属器炎、眼・耳鼻領域、猩紅熱	本剤の成分に対し過敏症の既往歴のある患者	消化器（食欲不振、悪心嘔吐、下痢、胃部不快感など）、皮膚（発疹・発赤）、口内炎	細菌の蛋白合成を阻害する

（文献1, 2を参考に作成）

🏷 治療の第一選択薬はペニシリン製剤

　梅毒は治療が確立しており、耐性菌も少ない（ペニシリン耐性菌は存在せずマクロライド耐性菌の報告があるのみ）にもかかわらず、日本でも世界でも依然として年間発生数が減少していない性感染症である。日本の妊婦健診システムでは、通常、妊娠初期に梅毒スクリーニングを行い、梅毒と診断された場合は速やかに治療を開始することが推奨されている[3]。

　治療の第一選択はペニシリン製剤である。米国疾病予防管理センター（CDC）はベンザチルペニシリン筋注による単回治療を推奨しているが、日本ではペニシリンショックによる死亡例が報告されて以来、ペニシリンの筋注製剤は販売されていない[3]ため、長期内服が必要である。そのため梅毒と診断された患者は通院・服薬を中断しがちになる恐れがある。必要十分な治療を完遂せずに中断してしまうことは、耐性菌の増加にもつながるので望ましくない。

しかし妊娠中に診断された場合は、誰もが定期的に妊婦健診に通院するので、治療が自己中断される恐れが少ない。したがって、妊娠初期スクリーニングで梅毒を発見し、適切な治療につなげることは、日本において梅毒発生数を減少させていくための確実な方法の一つだと考えられる。未受診妊婦に未治療梅毒が比較的多く見られること、そのような妊婦から出生した児に重度の先天梅毒が多いことは、妊婦の梅毒対策における今後の課題とだと言える。

2018年「梅毒診療ガイド」が策定

抗体価などから治癒したと総合的に判断される陳旧性梅毒以外は、活動性梅毒として治療する。「産婦人科診療ガイドライン：産科編2017」では、日本性感染症学会の推奨をもとに、ベンジルペニシリンベンザチン水和物または合成ペニシリンの内服を、病期が判明している場合はその病期に応じた期間、病期不明の場合は8〜12週間継続する[3]としていたが、2018年6月に日本性感染症学会梅毒委員会がより簡潔で実用的なガイドを策定した。

このガイドによると、病期を問わず（早期梅毒でも後期梅毒でも）、症状の有無も問わず（潜伏梅毒でも）、第一選択としてアモキシシリン水和物を、ペニシリン禁の患者に対してはミノサイクリン塩酸塩またはスピラマイシンを、いずれも原則4週間投与としている[4]。一般的に妊婦にミノサイクリン塩酸塩は使用しないため、妊婦の活動性梅毒に対しては第一選択としてアモキシシリン水和物、ペニシリン禁の妊婦に限りスピラマイシンを、いずれの場合も4週間投与してから治癒確認を行うという簡潔な形になった。梅毒妊婦へは、この新ガイドも念頭に置きながら対応することが望まれる。

引用・参考文献

1) サワシリン®添付文書.
2) アセチルスピラマイシン添付文書.
3) 日本産科婦人科学会／日本産婦人科医会 "CQ613 妊娠中の梅毒スクリーニングと感染例の取り扱いは？". 産婦人科診療ガイドライン産科編：2017. 東京, 日本産科婦人科学会, 2017, 381-5.
4) 日本性感染症学会編. 梅毒診療ガイド. 2018.
  http://jssti.umin.jp/pdf/syphilis-medical_guide.pdf

29

感染症⑨HIV

北海道大学病院産科・周産母子センター 准教授／副センター長 ● 森川　守 もりかわまもる

一般名（商品名）	適　応	禁　忌	副作用	作用機序
ヌクレオシド系逆転写酵素阻害薬 　EZC［ABC/3TC］ 　（エプジコム®） 　TVD［TDF/FTC］ 　（ツルバダ®） 　TDF＋3TC 　（ビリアード®＋エ 　ピビル®） 　AZT 　（レトロビル®） 　（→204ページ）	HIV感染症	重度の肝障害患者、過敏症の既往歴のある患者	重篤な血液障害：再生不良性貧血、赤芽球癆、汎血球減少、貧血、白血球減少、好中球減少、血小板減少、うっ血性心不全、乳酸アシドーシスおよび脂肪沈着による重度の肝腫大（脂肪肝）、てんかん様発作、膵炎	HIVは標的細胞に吸着・侵入し、自身のRNA遺伝子を脱殻後に逆転写酵素によってDNAを合成する。この転写酵素の働きを阻害し、HIVの体内における感染拡大を抑える
HIVインテグラーゼ阻害薬 　RAL 　（アイセントレス®） 　（→204ページ）	HIV感染症	過敏症の既往歴のある患者	皮膚粘膜眼症候群（Stevens-Johnson症候群）、薬剤性過敏症症候群、過敏症、横紋筋融解症、ミオパチー、腎不全、肝炎、胃炎、陰部ヘルペス	標的細胞内で逆転写酵素によって合成されたDNAが、インテグラーゼによって切られた標的細胞の染色体の間にHIVのDNAが組み込まれる。このインテグラーゼを阻害することによって、この取り込み反応を阻害し、HIVの体内での感染拡大を抑える
HIVプロテアーゼ阻害薬 　ATV＋RTV 　（レイアタッツ®＋ 　ノービア®） 　DRV＋RTV 　（プリジスタ®＋ノ 　ービア®） 　（→205ページ）	HIV感染症	重度の肝障害患者、過敏症の既往歴のある患者	重度の肝機能障害、糖尿病、糖尿病の悪化および高血糖、出血傾向、QT延長、心室頻拍、房室ブロック、皮膚粘膜眼症候群(Stevens-Johnson症候群)、多形紅斑、中毒性皮疹、尿細管間質性腎炎	HIVが標的細胞へ感染が成立した後、ウイルス粒子に必要な複合タンパク質が合成され、プロテアーゼによって切断され機能する。このプロテアーゼを阻害し、機能タンパク質の産生を抑える作用を現す

EZC：アバカビル硫酸塩＋ラミブジン
ABC：アバカビル硫酸塩
3TC：ラミブジン
TVD：テノホビル ジソプロキシルフマル酸塩＋エムトリシタビン
TDF：テノホビル ジソプロキシルフマル酸塩
FTC：エムトリシタビン
AZT：ジドブジン
RAL：ラルテグラビルカリウム
ATV：アダザナビル硫酸塩
RTV：リトナビル
DRV：ダルナビルエタノール付加物

妊娠中の抗HIV療法については、胎児への安全なプロトコールが確立している。

産婦人科診療ガイドライン：産科編2017

ガイドラインの「CQ610 HIV感染の診断と感染妊婦取り扱いは？」では、HIV感染妊婦の管理（薬物療法）として下記を推奨している[1]。

HIV感染妊婦には母子感染予防を目的に以下すべてを行う（推奨レベルB）。

①妊娠中の抗HIV薬投与

②選択的帝王切開術による分娩

③人工栄養による哺育

④新生児に抗HIV薬予防投与

HIV母子感染は、胎内感染・産道感染・母乳感染の3つの経路により成立する。妊娠中から母体にAZTを中心とした抗HIV薬を投与することで母子感染率は減少する。従来必須と考えられてきた、分娩中のAZT点滴投与（国内未承認）は、必ずしも必要ではないと報告されている。

①～④のすべてを完遂することが母子感染予防に有効だと考えられており、副作用などの問題がなければ出生後に6週間、ジドブジン（AZT）シロップ（国内未承認）を投与する。なお、AZTの点滴静注用とシロップは現在国内未承認であり、各施設の倫理委員会の承認を得て、エイズ治療薬研究班に提供を依頼する。

HIV感染妊娠に関する診療ガイドライン

妊娠中の抗HIV療法においては、すべてのHIV感染妊婦に対してcART（ヌクレオシド系逆転写酵素阻害薬2剤と、HIVプロテアーゼ阻害薬またはHIVインテグラーゼ阻害薬の組み合わせ）の施行が推奨されている。その際、全てのHIV妊婦は可能な限り早期にcARTを開始すべきだとされている[2]。

妊娠前からのcARTでコントロールできていれば、妊娠中はそのまま継続し、AZTが含まれていない場合やエファビレンツ（EFV：非ヌクレオシド系逆転写酵素阻害薬：催奇形性の増加が懸念されていたが、近年では有意ではないとされている）が含まれている場合でも、そのまま継続する。妊娠28週以降にHIV感染が判明した場合は直ちにcARTを開始し、HIV RNA量が10万copies/mL以上の場合、ラルテグラビルカリウム（RAL：HIVインテグラーゼ阻害薬）を含む3～4剤のレジメンが望ましいとされている。陣痛が始まってからのcARTも同様にRALを含むレジメンとし、AZT静注を行う。

薬剤耐性検査の施行が推奨されており、cART未実施のHIV感染妊婦、およびcART開始後であるがHIV RNA量が検出感度未満に達していない妊婦に対しては、薬剤耐性遺伝子型検査を行うべきであるとしている。また、HLA-B*5701陽性ではアバカビル硫酸塩（ABC）過敏症が出現しやすいため、ABCの使用に備えてHLA-B*5701検査を考慮する。

引用・参考文献

1) 日本産科婦人科学会／日本産婦人科医会. "CQ610 HIV感染の診断と感染妊婦取り扱いは？". 産婦人科診療ガイドライン：産科編 2017. 東京, 日本産科婦人科学会, 2017, 371-3.
2) 平成29年度厚生労働科学研究費補助金エイズ対策政策研究事業「HIV感染妊娠に関する全国疫学調査と診療ガイドラインの策定ならびに診療体制の確立」班. HIV感染妊娠に関する診療ガイドライン. 2018.
http://hivboshi.org/manual/guideline/2018_guideline.pdf

COLUMN

先天性サイトメガロウイルス感染の 予防と胎児治療

神戸大学医学部附属病院総合周産期母子医療センター 准教授 ● 谷村憲司　たにむらけんじ
神戸大学大学院医学研究科外科系講座産科婦人科学分野 教授 ● 山田秀人　やまだひでと

予防と胎児治療　現在までの動向

　サイトメガロウイルス（CMV）は、TORCH症候群の中で最も高頻度に胎児感染を起こし、乳幼児に神経学的な後障害を残す、極めて重要な病原体である。CMV抗体陰性妊婦の1〜2％が妊娠中に初感染を起こし、うち約40％が胎児感染に至る。胎児感染例の20％が症候性、80％が無症候性の先天感染児として出生する。出生児の症状として、低出生体重、肝脾腫、肝機能異常、小頭症、水頭症、脳内石灰化、紫斑、血小板減少などがある。症候性の先天性CMV感染児の90％、無症候性児の10〜15％が精神遅滞、運動障害、難聴などの後遺症を残す。

　CMVワクチンが実用化されていない現状において、先天性CMV感染症による後遺症児を減らす方法として、①CMV初感染妊婦における胎児感染の予防、②症候性先天性感染児に対する胎児治療が考えられる。しかし、確立された母子感染予防法や胎児治療はなく、各国で多施設研究などによって有効な方法が模索されている最中である。本稿では、CMVの母子感染予防法、症候性先天性CMV感染症に対する胎児治療についての現在までの動向について紹介する。

CMV初感染妊婦における胎児感染の予防

　これまでCMV初感染妊婦に対して抗ウイルス薬（ガンシクロビル、バルガンシクロビル塩酸塩）や、抗CMV抗体高力価免疫グロブリン（Ig）を母体投与し、胎児感染を予防しようという試みがなされている。抗ウイルス薬の母体投与による胎児感染予防に関しては、動物実験で骨髄抑制、催奇形性、性腺障害が認められており、実際に使用することは難しい。それに対しIgは以前より、さまざまな目的で妊婦にも広く使用されてきており、胎児感染予防や後述の胎児治療に用いる薬剤としては有力な候補となり得るため、Ig母体静脈内投与（IVIG）による胎児感染予防についての報告が多数ある。

　Nigroらは、妊娠21週未満でCMV IgM陽性、avidity index（AI）低値により初感染が疑われるが羊水穿刺による羊水PCR未施行の症例に対し、IVIG（100単位/kg、4週ごと、分娩まで）を行ったところ、胎児感染率はIVIG施行群16％（6/97）、非施行群40％（19/47）であり、IVIGは胎児感染予防に有効であると報告した[1]。一方Revelloらは、妊娠5〜26週

でCMV IgM陽性、AI低値で初感染が疑われる母体にIVIG（100単位/kg、4週ごと、36週まで）を行い、二重盲検法によってその有用性を調べたところ、胎児感染率はIVIG施行群30％（18/61）、プラセボ群44％（27/62）で有意差を認めなかったとしている。さらに、因果関係は明らかではないが、早産、胎児発育不全（FGR）、子癇などの産科的有害事象発生率はIVIG施行群でプラセボ群より高率であったと報告した（13％ vs 2％）[2]。

　われわれも倫理委員会の承認を得て、AI低値（≦35％）かつCMV IgM陽性もしくは母体血CMV-PCR陽性でCMV初感染が強く疑われ、文書による同意が得られた妊婦に対してIVIGによる母子感染予防を行った。海外では、Cytogam®、Cyotect®などの抗CMV抗体価が非常に高いIg製剤が用いられているが、日本では入手不能であるため、治療を行う時点で最もCMV中和抗体価が高いロットのIg製剤を2.5〜5.0g/日、連続3日間母体静脈内投与した。2009〜2013年までに4症例がエントリーし、中絶1例、妊娠23週に前期破水から死産1例、2例が生児を得たが、胎児感染の確認ができなかった中絶例を除いた3例中2例（66.7％）で新生児尿や臍帯血のCMV PCR陽性から胎児感染が確認され、現行のプロトコルでは効果を期待することは難しいと報告した[3]。

　現時点において、薬剤や血液製剤によるCMVの母子感染予防は困難と考えられる。

症候性先天性感染児に対する胎児治療

　1993年にRevelloらは、抗ウイルス薬（ガンシクロビル）の臍帯静脈内投与による胎児治療について報告した。胎児治療の結果、羊水中のウイルス量は減少、胎児血中CMV-DNAは消失したが、妊娠32週に子宮内胎児死亡に終わった[4]。

　一方、山田らは、抗CMV抗体高力価免疫グロブリンの胎児腹腔内投与（Fip）による胎児治療を1998年に世界で初めて報告した。本治療によって胎児血中抗CMV IgG抗体が増加し、胎児腹水中のCMV-DNAが消失した。本症例は生児を得、児に小さな脳内石灰化を数か所認めるのみであった[5]。

　その後、抗CMV抗体高力価免疫グロブリン（Ig）を用いた胎児治療の報告が多く見られるようになった。Nigroらは、羊水穿刺により羊水CMV-PCR陽性もしくはウイルス培養陽性であった妊婦にIVIGを行い、さらに超音波で症候性と診断した場合に、IVIGに加え、Igを臍帯静脈内もしくは羊水中に投与した。31例にIVIGを、そのうち15例に臍帯静脈内もしくは羊水中Ig投与が追加された。胎児治療施行群では1例にのみ先天性CMV感染症を認めたが、治療を拒否した無治療群では14例中7例が先天性感染症であり、Igを用いた胎児治療は有効であるとしたが、この報告では無症候性感染と症候性感染症の両方が含まれているという問題点がある[1]。

　それに対しわれわれは、多施設共同研究として、症候性先天性感染症12例に対するIg胎児腹腔内（Fip）／母体静脈内投与（IVIG）による胎児治療の有用性を検討した。出生児は

2年以上にわたり神経学的な経過観察を行った。治療内訳は、Fipのみ7例、FipとIVIGの併用4例、IVIGのみ1例であった。治療後の胎児所見の変化として、腹水消失57％、腹水減少14％、FGRの改善55％、軽度脳室拡大の消失40％が観察された。生存率は83％で、発達遅滞42％、正常発達25％、片側難聴のみ17％であった。正常発達ないし片側難聴のみは42％に上り、症候性感染児の障害発生を抑制する可能性が示された。加えて、治療による母児への有害事象は認められなかった[6]。

　一方、フランスでは、症候性先天性CMV感染症に対する高用量のバラシクロビル塩酸塩（バルトレックス®）の母体経口投与による胎児治療の第Ⅱ相非盲検試験が多施設共同研究として実施された[7]。羊水中CMV-DNA PCR陽性かつFGR、胸腹水、肝脾腫などの先天性CMV感染による頭部以外の異常所見を1つ以上認める、およびまたは、幅15mm未満の脳室拡大などの軽度頭部異常所見を1つだけ認める、およびまたは、胎児ウイルス血症や血小板減少を認める症例を対象とし、バラシクロビル2g×4回／日、分娩まで（連続投与24週間以内）の母体経口投与を行った。バラシクロビル塩酸塩の母体経口投与による胎児治療が43人に対して実施され、うち34人（82％）が無症候性で出生した。この研究の対象と同程度の症候を有する先天性CMV感染症胎児が無治療であった場合に無症候性児を出産する確率は43％とされ、これをhistorical controlとして比較すると、児の予後が胎児治療によって改善したと結論づけた。また、バラシクロビル塩酸塩の投与によって児血中CMV-DNA量が有意に減少（p＝0.01）し、児の血小板数が有意に増加（p＜0.001）した。さらに児に有害事象を認めなかった。

　効果が期待される胎児治療がいくつか報告されているが、無作為二重盲検法によって有用性を確認した結果ではないため、現状ではいずれの胎児治療法も臨床試験としての位置づけであり、エビデンスレベルの高い臨床試験の成果が待たれる。

引用・参考文献

1) Nigro, G. et al. Passive immunization during pregnancy for congenital cytomegalovirus infection. N Engl J Med. 353(13), 2005, 1350-62.

2) Revello, MG. et al. A Randomized trial of hyperimmune globulin to prevent congenital cytomegalovirus. N Engl J Med. 370(14), 2014, 1316-26.

3) Tanimura, K. et al. Prophylactic intravenous immunoglobulin injections to mothers with primary cytomegalovirus infection. Kobe J Med Sci. 60(2), 2014, 25-9.

4) Revello, MG. et al. Prenatal treatment of congenital human cytomegalovirus infection by fetal intravascular administration of ganciclovir. Clin Diagn Virol. 1(1), 1993, 61-7.

5) Negishi, H. et al. Intraperitoneal administration of cytomegalovirus hyperimmunoglobulin to the cytomegalovirus-infected fetus. J Perinatol. 18(6 Pt 1), 1998, 466-9.

6) Japanese Congenital Cytomegalovirus Infection Immunoglobulin Fetal Therapy Study Group. A trial of immunoglobulin fetal therapy for symptomatic congenital cytomegalovirus infection. J Reprod Immunol. 95(1-2), 2012, 73-9.

7) Leruez-Ville, M. et al. In utero treatment of congenital cytomegalovirus infection with valacyclovir in a multicenter, open-label, phase Ⅱ study. Am J Obstet Gynecol. 215(4), 2016, 462 e1-10.

30

花粉症などアレルギー

高知県・高知市病院企業団立高知医療センター産科 科長 ● **永井立平** ながい りゅうへい

一般名（商品名）	適 応	禁 忌	副作用	作用機序
オロパタジン塩酸塩 （アレロック®） （→205ページ）	アレルギー性鼻炎、蕁麻疹、皮膚疾患（湿疹・皮膚炎・皮膚掻痒症、尋常性乾癬、多形滲出性紅斑）	本剤の成分に対し過敏症の既往歴のある患者	眠気、肝機能障害、倦怠感、口渇、過敏症（発疹、浮腫、掻痒、呼吸困難）、不随意運動、腹部不快感、便秘など	選択的ヒスタミンH_1受容体拮抗作用を主作用とし、化学伝達物質（ロイコトリエン、トロンボキサンなど）の産生遊離抑制作用、神経伝達物質タキキニン遊離抑制作用
モメタゾンフランカルボン酸エステル水和物 （ナゾネックス®） （→206ページ）	アレルギー性鼻炎	有効な抗菌薬の存在しない感染症、全身性の真菌症の患者。本剤の成分に対し過敏症のある患者	鼻症状（刺激感、掻痒感、乾燥感、疼痛、発赤など）、咽喉頭症状（刺激感、疼痛、不快感、乾燥など）	合成副腎皮質ステロイド薬であり、抗アレルギー作用および抗炎症作用

🔹 妊娠中は生理的に鼻炎症状が起こりやすい

　妊娠中のアレルギー症状としては、鼻炎、蕁麻疹、血管浮腫、アトピー性皮膚炎などが起こり得る。妊娠前からの既存のアレルギー症状の増悪なのか、妊娠の影響による新たな症状なのかがわかりにくいため、アレルギー疾患を有する女性は、理想的には皮膚生検や薬物曝露試験などでアレルゲンを妊娠前に評価し、妊娠中の管理計画をあらかじめ立てることが望ましい。

　妊娠中は生理的に鼻炎症状が起こりやすく、妊娠性鼻炎、アレルギー性鼻炎、副鼻腔炎、医薬品鼻炎など、さまざまな病因がある。生理的食塩水による鼻腔洗浄はすべてのタイプの鼻炎において有用であり、施行後2週間程度で症状がほぼ落ち着くことから、まず考慮してよい。ただし即効性はないため、薬剤による治療が早期に開始されていることが多い。

🔹 症状の軽重に応じた治療を検討する

　アレルギー性鼻炎の一般的なトリガーには、ダニ、動物の糞便、カビ、花粉が含まれる。これらアレルゲンの回避（原因アレルゲンが判明している場合）と、鼻腔洗浄をまず試みる。

　軽症のアレルギー性鼻炎の場合はクロモグリク酸ナトリウム（インタール®）点鼻薬が安全性に優れており考慮される[1, 2]。症状が継続する場合には、必要に応じて第2世代の抗ヒスタミン薬を検討する。オロパタジン塩酸塩（アレロック®）やロラタジン（クラリチン®）、セチリジン塩酸塩（ジルテック®）が選択されることが多い[3]。

30 花粉症などアレルギー

　基本的には局所のコントロールがメインであり、全身性の内服薬は局所コントロールが付かない場合に選択されるが、日本では比較的軽症でも気軽に処方される傾向がある。眠気を催す場合があるため、特に運転をする場合などには注意が必要になる。

　なお、症状が強い場合にはグルココルチコイド点鼻薬としてモメタゾンフランカルボン酸エステル水和物（ナゾネックス®）、ブデソニド（パルミコート®）、またはサルメテロールキシナホ酸塩・フルチカゾンプロピオン酸エステル（アドエア®）を推奨し、必要に応じて第2世代の抗ヒスタミン薬を追加する[4]。即効性があるため、日本ではまず最初に処方されることが多いが、欧米では中等症〜重症の場合に選択的に使用される。

　妊娠中のアトピー性皮膚炎の管理は、痒みをコントロールするためにトリガー要因を避けて皮膚軟化剤を使用し、経口抗ヒスタミン薬はできるだけ使わないように心がける。症状が強い場合には局所的ヒドロコルチゾン（0.5〜2.5%、1日2回適用）が考慮される。

引用・参考文献

1) National Heart, Lung, and Blood Institute. National Asthma Education and Prevention Program：Expert panel report Ⅲ：Guidelines for the diagnosis and management of asthma. 2007.（NIH publication no. 08-4051）.
http://www.nhlbi.nih.gov/guidelines/asthma/asthgdln.htm

2) Wilson, J. Use of sodium cromoglycate during pregnancy. J Pharm Med. 8, 1982, 45-51.

3) National Heart, Lung, and Blood Institute；National Asthma Education and Prevention Program Asthma and Pregnancy Working Group. NAEPP expert panel report. Managing asthma during pregnancy：recommendations for pharmacologic treatment-2004 update. J Allergy Clin Immunol. 115(1), 2005, 34-46.

4) Namazy, JA. et al. The safety of intranasal steroids during pregnanc：A good start. J Allergy Clin Immunol. 138(1), 2016, 105-6.

31

インフルエンザ

富山大学医学薬学研究部（医学）産科婦人科学教室 助教 ● 米田徳子 よねだのりこ
富山大学大学院医学薬学研究部（医学）産科婦人科学教室 教授／富山大学附属病院 院長 ● 齋藤 滋 さいとうしげる

一般名（商品名）	適 応	禁 忌	副作用	作用機序
オセルタミビルリン酸塩[1]（タミフル®）（→206ページ）	A型またはB型インフルエンザウイルス感染症の治療およびその予防	薬剤の成分に対し過敏症の既往歴のある患者	ショック、アナフィラキシー、肺炎、肝障害、皮膚障害、腎障害、腹痛、下痢、悪心・嘔吐	感染した細胞からウイルス粒子を遊離させるために働くノイラミニダーゼの活性を阻害し、ウイルス増殖を抑制する[2,3]
ザナミビル水和物（リレンザ）（→207ページ）	A型またはB型インフルエンザウイルス感染症の治療およびその予防	薬剤の成分に対し過敏症の既往歴のある患者	重大なものはショック、アナフィラキシー、呼吸困難、皮膚障害。そのほかに下痢、発疹、悪心・嘔吐、嗅覚障害など	感染した細胞からウイルス粒子を遊離させるために働くノイラミニダーゼの活性を阻害し、ウイルス増殖を抑制する[2,3]

🔖 妊婦はインフルエンザが重症化しやすい

妊婦では非妊婦に比べ、インフルエンザが重症化しやすい。しかし、発症から48時間以内に抗インフルエンザ薬の服用を開始することで重症化を防ぐことができる。オセルタミビルやザナミビルは胎児に悪影響がなく安全に使えるため、できる限り速やかに内服することが大切である。妊娠中にインフルエンザ患者と濃厚接触した際の抗インフルエンザ薬の予防投与は、利益が不利益を上回る。また、薬剤の母乳移行は少ないため、授乳中でも安心して服用でき、母乳中には抗ウイルス活性をもつIgAやIgGが含まれ、授乳にはメリットがある[4]。

🔖 オセルタミビルやザナミビルは妊婦も安全に使用できる

オセルタミビル（タミフル®）に胎児催奇形性はなく、胎児に悪影響を及ぼさないことがわかっており[5〜8]、妊婦も安全に使用できる。ザナミビル（リレンザ）については、症例数は少ないが、胎児や妊婦に対しての悪影響は報告されておらず[9]、妊婦も安全に使用できる。

🔵 オセルタミビルリン酸塩[1]

治療に用いる場合は、発症後可能な限り速やかに投与を開始する（1回75mg、1日2回内服、5日間）。症状発現から48時間経過後に投与を開始した患者における有効性を裏付けるデータは得られていない。予防に用いる場合には、インフルエンザウイルス感染症患者に接触後2日以内に投与を開始する（1回75mg、1日1回内服、7〜10日間）。

🔵 ザナミビル水和物[1]

治療に用いる場合は、発症後可能な限り速やかに投与を開始する（1回10mg、1日2回、

5日間、専用の吸入器を用いて吸入）。症状発現から48時間経過後に投与を開始した患者における有効性を裏付けるデータは得られていない。予防に用いる場合には、インフルエンザウイルス感染症患者に接触後1.5日以内に投与を開始する（1回10mg、1日2回、10日間、専用の吸入器を用いて吸入）。

引用・参考文献

1) 米田徳子. 抗インフルエンザ薬㉙タミフル®㉚リレンザ. ペリネイタルケア. 35(4), 2016, 372-4.
2) 鈴木亜矢子. 妊娠中に抗インフルエンザ薬を服用したりインフルエンザワクチンを接種したりしても大丈夫ですか？. ペリネイタルケア. 33(2), 2014, 130-3.
3) 村瀬隆之ほか. "妊婦のインフルエンザ". 周産期感染症2014. 周産期医学. 44増刊. 東京, 東京医学社, 2014, 194-9.
4) 齋藤滋. 授乳婦への抗インフルエンザウイルス薬の処方について教えてください. インフルエンザ. 15(2), 2014, 26.
5) Tanaka, T. et al. Safety of neuraminidase inhibitors against novel influenza A（H1N1）in pregnant and breastfeeding women. CMAJ. 181, 2009, 55-8.
6) Donner, B. et al. Safety of oseltamivir in pregnancy : a review of preclinical and clinical data. Drug Saf. 33, 2010, 631-42.
7) Svensson, T. et al. Birth outcomes among women exposed to neuraminidase inhibitors during pregnancy. Pharmacoepidemiol Drug Saf. 20, 2011, 1030-4.
8) Saito, S. et al. Outcomes of infants exposed to oseltamivir or zanamivir in utero during pandemic（H1N1）2009. Am J Obstet Gynecol. 209(130), 2013, e1-9.
9) Minakami, H. et al. Pregnancy outcomes of women exposed to laninamivir during pregnancy. Pharmacoepidemiol Drug Saf. 23(10), 2014, 1084-7.

32

感　冒

福岡市立病院機構福岡市立こども病院産科 ● 住江正大　すみえ まさひろ

一般名（商品名）	適　応	禁　忌	副作用	作用機序
アセトアミノフェン配合剤（PL配合顆粒）（→207ページ）	感冒もしくは上気道炎に伴う鼻汁、鼻閉、咽喉頭痛、頭痛、関節痛、筋肉痛、発熱	消化性潰瘍、アスピリン喘息、緑内障	浮腫、発疹、鼻炎様症状、結膜炎、血圧上昇、低血圧、頻脈、発汗、振戦	アセトアミノフェン：不明サリチルアミド：炎症を誘発する物質の生成に関わる酵素を阻害するプロメタジンメチレンジサリチル酸塩：抗ヒスタミン作用によりくしゃみ・鼻水などのアレルギー反応を抑える無水カフェイン：脳の血管収縮作用により、頭痛などによる痛みを緩和する
葛根湯（→208ページ）	感冒、鼻かぜ、熱性疾患の初期、炎症性疾患（結膜炎、角膜炎、中耳炎、扁桃腺炎、乳腺炎、リンパ腺炎）	なし	偽アルドステロン症、ミオパチー、肝機能障害	プロスタグランジンE_2産生を抑制、抗サイトカイン作用

治療の基本は安静、保温、休養、水分補給

　かぜ症候群はウイルス性感染症であり、治療の基本は安静、保温、休養、水分補給にある。生体の体温上昇はウイルスの活動性を低下させ、生体の免疫反応を高める反応であり、解熱薬でむやみに妨げるべきではない。薬物療法は最小限の対症療法にとどめ、自然回復を待つのが最善である。

　しかし、実際の臨床現場においては、かぜをひいたとわざわざ受診しにくる妊婦にはよく遭遇し、そういった患者は概ね薬の処方を求めてくることも多い。上記を説明しても聞く耳を持たず、薬も出してくれない冷たい医者というレッテルを貼られた苦い経験を持つ医師は筆者を含め少なくないのではないだろうか。筆者自身は、そのような患者に対しては葛根湯を処方することが多い。

葛根湯

　葛根湯はかぜ薬として最も有名な漢方薬である。その歴史は古く、紀元200年頃、中国の張仲景によって著された医書『傷寒論（しょうかんろん）』や『金匱要略（きんきようりゃく）』でも紹介されており、かぜの初期症状や肩こりなどを和らげるものとして伝わった。その名の通りクズの根（葛根）が主成分となっている。昔から民間療法としてかぜをひいたときには葛湯や生姜湯などを飲んで体を温めたように、クズの他にショウガの根（生姜）、

シナモン（肉桂・桂皮）、ナツメ（大棗）、マオウ（麻黄）、シャクヤク（芍薬）、カンゾウ（甘草）といった植物が調合されている。7種類の植物生薬が持つ相互作用によって血行を良くし発汗を促すとともに代謝機能を高め老廃物を取り除くといわれている。もちろん、漢方薬全般がそうであるように、胎児に対する安全性は証明されてはいないが、昔からよく使われ続けている歴史のある薬というのはそれだけ効果があり、副作用が少ないということの裏付けであると考えている。

memo

33
てんかん

三重大学医学部産科婦人科学教室 医員 ● 谷口　僚 たにぐちりょう
同 講師 ● 田中博明 たなかひろあき

一般名（商品名）	適応	禁忌	副作用	作用機序
バルプロ酸ナトリウム（デパケン®、セレニカ®） （→208ページ）	てんかん躁病、鬱病	重篤な肝機能障害、尿素サイクル異常症、過敏症既往	傾眠、悪心、肝機能障害、白血球減少、体重増加、失調、頭痛、貧血、過敏症、眩暈、食欲不振	脳内のGABA（γ-アミノ酪酸）の神経伝達物質促進作用などにより脳内の神経興奮の抑制作用などを現し、てんかん、片頭痛、躁病などを改善する
カルバマゼピン（テグレトール®） （→209ページ）	てんかん躁病、鬱病三叉神経痛	重篤な血液障害、第2度以上の房室ブロック、高度の徐脈、ポルフィリン症、過敏症既往	眠気、めまい、ふらつき、倦怠・易疲労感、運動失調、脱力感、発疹、頭痛・頭重、立ちくらみ、口渇	脳神経・末梢神経細胞のNa⁺チャネルを遮断することにより神経の興奮を抑制する
ラモトリギン（ラミクタール®） （→209ページ）	てんかん双極性障害	過敏症既往	発疹、頭痛、めまい、胃腸障害、傾眠、めまい、肝機能障害、発疹、複視	Na⁺チャネルを抑制することにより神経膜を安定させ、グルタミン酸などの興奮性神経伝達物質の遊離を抑え、抗痙攣作用を示す

🔹 抗てんかん薬を服薬することのメリットとデメリット

　抗てんかん薬にはフェニトイン系、バルビツール酸系、ベンゾジアゼピン系など、さまざまな種類が存在する。本項では代表的な薬物であるバルプロ酸ナトリウム（VPA）、カルバマゼピン（CBZ）、ラモトリギン（LTG）について解説する。

　妊娠前、妊娠中、産褥を通じて最も避けなければならないことは、胎児の影響を危惧しすぎるあまり、抗てんかん薬を自己中断し、てんかんのコントロールが不良となることである[1]。そのため、抗てんかん薬を服薬することのメリットとデメリットとを患者に十分に説明し、理解してもらうことが重要で、患者の周産期における服薬コンプライアンスの向上に努めることである。その上で、患者と協力、相談しながら、抗てんかん薬の種類や量が減るように調整していく[1]。

　妊婦が全身性けいれん（強直間代けいれん、二次性全般化発作）を起こすと胎児が低酸素状態となるだけでなく、切迫流産・早産の原因にもなり得る。ただし、妊娠中の発作頻度に関しては、70%以上の症例において変化せず、約10%で低下し、約20%でのみ増加を認めた。このことから、妊娠前にコントロール良好なてんかんでは、抗てんかん薬の服薬コンプ

ライアンスが良好であれば、妊娠中に増悪する可能性は低いと言える[1]。

てんかん患者から出生する児の先天奇形発生率は7.08％と、非てんかん患者の発生率2～3％と比較して明らかに高いと報告されている。同じ研究で、抗てんかん薬について薬物別単剤投与時の奇形発現率は、VPA 10.7％、フェニトイン（PHT）7.4％、CBZ 4.6％、LTG 2.9％であった。また、抗てんかん薬の催奇形性は、種類だけでなく用量、併用薬剤数にも依存的に奇形頻度が増加すると報告されている[2]。

抗てんかん薬と授乳

授乳については、新生児の薬物代謝能力は低いが、母乳へ移行し胎児が摂取する抗てんかん薬は微量である。抗てんかん薬は胎盤を自由に行き来できるため、子宮内ですでに曝露されており、比較的少量である授乳による抗てんかん薬への曝露では、新生児への影響はほとんどないとされている。ただし、一部の抗てんかん薬では新生児の無呼吸発作や傾眠、哺乳力の低下などの報告もあり、母親の負担を軽減させる意味でも、定期的に人工乳による栄養を併用することが推奨されている。

産褥期には、母親の体調や循環動態などの変化により、抗てんかん薬血中濃度の上昇を認めることがある。例えば、PHTは投与量と血中濃度の関係が不安定であり、血中濃度が急激に上昇することがあると報告されている。LTGではエストロゲンによる効果の急速な消失のため、血中濃度上昇の可能性が示唆されている。そのため、出産を終えた母親では、抗てんかん薬血中濃度をこまめにモニターし、早めの減量などの調整を考慮する必要がある。

常に患者の内服に対する理解度や感情を確認する

抗てんかん薬全般に言えることとして、突然の中止による血中濃度の急激な減少が最も危険である。そのため、てんかん患者を担当する助産師には、常に内服に対する理解度や感情を確認し、服薬コンプライアンスの確認に努めるべきである。

また、2008年にFDA（アメリカ食品医薬品局）より、抗てんかん薬をてんかん用途で使用している患者の自殺企図や自殺念慮が3.5倍に増加するという警告が出されており、てんかん発作に加えてこの点にも注意深く観察していく必要がある。

引用・参考文献

1) 日本産婦人科医会 妊産婦死亡症例検討評価委員会. 母体安全への提言2014. 42-4.
2) Kaneko, S. Antiepileptic drug therapy and reproductive consequences: functional and morphologic effects. Reprod Toxicol. 5(3), 1991, 179-98.

34

漢方薬、西洋ハーブ

鉄蕉会亀田総合病院産婦人科 部長 ● 田嶋　敦 たじま あつし

薬剤名	適　応	禁　忌	副作用
五苓散 （→210ページ）	浮腫、下痢、頭痛		発疹、発赤、搔痒、肝機能異常など
小青竜湯 （→210ページ）	鼻閉、くしゃみ、喘鳴	アルドステロン症、ミオパチー、低カリウム血症	**重大な副作用** 　間質性肺炎、偽アルドステロン症、ミオパチー、肝障害、黄疸 **その他の副作用** 　発疹、発赤、搔痒、不眠、発汗過多、頻脈、動悸、全身脱力感、精神興奮、食欲不振、胃不快感、悪心・嘔吐、腹痛、下痢、排尿障害など
当帰芍薬散 （→211ページ）	貧血、妊娠中の諸病		発疹、搔痒、肝機能異常、食欲不振、胃不快感、悪心・嘔吐、腹痛、下痢など
麦門冬湯 （→211ページ）	痰の切れにくい咳、気管支炎		**重大な副作用** 　間質性肺炎、偽アルドステロン症、ミオパチー、肝障害、黄疸 **その他の副作用** 　発疹、蕁麻疹など
呉茱萸湯 （→212ページ）	偏頭痛、嘔吐		発疹、蕁麻疹、肝機能異常

妊娠と漢方薬

　現在の日本の漢方薬は、約3千年前に中国で発祥した漢方医学の知識が6〜7世紀頃に日本に伝えられ、以降は独特の発展をしてきたものである[1]。明治維新とともに西洋医学が主流となったが、1967年に医療用漢方エキス製剤が薬価基準に収載され医療保険が適応された。

　現在各社からエキス剤が発売されているが、これらの処方の妊婦に対する安全性に関しては、2千年以上にわたる使用経験から催奇形性や妊娠中に問題の生じる処方は淘汰され、現在用いられているものは安全であると考えられている。しかし明らかな証拠があるわけではないので、慎重な対応が必要ではある。

　特に大黄、紅花、桃仁、牡丹皮、芒硝、半夏などの生薬には子宮収縮作用などがあり、妊娠中は慎重投与とされている[2]。これらの成分はさまざまな漢方処方に含まれており、多剤の漢方エキス剤を妊婦に使用する際には、これらの成分の総量を確認した上で、大量摂取とならないことを心掛ける必要がある。

一般的に、漢方薬を使用する際の注意点として、甘草には偽アルドステロン様作用があり、服用後に浮腫、高血圧、低カリウム血症を呈することがあるが、甘草は約7割の漢方方剤に含まれており、処方が重なると多量の甘草が投与されることになり得る。麻黄に関してもエフェドリンの成分を含んでおり、交感神経が刺激されることで、不眠、発汗、頻脈、動悸、血圧上昇を認めることがあるので、注意が必要である。

🏷 西洋ハーブ

一方、西洋ハーブは、明確な定義はされていないがギリシャ・ローマ時代から伝えられてきた薬草を用いた治療方法で、欧州医薬品庁により組織された生薬委員会によって有効性および安全性の評価されたものが一般用医薬品などとして使用されている。それらは有効性が立証され、許容可能な水準の安全性を有するWell-established useと、長い伝統を有し少なくとも15年間は医薬品として使用されているTraditional useとに分類される[3]。

日本でもダイレクトOTC医薬品（日本で医療用として使用実績のない成分の市販薬）として赤ブドウの葉に由来するアンチスタックス®と、チェストツリーの果実に由来するプレフェミン®が販売されている。このようなエキス製剤のほか、ハーブといえばハーブティーやアロマセラピーとして使用されることが多い。

漢方薬と同様、西洋ハーブも長年にわたる使用経験から安全と考えられているが、特に妊婦に対する安全性については、明確な証拠があるわけではない。近年、ポリフェノール高含有食品を妊婦が摂取することにより、胎児の動脈管早期収縮が発症するという報告が多くなされている[4]。ポリフェノールはグレープフルーツ、オレンジ、プルーンやベリー類に多く含まれており、ラズベリーリーフティーやルイボスティーなどのハーブティーでも発症との関連が示唆されている報告があり、特に妊娠後期での使用は注意が必要と思われる。

引用・参考文献

1) 木村昌行. 漢方薬の薬剤学的基礎知識. 薬局. 64(11), 2013, 2767-75.
2) 後山尚久. 妊婦の薬物療法ウソ？ホント?! 医療用漢方エキス製剤には妊娠中の禁忌生薬はない？. 薬局. 57(8), 2006, 2649-53.
3) 百枝幹雄. PMS/PMDDの治療法：西洋ハーブ. 産科と婦人科. 43(12), 2016, 1419-23.
4) 木暮さやかほか. 胎児動脈管早期収縮と診断した5例とポリフェノール高含有食品摂取歴の検討. 日本周産期・新生児医学会雑誌. 52(1), 2016, 205-9.

COLUMN
妊婦に良いサプリって？

鉄蕉会亀田総合病院産婦人科 部長 ● 田嶋　敦 たじまあつし

サプリメントとは

　サプリメントとは、特定の成分が濃縮された錠剤・カプセルなどの製品を指し、栄養補助食品とも呼ばれ、食品に分類される。炭水化物・脂質・タンパク質の3大栄養素が効率よく作用するためには、微量栄養素のビタミンやミネラルが必要となる。このような栄養素の中で、必須ビタミン、必須ミネラル、必須脂肪酸は不足しやすいと考えられており、サプリメントはこの不足した栄養素を補充する目的で用いられていた。

　サプリメントはその製法から、①化学合成サプリメント、②天然素材を利用し化学合成したサプリメント、③天然の成分を抽出したサプリメントの3つに大別される。①と②に関しては、基本的には成分表に記載されているビタミンやミネラルのみが含まれているが、③の場合は目的とする成分だけではなく、成分が自然に存在する配合で摂取が可能となるので、より効果的だという意見もある。

妊婦に足りない栄養素

　妊娠中の栄養摂取は妊婦自身だけでなく胎児へも影響が及び、胎児期の栄養状態が出生後成人期までの健康に影響を及ぼすことがわかってきたため、その重要性が指摘されている。現在の日本で顕著な栄養不足となることは考えにくいが、果たして妊婦は十分な栄養摂取が行われているのだろうか？　2003年のTakimotoらの報告[1]では、エネルギー、カルシウム、鉄などが1日に必要とされる摂取量を確保されていないとしている（表1）。

エネルギー量

　エネルギー摂取量の不足に関しては、近年の日本における平均出生時体重の減少、低出生体重児の増加の原因の一つとされている。

鉄

　鉄は赤血球中のヘム鉄として、全身に酸素を運搬する重要な役割を果たしている。妊娠中は循環血漿量が増加して貧血傾向になり、ヘム鉄の必要量が増加する上に、胎児の発育にも鉄が必要であるため、非妊娠時以上の摂取が必要である。十分な鉄分が摂取されず、妊婦が鉄欠乏性貧血になると、早産や低出生体重児が増加するという報告もある[2]。

　また出産時にはある程度の出血は伴うことになり、予期せぬ産後大出血も起こり得る。出産前に貧血である場合、輸血を考慮する機会が増えてしまう。輸血に至らなくても、十分な貯蔵鉄がなく自力での貧血改善が進まない場合は、産後の育児にも影響を及ぼすため、妊娠

COLUMN 妊婦に良いサプリって?

表1 妊婦、授乳婦のエネルギーおよび栄養素摂取量

	妊婦（n = 330）		比較対象群 ** （n = 330）	
	平均摂取量	栄養所要量*	平均摂取量	栄養所要量*
エネルギー（kcal）	1,869	2,153	1,813	1,919
タンパク質（g）	73.7	76.9	72.6	60.7
脂肪（g）	60.4		58.9	
炭水化物（g）	254.7		241.7	
カルシウム（mg）	597.7	923.3	499.6	600.0
鉄（mg）	11.0	18.4	10.6	12.0
食塩（g）	11.7		12.1	
ビタミンA（IU）	3,442	1,935	2,431	1,800
ビタミンB₁（mg）	1.20	0.90	1.08	0.80
ビタミンB₂（mg）	1.42	1.20	1.26	1.10
ナイアシン（mg）	15.2	14.1	15.2	12.8
ビタミンC（mg）	126.1	60	114.3	50
ビタミンD（IU）	79.7	400	95.0	100
ビタミンE（IU）	9.1	8.9	9.9	9.1

* 第6次改定日本人の栄養所要量に基づく
** 調査対象の「妊婦」と同じ年齢構成の非妊婦集団

厚生労働省「国民栄養調査」（1995～1999）をもとに分析　　　　　（文献1より改変）

第1部 くすり大解説
第2章 妊娠期のくすり

中からの鉄の摂取は重要である。

カルシウム

　カルシウムは骨や歯の主成分であり、細胞の情報伝達に重要なイオンである。そもそも日本では成人女性のカルシウム摂取量が推奨量の6割程度しかなく、カルシウム不足の状態である。妊娠中は胎児の骨形成にもカルシウムが必要となり、母体の骨に貯蔵されているカルシウムが減少し、骨密度の低下が起こる。また妊娠中のカルシウム不足は妊娠高血圧症候群に関与するとされ、海外では妊娠高血圧症候群の予防にカルシウム摂取が行われている[3]。実際の骨形成にはカルシウムだけではなく、マグネシウムやリン、亜鉛も必要とされ、これらをバランスよく摂取することで骨密度の低下が予防できるとされている。

葉　酸

　葉酸はビタミンB群に属する水溶性ビタミンである。DNAやアミノ酸の合成に深く関与しており、欠乏すると免疫機能や消化管機能の異常、巨赤芽球性貧血を引き起こす。通常の

ペリネイタルケア 2019 新春増刊 **109**

食材に含まれている葉酸（natural folate）の大部分はポリグルタミン酸型であり、化学合成サプリメントや葉酸製剤であるフォリアミンに含まれる葉酸（folic acid）であるモノグルタミン酸型に比べ、加熱処理によって活性が失われやすい。食材としては植物性食品だけでなく、レバーなどの動物性食品にも多く含まれるが、小腸ではモノグルタミン酸型で吸収される。オレンジジュースとバナナはこの吸収を阻害するとされていて、モノグルタミン酸型のfolic acidのほうが吸収効率もよいとされている。また、てんかんのためフェニトインやフェノバルビタールなどを服用している場合は、相互作用により葉酸の体内濃度が低くなることが知られている。

　妊娠中に葉酸欠乏となると、胎児の中枢神経の形成に異常を来し、無脳児や二分脊椎といった神経管閉鎖障害（neural tube defects；NTD）の発症要因となるとされている。胎児の神経管形成期である妊娠6週頃までに母体の血中葉酸濃度が十分にあるとNTDの発症が低減するという発表が多くなされ、世界各国で妊娠可能な若年女性に積極的な葉酸摂取が推奨されており、実際にNTDの発症率が低下されたことも報告されている[4]。

　日本でも2000年に厚生省から「神経管閉鎖障害の発症リスク低減のための妊娠可能な年齢の女性等に対する葉酸の摂取に関する情報提供要領」が発表され、妊娠の約1カ月前から妊娠3カ月までの間に食品からの葉酸摂取に加えてサプリメントなどの活用を行い、400μg/日のモノグルタミン酸型葉酸の追加摂取が推奨されている。

　この葉酸摂取の提言は、日本のNTDの発症率が1998年で出産1万人対6.0、二分脊椎は3.2程度と決して欧米に比べて高率ではないが増加傾向にあると見て、諸外国の予防策を取り入れたものである。ただし、400μg/日のモノグルタミン酸型葉酸を食事で摂取するのは前述したように吸収効率の点から困難と考えられ、諸外国でもサプリメントによる葉酸摂取を推奨していることから、サプリメントを活用し摂取することを推奨している。

　一方、葉酸を過剰に摂取した場合の問題点として、ビタミンB_{12}欠乏症の発見遅延になる可能性、中枢神経障害、腸管障害、アレルギーなどが報告されている。また胎児に対しては、出生後に喘息様症状を引き起こす可能性が指摘されているが、逆に妊娠を通しての摂取により早産や低出生体重児、妊娠高血圧腎症を予防できるという報告[5]もあり、今後の研究が必要である。

妊婦に勧めるサプリメント

　このように、妊婦に不足した栄養素を補う目的でサプリメントを活用すると考えた場合に鉄、カルシウム、葉酸は候補になり得る成分である。エネルギー摂取量も少ないことを前述したが、これは食事指導で十分量を摂るよう指導するべきであろう。同様に鉄、カルシウムも食事指導により摂取量の増加が期待できるが、葉酸に関してはサプリメントの形であるモノグルタミン酸型がより効率的であり、世界的に推奨されていることから、「妊婦に良いサ

プリメント」の第一候補になるだろう。ただし、目的であるNTD予防を行うためには妊娠6週までに摂取していなくてはならず、妊娠前からの摂取を勧めなくてはならない。

　実際の妊婦はどのくらいサプリメントを利用しているのだろうか？　佐藤らの報告[6]によると、約75％の妊婦が何らかのサプリメントを利用しており、そのほとんどが葉酸を含むサプリメントであった。多くの妊婦が葉酸の必要性を認識していることになるが、妊娠判明後から内服を始めている場合もあり、その摂取方法は大いに疑問である。

　また多くの市販のサプリメントには、葉酸以外にもさまざまな成分が含まれている。「天然物由来」と表記されていると、身体によいと感じる妊婦が多いと思うが、「天然物由来」にどのような成分が含まれているのかは不明であり、それを濃縮した状態で摂取することの安全性は保障されていないことになる。加えて、先に述べたように、葉酸は化学合成されたモノグルタミン酸型が推奨されるが、「天然物由来」の場合は食材に含まれるポリグルタミン酸型であると考えられ、サプリメントの効果も疑問である。

　サプリメントは医薬品ではなく食品としての扱いになるため、その品質管理、吸収性、安全性に関しての規定はない。鉄やカルシウムにしても体内に吸収されるには至適な条件があり、使用すれば全て吸収されるわけではない。鉄に関してはほとんど体内に吸収されないサプリメントも存在するといわれているが、その鑑別は困難であろう。

　サプリメントはあくまでも健康補助食品であり、妊婦であっても栄養素を摂取するのは食事からが基本である。妊婦はバランスのよい食事を行うことが重要であり、それでも不足する部分を、適切な成分を適切な時期に適切な量で補うためにサプリメントの使用を考慮するべきであろう。海外でも葉酸と鉄に関しては、児の予後改善につながるとしてサプリメントの使用を推奨しているが、これは経済的に高くない国に対しての推奨であり[7]、現在の日本では全ての妊婦に無条件にサプリメントを推奨する必要はないと考えられる。

引用・参考文献

1) Takimoto, H. et al. Nutritional status of pregnant and lactating women in Japan：A comparison with non-pregnant/non-lactating controls in the National Nutrition Survey. J. Obstet. Gynecol. Res. 29(2), 2003, 96-103.

2) Banhidy, F. et al. Iron deficiency anemia：pregnancy outcomes with or without iron supplementation. Nutrition. 27(1), 2011, 65-72.

3) Khaing, W. et al. Calcium and Vitamin D supplementation for prevention of preeclampsia：A systematic review and network meta-analysis. Nutrients. 9(10), 2017, 1141.

4) Viswanathan, M. et al. Folic Acid Supplementation for the Prevention of Neural Tube Defects. An Updated Evidence Report and Systematic Review for the US Preventive Services Task Force. JAMA. 317(2), 2017, 190-203.

5) Martinussen, MP. Et al. Folic acid supplementation in early pregnancy and the risk of preeclampsia, small for gestational age offspring and preterm delivery. Eur J Obstet Gynecol Reprod Biol. 195, 2015, 94-9.

6) 佐藤陽子ほか. 葉酸およびそのサプリメント摂取に対する妊婦、管理栄養士・栄養士・看護師育成校の学生の認識. 栄養学雑誌. 71(4), 2013, 204-12.

7) Haider, BA. et al. Multiple-micronutrient supplementation for women during pregnancy. Cochrane Database Syst Rev. 4, 2017, CD004905.

35

よく使われる市販薬①鎮痛薬

三重大学医学部産科婦人科学教室 医員 ● **牧野麻理恵** まきのまりえ
同 講師 ● **田中博明** たなかひろあき

一般名（商品名）	適 応	禁 忌	副作用	作用機序
アセトアミノフェン（カロナール®、アセトアミノフェン「JG」）（→212ページ）	発熱、疼痛	重篤な肝機能障害がある場合には禁忌。肝機能障害を悪化させることがある。過敏症既往、アスピリン喘息の患者にも禁忌	ショック、アナフィラキシー、TEN（中毒性表皮融解症）、Stevens-Johnson 症候群、薬剤性肝障害、急性腎障害、間質性肺炎	シクロオキシゲナーゼ（COX）阻害によってプロスタグランジン（PG）合成阻害を抑制することによって抗炎症・解熱・鎮痛の作用を起こす。アセトアミノフェンは抗炎症作用は弱い
ロキソプロフェンナトリウム水和物（ロキソニン®）（→213ページ）	炎症、疼痛、発熱	重篤な腎機能障害がある場合には禁忌。腎機能障害を悪化させることがある。妊娠後期の妊婦は胎児動脈管閉鎖の可能性があり、禁忌	ショック、アナフィラキシー、TEN（中毒性表皮融解症）、Stevens-Johnson 症候群、急性腎障害、無顆粒球症、間質性肺炎、消化管出血、肝機能障害、喘息発作	
ジクロフェナクナトリウム（ボルタレン®）（→213ページ）		重篤な腎機能障害がある場合には禁忌。妊婦は原則禁忌		

💊アセトアミノフェンが第一選択薬

　アセトアミノフェン（カロナール®、アセトアミノフェン「JG」）は非ピリン系解熱鎮痛薬として市販薬で販売されており、鎮痛薬として服用する頻度が高い薬物である。鎮痛、解熱作用を持つ有用な薬物であるが、抗炎症作用は非常に弱いと考えられている。大規模な研究で催奇形性がないことが示されており[1]、胎児への安全性が確認されている。そのため、鎮痛薬の中では妊娠中の第一選択薬として使用されており、1日4,000mgを上限に、妊娠中にも使用されている。

　妊娠中・後期においても、ロキソプロフェンナトリウム水和物やジクロフェナクナトリウムと異なり、プロスタグランジン（PG）合成阻害作用が弱く、動脈管や腎動脈への影響がほとんどないため、解熱鎮痛薬を投与する際にはアセトアミノフェンを選択することが望ましい[2]。また、アセトアミノフェンの乳汁移行率は通常乳児に投与される量と比較して大変少ない。そのため、通常量（1日4,000mg）であれば、母乳中のアセトアミノフェンに曝露した乳児に副作用を示す報告はなく、授乳中の使用に関しても問題ないと考えられる[2]。

NSAIDsの副作用

　非ステロイド性抗炎症薬（NSAIDs）であるロキソプロフェンナトリウム水和物（ロキソニン®）、ジクロフェナクナトリウム（ボルタレン®）は、解熱鎮痛作用、抗炎症作用ともに期待でき、若年者であれば、比較的副作用が少ないという点で使いやすい薬剤である。ロキソプロフェンナトリウム水和物は日本で開発された薬剤であり、プロドラッグのため胃腸障害などの副作用が少ないことから使用頻度が高い。ただし、妊娠初期に胎児に与える影響として、NSAIDsは流産率を上げるという報告がある[3]。催奇形性に関しては心奇形などが増加するといった報告もあり、論争中である[4]。

　ロキソプロフェンナトリウム水和物とジクロフェナクナトリウムにはPG合成阻害作用があるため、妊娠中・後期に投与した場合には胎児動脈管を収縮させ、肺高血圧症を引き起こす可能性がある[3,4]。また、腎動脈の収縮作用によって腎動脈血流が低下するため、長期に投与した場合には羊水過少症になる。しかし、NSAIDsは強力な子宮収縮抑制作用を持つ切迫早産の治療薬でもある。乳汁への移行に関しては添付文書では授乳禁止となっているが、通常量の服用であれば、新生児に影響が出現する量が乳汁中に移行することはなく、産褥も安全に使用可能である。

引用・参考文献

1) Rebordosa, C. et al. Acetaminophen use during pregnancy：effects on risk for congenital abnormalities. Am J Obstet Gynecol. 198(2), 2008, 178, e1-7.

2) Rebordosa, C. et al. Use of acetaminophen during pregnancy and risk of adverse pregnancy outcomes. Int J Epidemiol. 38(3), 2009, 706-14.

3) Ericson, A. et al. Nonsteroidal anti-inflammatory drugs in early pregnancy. Reprod Toxicol. 15(4), 2001, 371-5.

4) Källén, BA. et al. Maternal drug use in early pregnancy and infant cardiovascular defect. Reprod Toxicol. 17(3), 2003, 255-61.

36

よく使われる市販薬②点眼薬

山口大学医学部産科婦人科学 助教 ● 村田　晋 むらたすすむ

薬効分類（商品名）	適　応	成　分	副作用	作用機序
一般点眼薬（サンテFXネオ®など） （→214ページ）	目の疲れ　充血	L-アスパラギン酸カリウム、アミノエチルスルホン酸（タウリン）、イプシロン-アミノカプロン酸、塩酸テトラヒドロゾリン、クロルフェニラミンマレイン酸塩、ネオスチグミンメチル硫酸塩　など	皮膚の発疹、発赤、痒み 目の充血、痒み、腫れ、しみて痛い	L-アスパラギン酸カリウムは眼球の組織吸収を促進する
抗菌性点眼薬（ロート抗菌目薬iなど） （→214ページ）	ものもらい　結膜炎	スルファメトキサゾールナトリウム、イプシロン-アミノカプロン酸、グリチルリチン酸二カリウム　など	皮膚の発疹、発赤、痒み 目の充血、痒み、腫れ、しみて痛い	スルファメトキサゾールは細菌の葉酸生合成を阻害する
一般点眼薬（ロートアルガード®など） （→215ページ）	アレルギー　目の痒み	ピリドキシン塩酸塩、グリチルリチン酸二カリウム、クロルフェニラミンマレイン酸塩、塩酸テトラヒドロゾリン　など	皮膚の発疹、発赤、痒み 目の充血、痒み、腫れ、しみて痛い 眠気	クロルフェニラミンには抗ヒスタミン作用があり、炎症、分泌物を抑制する グリチルリチン酸は漢方薬の甘草に含まれ、抗炎症作用を有する

妊婦と点眼薬

　眼科用の外用薬に限らず、一般的に耳鼻科用、歯科用などの薬剤は局所作用を目的とする薬剤であるため、全身循環への移行は微量であると考えられる。したがって、全身性の副作用の報告が少なく、妊娠・授乳に与える影響はほとんどないと解釈される。局所作用の薬剤に関しては、薬剤の母乳移行量などを考慮すると、乳児へ与える影響はわずかであろう。

　しかし、このような解釈は医薬品添付文書上では成り立たず、これらの薬剤の多くが妊婦や授乳婦に対しては禁忌または有益性投与となっている。このような添付文書の記載は、動物への経口または注射による大量投与の催奇形性実験結果に基づいた判断であり、決して妊婦への局所投与を考慮された文書記載ではないことに注意が必要である[1]。したがって、妊婦や授乳婦からこれらの薬剤の使用に関する問い合わせがあったら、特段の禁忌はない旨を十分に説明し、使用してもらうのがよい。

　表には点眼薬として使用頻度が高いと思われる成分と、その代表的商品名を提示した。読者もドラッグストアなどで購入経験のある商品名が挙げられていると思う。上述のように、点眼薬は妊婦、褥婦において特に制約を設ける必要のない薬剤であり、どの点眼薬でも安心

して使用できる。市販薬という特徴上、特定の疾患に対する治療のためというよりも、あくまで「アイケア」という位置づけの商品が多く、その点も安心して薬効成分を気にすることなく使用できる。

引用・参考文献

1) 伊藤真也ほか編. "眼科・耳鼻科・口腔用剤（外用）". 薬物治療コンサルテーション：妊娠と授乳. 改訂2版. 東京, 南山堂, 2014, 488-99.

37

よく使われる市販薬③睡眠導入剤

山口大学医学部産科婦人科学 助教 ● 村田　晋 むらたすすむ

薬効分類（商品名）	適　応	成　分	副作用	作用機序
催眠鎮静薬 （ドリエル®、アンミナイト®） （→215ページ）	不眠症状の緩和、寝つきが悪い、眠りが浅い	ジフェンヒドラミン塩酸塩	皮膚症状（発疹、発赤、かゆみ） 消化器症状（嘔気嘔吐、食欲不振） 精神症状（気分不快感、神経過敏、意識障害など） 倦怠感 排尿障害など	第一世代ヒスタミンH₁受容体拮抗薬であり、中枢神経系を抑制し鎮静、催眠作用を来す
催眠鎮静薬 （イララック®） （→216ページ）	イライラ感、興奮感、緊張時の鎮静、疲労倦怠感	カノコソウエキス、パッシフローラエキス	皮膚の発疹、発赤、かゆみ 消化器症状（嘔気・嘔吐、食欲不振）	カノコソウエキス：鎮静作用 パッシフローラエキス：鎮静作用

💊 妊婦と睡眠導入剤

　市販薬として入手できる睡眠導入剤として、比較的古くから使用経験のあるジフェンヒドラミン塩酸塩であるドリエル®、アンミナイト®を挙げた。同効能の薬剤としては、一般的にはレスタミンコーワ、ベナなどの使用経験のある読者が多いと思われる。ともに第一世代抗ヒスタミンH₁受容体拮抗薬である。

　抗ヒスタミン作用の効果が期待されるのは、蕁麻疹やアレルギー性鼻炎などにおいてである。第一世代抗ヒスタミンH₁受容体拮抗薬であるジフェンヒドラミン塩酸塩を睡眠導入剤として使用する理由は、主効果である上記の抗アレルギー作用ではなく、副作用として出現する中枢神経系抑制作用（眠気）を利用したものである。当然、注意すべきはその眠気であり、服用後は自家用車の運転を避けること、傾眠傾向に気を配る必要がある[1]。

　添付文書上、妊娠中は有益性投与となっているが、エタノールアミン系のジフェンヒドラミン塩酸塩は妊娠中の薬物使用と先天奇形発生との因果関係に関してはほぼ否定されていること[2]、母乳移行もわずかであるという認識が一般的であることから、妊娠中、授乳中を通してほぼ安心して使用できる睡眠導入剤だと考えられている。

　イララック®として販売されているカノコソウエキス、パッシフローラエキスは、非常に古い時代から不安やストレスに有効とされ、利用されてきた生薬である。カノコソウエキスは別名バレリアンとも呼ばれ、効果のあるハーブとして、ベンゾジアゼピン系の薬剤と同様の効果を有するとされている。基本的には生薬であることから、過剰摂取でない限り妊娠中、授乳中も特に問題なく使用できると考えられる。ただし、通常の薬剤としてのベンゾジ

アゼピン系睡眠薬は添付文書上有益性投与であり、妊娠中および授乳中の使用に関しては患者ごとに選択すべきだと考えられる。

引用・参考文献

1) 伊藤真也ほか編. "抗ヒスタミン薬". 薬物治療コンサルテーション：妊娠と授乳. 改訂2版. 東京, 南山堂, 2014, 273-43.
2) Aselton, P. et al. First-trimester drug use and congenital disorders. Obstet Gynecol. 65(4), 1985, 451-5.

38

造影剤

国立成育医療研究センター放射線診療部放射線診断科 診療部長 ● 宮嵜 治 みやざき おさむ

一般名（商品名）	適 応	禁 忌	副作用	備 考
イオパミドール（イオパミロン®）（→216ページ） イオヘキソール（オムニパーク®） イオベルソール（オプチレイ®）	脳、心臓、腹部、四肢などの血管撮影、全身各部位の造影CT、経静脈的尿路造影	ヨードまたはヨード造影剤に過敏症の既往歴のある患者重篤な甲状腺疾患のある患者（原則禁忌）一般状態の極度に悪い患者、気管支喘息、重篤な心疾患、肝疾患、腎障害	ショック、アナフィラキシー様症状、腎不全、痙攣発作、肺水腫、肝機能障害	ヨード造影剤　ヨードによりX線吸収率を向上させ、X線診断能を上げている
ガドペンテト酸ジメグルミン（マグネビスト®） ガドブトロール（ガドビスト®）	脳、脊髄、躯幹部、四肢などの造影MRI	ガドリニウム造影剤に対する過敏症の既往歴のある患者（原則禁忌）一般状態の極度に悪い患者、気管支喘息、重篤な腎障害のある患者	ショック、アナフィラキシー様症状、痙攣発作、腎性全身性線維症（NSF）	MRI造影剤　ガドリニウムイオン（Gd^{3+}）は常磁性を示すため、磁気共鳴現象において水素原子核（プロトン）の緩和を促進し、緩和時間を短縮する。このため特にT1強調MRI画像でコントラストが増強する
ガドキセト酸ナトリウム（EOB・プリモビスト®）	MRIにおける肝腫瘍の造影	ガドリニウム造影剤に対する過敏症の既往歴のある患者（原則禁忌）一般状態の極度に悪い患者、気管支喘息のある患者	ショック、アナフィラキシー様症状、腎性全身性線維症(NSF)	

🔖 妊娠中の画像診断検査

　画像診断には超音波検査、単純X線撮影、X線透視、コンピュータ断層撮影（以下CT）、磁気共鳴コンピュータ断層撮影検査（以下MRI）、核医学検査、血管撮影といった複数の検査がある。このうち医療放射線（X線）を使用するものと、しないものとがある。上記の検査のうち、超音波検査とMRI以外の検査はX線被ばくを伴う。

　本書は妊娠中の薬をテーマとしているが、その前に、妊婦に対しX線被ばくを伴う検査を行うか否かという問題が前提としてある。妊娠中の胎児に対するX線の影響には、中枢神経奇形発生と出生後の発がんのリスクがあり、これらを上回る利益（ベネフィット）がある場合にのみ検査は許容される。通常胎児に対する画像診断は、X線被ばくを伴わない超音波検査、MRI検査が選択されることがほとんどである。

🔵 X線被ばくを伴う検査

　ごく特殊な状況では妊婦に対してCTが行われる。その一つに母体に対する救急適応があり、交通外傷などで救命救急センターに妊婦が搬送され、頭部、胸腹部の外傷性臓器損傷が

疑われる場合や、胸痛などの症状から下肢静脈血栓による肺塞栓、肺梗塞が疑われた場合、あるいは右下腹部痛で急性虫垂炎や尿管結石仙痛発作が疑われる場合などである。もう一つの特殊な状況は、超音波検査で胎児に四肢短縮などの骨格奇形が見つかり、骨系統疾患を疑った場合の精密検査としての胎児骨格CT検査である。

これらのうち、胎児骨格CTや尿管結石の精査には造影剤は使用せず、単純CTが行われるため、造影剤を使用することはない。一方、外傷性の臓器損傷の評価や肺梗塞の診断、静脈血栓の評価では造影剤の使用は必須である。

● X線被ばくを伴わない検査

X線被ばくを伴わないMRIは、胎児の出生前診断のためにしばしば行われる。胎児MRI検査も上記の胎児骨格CT同様、造影剤を使用することはない。しかし妊娠中の母体にMRIを行う適応がある場合、造影剤を併用されることはあり得る。実際、ガドリニウム造影剤の添付書類にも妊婦に対する投与に対する記載がある（→216p）。

トロントのSt Michael's Hospitalの産婦人科から、12年にわたる計1,737件の胎児MRIの児への影響に関する長期的調査研究が報告されているが、MRI造影剤（ガドリニウム造影剤）を併用して検査を行った胎児は、造影MRIを行っていない群と比較して、リウマチ様皮疹、炎症性皮膚症状などの出現が有意に高かった。また新生児死亡、死産の頻度も高かったと報告している。

引用・参考文献

1) 宮坂実木子ほか. "49 放射線（診断用）". 薬物治療コンサルテーション：妊娠と授乳. 改訂2版. 伊藤真也ほか編. 東京, 南山堂, 2014, 535-41.

2) Ray, J. et al. Association between MRI exposure during pregnancy and fetal and childhood outcomes. JAMA. 316(9), 2016, 952-96.

39

麻酔薬

東邦大学医療センター大森病院麻酔科 シニアレジデント ● 古川力三 こがわりきぞう

一般名（商品名）	適 応	禁 忌	副作用	作用機序
フェンタニルクエン酸塩（フェンタニル）（→217ページ）	全身麻酔や局所麻酔における鎮痛のみならず、さまざまな疼痛（術後痛、癌性疼痛、慢性疼痛）に対して使用	筋弛緩薬使用禁忌の患者には禁忌（挿管管理を要する可能性があるため）中枢神経系に活動性疾患がある場合のくも膜下投与は症状悪化の可能性があり禁忌	呼吸抑制、筋硬直、換気困難といった呼吸に関するものから、血圧低下、不整脈といった循環に関するものまでさまざま。その他、掻痒、悪心、嘔吐、尿閉、咳嗽など	μオピオイド受容体に作用し、強力な鎮痛作用を示す（モルヒネの50～100倍）ナロキソンにより拮抗される
ロクロニウム臭化物（ロクロニウム臭化物静注液、エスラックス®）（→217ページ）	気管挿管時の際の筋弛緩を得るために使用	同じ臭化物に属する薬剤の過敏症、重症筋無力症・筋無力症候群でスガマデクスに過敏症の既往がある患者では禁忌	使用後は拮抗薬を使用するが、遅延性呼吸抑制が生じる可能性を念頭に置き呼吸のモニタリングを行うことが必要	神経筋接合部のニコチン受容体を競合的に占領することで、アセチルコリンによる神経から筋への興奮伝達を遮断する
プロポフォール（ディプリバン®、プロポフォール）（→218ページ）	全身麻酔や集中治療における人工呼吸中の鎮静薬として使用	本剤の成分である精製卵黄レシチン、ダイズ油などに過敏症を有する患者では禁忌	呼吸抑制の他、血圧低下、徐脈といった循環抑制が著明に出現するため、呼吸循環のサポートが可能な環境で使用	中枢神経におけるGABA_A受容体に作用し、抑制性後シナプス電位を生じさせることで催眠を誘導するとされる
デスフルラン（スープレン）（→218ページ）	全身麻酔中の鎮静薬として気化器を用いて使用	ハロゲン化麻酔薬過敏症、本人・家族に悪性高熱の既往がある場合は禁忌	ほかの吸入麻酔薬同様、悪性高熱のほか血圧低下、不整脈といった循環抑制、肝障害、喉頭痙攣、頭痛、悪心、嘔吐など	中脳網様体や大脳皮質などの上行性網様体賦活系の抑制などが考えられているが、詳細な作用機序は明確ではない
亜酸化窒素（液化亜酸化窒素、笑気）（→219ページ）	全身麻酔やさまざまな処置の鎮痛としてほかの麻酔薬と併用し使用	イレウス、気胸など体内に閉鎖腔が存在する場合は内圧が上昇し、病態が悪化する可能性があるため禁忌	造血機能障害、末梢神経障害の他、悪心、嘔吐など	中脳網様体や大脳皮質などの上行性網様体賦活系の抑制などが考えられているが、詳細な作用機序は明確ではない
レボブピバカイン塩酸塩（ポプスカイン®）（→219ページ）	硬膜外麻酔の他、伝達麻酔や局所浸潤麻酔としても使用	同様の構造を持つアミド型局所麻酔薬の過敏症を有する患者では禁忌使用により循環抑制が生じることがあり、大量出血時やショック状態では禁忌	血圧低下などの循環抑制の他、局所麻酔薬中毒による意識障害、振戦、痙攣などにも注意が必要神経学的症状も合わせて経時的に患者を評価する必要がある	神経のナトリウムチャネルに作用し、膜透過性を抑制させることにより刺激伝達を遮断し、局所麻酔作用を発現する

39 麻酔薬

妊婦に対する麻酔の原則

　麻酔あるいは麻酔科の介入と聞いて、どのような場面を連想するだろうか？　無痛分娩、帝王切開術、妊娠中の非産科手術、胎児治療など、周産期医療において、麻酔が求められる場面は増えている。さまざまな場面で発揮する麻酔の持つ「チカラ」は大きいが、同時に患者の「安全」を確保するためには、患者の状態を適切に把握することはもちろんのこと、使用薬剤の持つ特性を理解することが重要である。

　妊婦に対する麻酔では、原則として全身麻酔を避け、脊髄くも膜下麻酔あるいは硬膜外麻酔併用脊髄くも膜下麻酔で管理する。その理由は、妊婦に対する全身麻酔では非妊婦と比較し、麻酔のリスク（主に気道・呼吸に関して）が増すということ[1]、さらには母体へ経静脈的に投与した薬剤が胎盤を介して胎児に影響する可能性があるということである。帝王切開術でも同じ原則が適応されるが、全身麻酔下での管理を要する場面もある。

複数の麻酔薬を併用する全身麻酔下帝王切開術

　全身麻酔下帝王切開術での薬剤使用例について解説する。施設により使用薬剤や投与量の違いがあるため、自施設でのプロトコールを確認していただきたい。

　一般的に、プロポフォール（鎮静薬）、ロクロニウム（筋弛緩薬）、必要に応じてフェンタニル（麻薬性鎮痛薬）を使用し全身麻酔導入、挿管を行う。児娩出までは子宮筋の弛緩（胎盤血流確保）のために酸素、亜酸化窒素（ガス性吸入麻酔薬）、デスフルラン（揮発性吸入麻酔薬）を併用し麻酔維持を行う。児娩出後は子宮筋弛緩を防ぐために吸入麻酔薬を中止し、プロポフォール主体の麻酔に切り替え、管理を行う。また、術中術後の疼痛に対し、可能であれば硬膜外麻酔による鎮痛、あるいは経静脈的に鎮痛薬の投与が必要となる。

　なお、麻薬性鎮痛薬であるフェンタニルは帝王切開術、無痛分娩時など多くの産科麻酔領域のみならず、非産科手術、ペインクリニック、緩和医療などで広く使用される。剤型や適応はその用途により異なるため、第2部（→217p〜）では産科麻酔領域で多用されるアンプル製剤の使用について解説する。さらに近年、無痛分娩の需要が増しているが、その麻酔管理において重要な鍵となる硬膜外麻酔で使用される局所麻酔薬についても解説する。

引用・参考文献

1）　Hawkins, JL. et al. Anesthesia-related maternal mortality in the United States：1979-2002. Obstet Gynecol. 117(1), 2011, 69-74.

2）　舘田一博ほか．"筋弛緩薬，麻薬および類似薬，麻酔薬"．今日の治療薬2018．浦部晶夫ほか編．東京，南江堂，2018，981-1020.

3）　日本麻酔科学会編．麻酔薬および麻酔関連薬使用ガイドライン．第3版．
https://www.anesth.or.jp/guide/pdf/publication4-9_20180427s.pdf

4）　荒井康祐ほか．"吸入麻酔，静脈麻酔，筋弛緩薬"．麻酔科レジデントマニュアル．第3版．西山美鈴編．東京，ライフリサーチプレス，2013，109-252.

5）　髙田真二ほか．"周産期薬理学：麻酔薬の胎盤通過性を中心に"．周産期麻酔．奥富俊之ほか編．東京，克誠堂出版，2012，29-41.

6）　"CSEAとPCEA"．前掲書5．241-9.

7）　"授乳中の麻酔薬は何を使用して良いか"．前掲書5．293-309.

40

妊娠中や産後のワクチン接種

松田母子クリニック 院長 ● 松田秀雄 まつだ ひでお

一般名（商品名）	適　応	禁忌／相互作用	副作用／副反応	作用機序
インフルエンザHAワクチン（フルービックHA、インフルエンザHAワクチン）（→220ページ）	インフルエンザの予防	免疫抑制薬（シクロスポリンなど）の長期投与を受けている者では効果が得られないことがある 妊娠中の摂取に関する安全性は確立していないので、妊娠中または妊娠している可能性のある妊婦には予防接種上の有益性が危険性を上回ると判断される場合にのみ接種する 小規模ながら、摂取により先天異常の発生率は自然発生率より高くならないとする報告がある	アナフィラキシー、急性散在性能脊髄炎、脳炎、ギラン・バレー症候群、痙攣、肝機能障害、喘息発作、血小板減少性紫斑病、血管炎、間質性肺炎、皮膚粘膜眼症候群、ネフローゼ症候群	不活化ワクチン
組換え沈降B型肝炎ワクチン（ビームゲン®、ヘプタバックス®-Ⅱ）（→220ページ）	B型肝炎の予防、B型肝炎母子感染の予防（抗HBs人免疫グロブリンとの併用）	免疫抑制薬（アザチオプリンなど）の長期投与を受けている者では効果が得られないことがある 妊娠中または妊娠している可能性のある妊婦には摂取しないことを原則とし、予防接種上の有益性が危険性を上回ると判断される場合にのみ接種する	アナフィラキシー、多発性硬化症、急性散在性能脊髄炎、視神経炎、ギラン・バレー症候群、末梢神経障害	不活化ワクチン
乾燥弱毒生麻しんワクチン（はしか生ワクチン、乾燥弱毒生麻しんワクチン）（→221ページ）	麻疹の予防	副腎皮質ステロイド（プレドニゾロンなど）および免疫抑制薬（シクロスポリンなど）との併用で麻疹様症状が現れる恐れがあるので接種しない 接種前3カ月以内に輸血またはガンマグロブリン製剤の投与を受けたものは3カ月以上過ぎるまで接種を延期する 他の生ワクチンの摂取を受けた者は、通常、27日以上間隔を置いて接種する	アナフィラキシー、血小板減少性紫斑病、急性散在性能脊髄炎、脳炎、痙攣	生ワクチン
乾燥弱毒生風しんワクチン（乾燥弱毒生風しんワクチン）（→221ページ）	風疹の予防	副腎皮質ステロイド（プレドニゾロンなど）および免疫抑制薬（シクロスポリンなど）との併用で麻疹様症状が現れる恐れがあるので接種しない 接種前3カ月以内に輸血またはガンマグロブリン製剤の投与を受けたものは3カ月以上過ぎるまで接種を延期する 妊娠可能な婦人においてはあらかじめ約1カ月間避妊したのちに摂取すること、およびワクチン接種後約2カ月間は妊娠しないように注意させる 他の生ワクチンの摂取を受けた者は、通常、27日以上間隔を置いて接種する	アナフィラキシー、血小板減少性紫斑病	生ワクチン

乾燥弱毒生水痘ワクチン（乾燥弱毒生水痘ワクチン「ビケン」）（→222ページ）	水痘の予防	副腎皮質ステロイド（プレドニゾロンなど）および免疫抑制薬（シクロスポリンなど）との併用で麻疹様症状が現れる恐れがあるので接種しない 接種前3カ月以内に輸血またはガンマグロブリン製剤の投与を受けたものは3カ月以上過ぎるまで接種を延期する 妊娠可能な婦人においてはあらかじめ約1カ月間避妊したのちに摂取する。ワクチン接種後約2カ月間は妊娠しないように注意させる 他の生ワクチンの摂取を受けた者は、通常、27日以上間隔を置いて接種する	アナフィラキシー、血小板減少性紫斑病	生ワクチン

インフルエンザワクチン

妊娠中のインフルエンザワクチンについて、日本の添付文書上は消極的な記載となっているが、インフルエンザに罹患した場合、

①妊婦は重症化しやすい

②母子ともに免疫を獲得することができる

③胎児への影響は自然発生的なリスクと変わらない

④副反応の発生率は非妊娠時と変わらない

ことを説明し、他のワクチンと同様に、最終的には希望者自らの意思で予診票に署名をいただくことが必要となる。

アメリカ疾病予防管理センター（CDC）は、2017年9月26日発出の書簡で、全ての妊婦に対し、どの時期においてもインフルエンザ予防接種をするように、加えてTdapワクチン（破傷風・ジフテリア・百日咳の混合ワクチン。生後2カ月までの間に新生児の90%の破傷風と85%以上の百日咳とを予防する。日本では未承認）をできれば妊娠27～36週までの間に接種するように強く推奨し、全米の医療機関に指示している[1]。日本でも同様の取り扱いでよいと考えられているが、表に示すように、膠原病や腎移植後の免疫抑制薬を使用中の妊婦においては、接種の前に検討が必要である。

B型肝炎ワクチン

夫がB型肝炎を発症した場合など、妊婦の感染のリスクが高ければ妊娠中の接種が推奨されている[1]。

麻疹ワクチン、風疹ワクチン（MRワクチン）、水痘ワクチン

妊娠中は生ワクチンの接種はできない。しかしながら、日本のように麻疹や風疹の流行が見られる地域においては、抗体価の低い妊婦に対して産後早期にワクチン接種をすることで、次回妊娠時の感染を防ぎ、新生児の感染を防ぐことができ得ると考えられている。なお、MMRワクチン（麻疹・おたふくかぜ・風疹）は日本未承認である。

この場合、気をつけなければいけないのは、輸血やガンマグロブリン製剤を使用した妊婦においては通常、3カ月以上空けてからの生ワクチン接種が求められており、特に突発性血小板減少性紫斑病や川崎病合併で200 mg/kg以上のガンマグロブリン製剤を投与されている場合、6カ月以上空けてからワクチン接種をすることが求められていることである。さらに、麻疹感染の危険性が高い場合には、11カ月以上空けてから接種することが望ましい。

生ワクチン接種後は約2カ月妊娠を避けたほうがよいとされるが、実際のところ、先天障害発生の報告はなく、接種2カ月以内に妊娠が発覚した場合でも中絶は不要と考えられている。生ワクチン接種を理由に中絶を勧めてはならない。

その他

表には載せなかったが、HPVワクチン（組換え沈降4価ヒトパピローマウイルス様粒子ワクチン：ガーダシル®）は、次回の予防接種予定中に妊娠が発覚した場合、次のワクチン接種は産後に行うのがよいとされている。現在、世界中で9価のHPVワクチンが実用化されているが、日本では承認されていない。

前述のTdapについてはいずれ本邦でも承認され、新生児と母親に福音をもたらすものと考えられるが、現時点で同様のワクチンは日本にはない。いわゆる沈降精製百日せきジフテリア破傷風不活化ポリオ混合ワクチン（トリビック）は、Tdapとは内容が異なるので、妊娠中の接種を勧めてはならない。

引用・参考文献

1) Centers for Disease Control and Prevention. Guidelines for Vaccinating Pregnant Women.
https://www.cdc.gov/vaccines/pregnancy/hcp/guidelines.html

COLUMN
2018年の風疹の流行を憂う。

東邦大学大学院医学研究科産科婦人科学講座 教授 ● **中田雅彦** なかたまさひこ

「今こそ "ノブレス・オブリージュ" が必要なのではないだろうか」。2018年の秋のある日、その思いが強くなった。

なぜ、風疹の大流行が起きるのか。感染は、感染症の元となる病原体、病原体に感染する媒介者、病原体に感染して罹患する患者の3者の関係によって成り立つ。たとえば、先天性トキソプラズマ症の場合、トキソプラズマ原虫とその媒介者である動物、そしてその動物を通じて感染する妊婦の3者の関係によって引き起こされる。マラリアは媒介者が蚊であるため、流行を阻止するには蚊の駆除が有効であるし、かつてヨーロッパで死体の山を築いたとされるペストは、ノミとそのノミが寄生するネズミが媒介者であった。そのため、ノミの駆除やネズミとの接触を回避することが感染予防になる。

一方、風疹の場合は風疹ウイルスが病原体で、媒介者はヒト、患者もヒトである。かつて世界を震撼させた天然痘もヒトからヒトへ感染していた。同じウイルス感染症でも、天然痘は種痘の普及によって撲滅され、1980年にWHOは地球上から天然痘を根絶したという宣言を出した。では、なぜ風疹は根絶できないのであろうか。

風疹が根絶できない原因として、終生免疫を獲得できるかという点がまずは挙げられる。天然痘は種痘によって強力な免疫となり、一度の対策で終生免疫を獲得できる。つまり、種痘を受けた人はその後、絶対に感染しない。となれば、世界中の人々に種痘を行えば、いつかは全員に免疫があるため、ウイルスが感染することはできず、この世から消えていく。一方、風疹の場合、必ずしも全員が十分な抗体価を獲得できない場合がある。感染の既往があっても再感染が起こるのもそのためだ。筆者自身も、医療者として風疹抗体価を検査したが、十分な抗体価に至るまでに複数回のワクチン接種の経験がある。

もう一つ、根絶に至らない理由として、人々の意識の差というものがあると思う。風疹は「三日ばしか」と呼ばれ、罹患しても発熱が3日程度続き、発疹も3〜5日程度で軽快するため、死に至る病という認識はない。そのため60年前まで日本では予防接種が行われていなかった。その後、先天性風疹症候群がクローズアップされるようになり、妊婦の風疹感染を防ぐ目的で、まずは女子中学生に風疹ワクチンの接種が行われるようになった。現時点で39歳から56歳の年代がそこにあたる。筆者もその年代なので、女子だけに予防接種がなされていたという記憶がある。つまり、39歳から56歳の男性は風疹ワクチンを受けていない。

2018年の今、風疹の大流行がニュースになっているが、もしこれが天然痘だったら、パニックになるだろう。われこそは先にと病院へ殺到し、予防接種を受けることだろう。残念ながら、これだけ連日、風疹の流行のニュースが流れても、病院にワクチン接種を希望して人々がなだれ込んでくるような光景はない。しかも、妊婦の感染が問題だといえば、妊娠しない人、妊娠と関係ない人には人ごとになってしまう。おまけに、年齢的に社会の中枢を担う多忙な男性陣が、わざわざ風疹の抗体価を測定したり、ワクチンを打つための時間を確保したりするだろうかといえば、疑問である。残念ながら、実際、報告されているほとんどの発症者は、この年代の男性ではあるが。

　結果として、この年代の男性が日常生活を過ごす限り、残念ではあるが「媒介者」として風疹ウイルスは拡散するだけである。実際には、ここで論じているおじさん世代の男性だけでなく、風疹に免疫のない人（抗体価の低い人）は、すべて風疹ウイルスに感染して媒介者となる可能性があるということも認識すべきである。

　ノブレス・オブリージュと冒頭に記したが、元々は貴族などの特権階級が社会の規範となるように自発的な無私の行動をすべきだという、心理的な自尊心を表現したものである。果たして、子育てを終えた人たち、男性、妊娠の予定のない人など、現時点で妊娠している人やいわゆる妊活をしている人を除く人々が、どれだけ風疹の拡大を防ぐために意識しているかというと、疑問が残る。

　結果的に、風疹ウイルスによって被害を受けるのは、小さな命と、感染してしまったことに自責の念を抱き続ける妊婦である。

　今こそ、これからの未来を作り上げる子どもたちのために、すべての人々が心にノブレス・オブリージュを抱き、具体的な積極的行動に出るべき時期であるし、抗体価の検査やワクチン接種のために人々が殺到するような社会現象が起きることを願いたい。

第1部

くすり大解説

第3章 分娩時のくすり

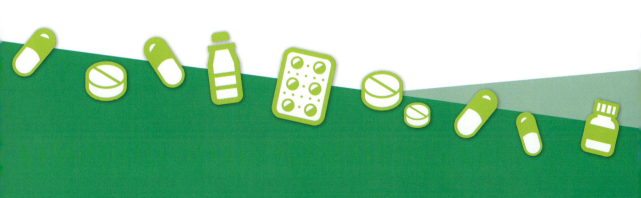

1

分娩誘発、子宮収縮促進

東邦大学大学院医学研究科産科婦人科学講座 教授 ● 中田雅彦 なかた まさひこ

一般名（商品名）	適 応	禁 忌	副作用	作用機序
オキシトシン （アトニン®-O） （→222ページ）	子宮収縮の誘発、促進ならびに子宮出血の治療目的	前置胎盤、児頭骨盤不均衡、重度胎児機能不全、過強陣痛、プロスタグランジン製剤投与中の患者	過強陣痛、子宮破裂、頸管裂傷、羊水塞栓症、胎児機能不全	子宮平滑筋のオキシトシン受容体に作用し、細胞外から細胞内へCaイオンの流入を促進することで子宮筋の収縮を起こす
ジノプロスト（PGF$_{2\alpha}$） （プロスタルモン®・F） （→223ページ）	妊娠末期における陣痛誘発・陣痛促進・分娩促進	前置胎盤、児頭骨盤不均衡、重度胎児機能不全、過強陣痛、オキシトシン・ジノプロスト投与中の患者、気管支喘息	過強陣痛、胎児機能不全、心室細動・心停止・ショック、呼吸困難、腸管蠕動運動亢進	プロスタグランジンが子宮筋を収縮させる詳細な作用機序は不明
ジノプロストン （PGE$_2$） （プロスタグランジンE$_2$） （→223ページ）	妊娠末期における陣痛誘発ならびに陣痛促進	前置胎盤、児頭骨盤不均衡、過強陣痛、胎児機能不全、帝王切開または子宮切開等の既往、オキシトシン・ジノプロスト投与中の患者	過強陣痛、胎児機能不全徴候、嘔気・嘔吐、顔面紅潮	プロスタグランジンが子宮筋を収縮させる詳細な作用機序は不明
ゲメプロスト（PGE$_1$誘導体） （プレグランディン®） （→224ページ）	妊娠中期における治療的流産	前置胎盤、骨盤内感染による発熱	子宮破裂、子宮頸管裂傷、心筋梗塞	プロスタグランジンが子宮筋を収縮させる詳細な作用機序は不明
メチルエルゴメトリンマレイン酸塩 （メチルエルゴメトリン） （→224ページ）	子宮収縮の促進、子宮出血の予防および治療目的	妊婦、児頭娩出前、重篤な虚血性心疾患またはその既往、敗血症	心筋梗塞、狭心症、冠動脈れん縮、房室ブロック	子宮平滑筋に選択的に作用して子宮を持続的に収縮させる

🔖 投与後の胎児機能不全や過強陣痛に注意

　子宮収縮薬は、分娩誘発・促進、微弱陣痛などの際に有効な薬剤だが、投与にあたっては分娩監視装置を用いた分娩監視を行い、胎児機能不全や過強陣痛に注意することが重要である。オキシトシン、ジノプロスト（プロスタグランジンF$_{2a}$）、ジノプロストン（プロスタグランジンE$_2$）は、陣痛促進のための薬剤として臨床現場で使用されており、このうちオキシトシンとプロスタグランジンF$_{2a}$は、点滴静注によって投与量を厳密にコントロールしながら使用する。プロスタグランジンE$_2$は内服薬であり、子宮収縮の厳密なコントロールができないため、注意が必要である。

併用によって過強陣痛を引き起こす可能性があり、単独での使用が推奨されている。プロスタグランジンF_{2a}は気管支を収縮する可能性があるため、気管支喘息の患者には禁忌となるので注意する。

ゲメプロストは妊娠中期における治療的流産の際に使用する腟坐剤で、母体保護法指定医師が使用する。妊娠12週以降の治療的流産を目的に、プロスタグランジンF_{2a}を卵膜外に投与することもある。メチルエルゴメトリンマレイン酸塩は児の娩出後に子宮収縮を促進するために使用する薬剤で、持続的に子宮筋を収縮させる作用がある。

「産婦人科診療ガイドライン：産科編2017」に基づいた子宮収縮薬投与時の注意点

● 文書による同意を取る

子宮収縮薬の使用に際して、妊娠を早期に終結できるなどの得られる有益性と、過強陣痛で胎児機能不全を来すことなどの危険性について説明の上、文書による同意を得ることが勧められる。

● 胎児心拍数陣痛図を必ず記録する

胎児心拍数陣痛図によって有害事象を未然に防止できる可能性があるので、投与開始前から記録し、投与中は連続モニタリングを行う。

● 精密持続点滴装置（輸液ポンプ）を用いる

投与（量）速度を正確に把握する上で大切である。

● メトロイリンテル挿置後、1時間以上経過して投与を開始

過強陣痛の原因となることを避けるため、メトロイリンテル挿置後、1時間は経過をみる。

● プロスタグランジンE_2錠の内服後は1時間休薬する

別の子宮収縮薬に切り換える場合には、同錠剤を内服後、1時間は経過をみる。

● 同時併用はしない

過強陣痛を避けるため、子宮収縮薬による陣痛誘発・促進はかならず単剤で行う。

● 投与中は胎児心拍数陣痛図による評価を繰り返す

胎児のwell-beingを確認するため、トイレ歩行時を除き、連続モニタリングを行う。

● 増量や再投与の判断には5つの条件を確認する

増量や再投与の際は、以下の5つをすべて満たしていることを確認する。

①分娩進行に対して子宮収縮が不十分である

②胎児機能不全（レベル3〜5）がない

③子宮頻収縮（5回以上/10分）がない

④前回増量から30分以上経過している（内服薬では1時間以上）

⑤最大投与量に達していない

2

産科急変時①産科危機的出血

順天堂大学医学部産婦人科学講座 非常勤講師 ● **平井千裕** ひらいちひろ

同 先任准教授 ● **牧野真太郎** まきのしんたろう

一般名（商品名）	適 応	禁 忌	副作用	作用機序
トラネキサム酸 （トランサミン®） （→225ページ）	分娩時異常出血（経腟分娩1L以上、帝王切開2L以上）、SI≧1、大量出血による凝固障害	トロンビン投与中の患者	血栓塞栓症	フィブリンは線溶系においてプラスミンより徐々に分解され溶解される。トラネキサム酸はプラスミンの前駆物質であるプラスミノゲンからプラスミンへの変換を阻害するとともに、プラスミンやプラスミノゲンがフィブリンに結合するのを阻止する。凝固系を活性化させ線溶系を阻害することによって止血作用を発現する
乾燥人フィブリノゲン （フィブリノゲンHT） （→225ページ）	（保険適用外） 産科危機的出血、バイタルサイン異常（乏尿、末梢循環不全）、SI≧1.5、産科DICスコア≧8点、低フィブリノゲン血症、大量出血による凝固障害		血栓塞栓症	フィブリノゲンが蛋白分解酵素トロンビンに対する基質として働き、トロンビンの作用を受けてフィブリノペプタイドを遊離し、フィブリン（フィブリン・モノマー）に変わる。このフィブリン・モノマーがさらにポリマーとなり、XⅢ因子、Ca^{2+}の存在下でフィブリン塊を作り血液を凝固させる

💊 DIC治療薬の特徴とその使用方法

　産科出血は突発的で大量になることがあり、二次的な弛緩出血を起こして急速に播種性血管内凝固症候群（disseminated intravascular coagulation；DIC）へと至る。分娩時の異常出血は経腟分娩1L以上、帝王切開2L以上と定義されているが、羊水も混入し過小評価しやすい上、分娩中の脱水状態や妊娠高血圧腎症などの妊娠合併症の影響で実際の出血より少量でもDICに陥り、二次的な弛緩出血を引き起こして大量出血を繰り返す悪循環に至ることもある。

　妊婦の出血による凝固障害には、大量出血による希釈性凝固障害のみならず、常位胎盤早期剥離、羊水塞栓症、死胎児稽留症候群など早期からDICとなる消費性凝固障害、妊娠高血圧腎症やHELLP症候群など血管内皮障害や血管内脱水からDICに至るものもあるため、産科合併症の有無の把握とともに出血原因を鑑別しながら、同時に出血量のみならず全身状態を見ながら迅速・適切に管理することが求められる。

　大量出血となった際は図1のフローチャートにあるように、計測出血量とともにショック

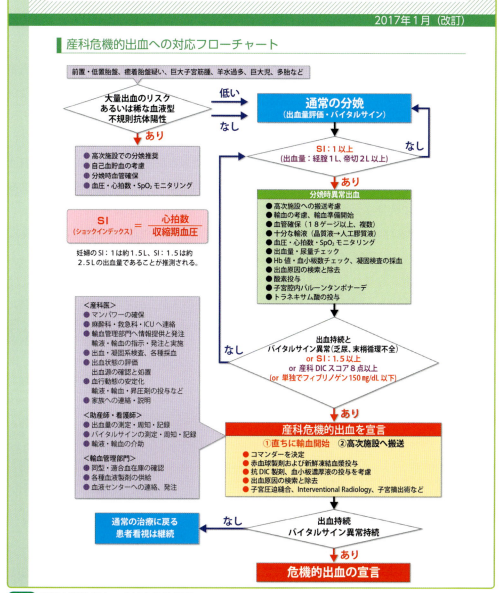

図1 産科危機的出血への対応指針2017

インデックス（Shock Index：SI：脈拍数／収縮期血圧）を参考に、必要に応じて輸液・輸血を開始する。産科異常出血またはSI≧1の場合は、十分な輸液とともに継続的にバイタルを確認し、輸血を準備し開始を考慮する。

　さらに出血が持続してSI≧1.5、バイタルサイン異常（乏尿、末梢循環不全）、産科DICスコア≧8点のいずれかが出現した場合、産科危機的出血と診断して直ちに輸血を開始する。妊婦健診時の血液型と不規則抗体検査は緊急輸血時に有用であり、緊急時には交差試験を省略してABO同型血を使用する。同型血が不足する場合はABO異型血を用いる。血漿フィブリノゲンが200mg/dL以下では、positive predictive value100％で重度の産後出血が発生するため、可及的速やかにフィブリノゲン値を150mg/dL以上に補正し、より確実な凝固能のために200mg/dL以上を目標に、新鮮凍結血漿（FFP）を中心とした血液製剤および凝固因子製剤を補充する。

　乾燥人フィブリノゲンは保険適用外の凝固因子製剤であるが、3g（1gを50mLの溶解液で溶かすため計150mL）でFFP-LR 12〜15単位に相当するフィブリノゲン量を投与することができ、FFP大量投与による循環系過剰負荷やナトリウム負荷が軽減される。

　トラネキサム酸は抗線溶作用による止血作用により、治療抵抗性の弛緩出血に有効であることがわかっている。「産科危機的出血への対応ガイドライン」は2010年に関連5団体により初めて策定され、今日の臨床において広く用いられているが、2017年の改訂版から、分娩時異常出血が出現した際の対応としてトラネキサム酸投与が追加された（**図1**）。ただし、投与の際には血栓症の発症リスクも上昇するため、過剰投与には注意する。

引用・参考文献

1) Takeda, S., Makino, S. et al. Japanese Clinical Practice Guide for Critical Obstetrical Hemorrhage（2017 revision）. J Obstet Gynaecol Res. 43(10), 2017, 1517-21.

3

産科急変時②子癇

北海道大学病院産科・周産母子センター 准教授／副センター長 ● 森川　守 もりかわまもる

一般名（商品名）	適　応	禁　忌	副作用	作用機序
硫酸マグネシウム・ブドウ糖配合（$MgSO_4$）（マグセント®）（→226ページ）	重症妊娠高血圧症候群における子癇の発症抑制および治療 切迫早産における子宮収縮抑制	重症筋無力症、心ブロックの既往、低張性脱水症	高マグネシウム血症、マグネシウム中毒	同族元素であるマグネシウムがカルシウムと拮抗して、カルシウムチャンネルに結合することによってカルシウムチャンネルを抑制し、神経筋伝達を遮断する
ジアゼパム（セルシン®）（→226ページ）	てんかん様重積状態における痙攣抑制 分娩時の不安・興奮・抑うつの軽減	急性狭隅角緑内障、重症筋無力症	舌根沈下による上気道閉塞、呼吸抑制	ベンゾジアゼピン受容体に結合し、複合体を形成しているGABAA受容体を活性化し、クロルイオンを細胞内に流入させ、神経細胞の興奮を抑制する
フェニトイン（アレビアチン®）	てんかん様痙攣発作が長時間引き続いて起こる場合（てんかん発作重積症）急速にてんかん様痙攣発作の抑制が必要な場合	洞性徐脈、高度の刺激伝導障害	心停止、心室細動、呼吸停止など	てんかん様痙攣発作焦点からのてんかん発射の広がりを阻止する

抗痙攣薬の第一選択薬はジアゼパム[1]

　子癇における痙攣を、てんかんや脳卒中の際の痙攣と鑑別することは容易ではない。わが国ではてんかんや脳卒中における痙攣時の抗痙攣薬の第一選択薬はジアゼパム、第二選択薬はフェニトインとされている。ジアゼパム投与では呼吸抑制に注意する。一次医療施設においては上記薬剤による痙攣治療を行いつつ、高次医療施設への搬送を考慮する。

子癇の痙攣抑制には$MgSO_4$[1]

　痙攣が治まったら、子癇や脳卒中を念頭に置いて治療する。WHOでは子癇発作時の抗痙攣薬として、母体死亡や痙攣再発予防に優れている硫酸マグネシウム水和物（$MgSO_4$）の使用を推奨している。子癇の痙攣抑制ならびに再発予防には、$MgSO_4$の持続点滴投与を行う。$MgSO_4$（有効血中濃度は4～7mEq/L）投与時は高マグネシウム血症やマグネシウム中毒などの重篤な副作用が惹起されることがあるため、慎重な観察を行う。

　血中マグネシウム濃度と中毒症状には相関があることが知られている（**表1**）。マグネシウムイオンは容易に胎盤を通過するため、本剤を分娩前24時間以内に投与した場合は、新

表1 血中マグネシウム濃度と中毒症状

血中濃度（mg/dL）	症　状
8.4〜12	膝蓋腱反射消失
12〜14.4	呼吸抑制
14.4〜	呼吸麻痺、呼吸停止、不整脈（房室ブロック、伝導障害）

生児に呼吸障害、筋緊張低下、腸管麻痺などの高マグネシウム血症を引き起こす場合があり、生後から24〜48時間まで監視を行う。腎機能が低下していると血中濃度が上昇しやすく、減量や中止を考慮する。マグネシウム中毒時にはグルコン酸カルシウム水和物（カルチコール®）1gをゆっくり静脈注射する。なお、$MgSO_4$とジアゼパムの併用は禁忌ではない。呼吸抑制に注意し併用する。

💊 降圧目標と緊急降圧薬[2]

　血圧が160/110mmHg以上の場合には、降圧薬による高血圧軽症レベル（140〜159/90〜109mmHg）まで降圧する。特に高血圧緊急症（180/120mmHg以上）では、脳心腎大血管急性障害の進行が推測されるため、速やかな降圧治療開始が勧められている。急激で大きな降圧は脳血流量自動調節能障害による脳虚血を誘発する可能性があるため、容量を調節しやすい持続静脈注射で治療を開始する。

　緊急降圧薬として、ニカルジピン塩酸塩（ペルジピン®）とヒドララジン塩酸塩（アプレゾリン®）が推奨されている。ヒドララジン塩酸塩には頭蓋内圧上昇作用があり、脳出血未止血時の使用は控える。子癇の再発予防に投与される$MgSO_4$は降圧作用が弱いため、降圧薬の併用を行う。なお、$MgSO_4$とニカルジピン塩酸塩の併用は禁忌ではない。呼吸抑制や低血圧に注意し併用する。また、高血圧に子癇あるいは脳卒中を合併した場合には、妊娠高血圧腎症（重症）と診断し、入院管理下で治療を行う。

引用・参考文献

1) 日本産科婦人科学会／日本産婦人科医会. "CQ309-3 妊産褥婦が痙攣を起こしたときの対応は？". 産婦人科診療ガイドライン：産科編 2017. 東京, 日本産科婦人科学会, 2017, 199-204.
2) 日本産科婦人科学会／日本産婦人科医会. "CQ309-2 妊娠高血圧腎症と診断されたら？". 前掲書1. 194-8.

4

血栓塞栓症

順天堂大学医学部産婦人科学講座 助教 ● 竹田　純　たけだ じゅん

一般名（商品名）	適　応	禁　忌	副作用	作用機序
アスピリン （バイアスピリン®） （→227ページ）	狭心症、心筋梗塞、虚血性脳血管障害など	出産予定日12週以内の妊婦、アスピリン喘息など	ショック、アナフィラキシー、出血、中毒性表皮壊死融解症、喘息発作、肝機能障害	低用量アスピリンはシクロオキシゲナーゼ1（COX-1）を阻害（セリン残基のアセチル化）することによりトロンボキサンA_2（TXA_2）の合成を阻害し、血小板凝集抑制作用を示す
ヘパリンナトリウム ヘパリンカルシウム （ヘパリンナトリウム ヘパリンカルシウム） （→227ページ）	汎発性血管内血液凝固症候群の治療、血栓塞栓症	出血している患者、出血する可能性のある患者、重篤な肝障害のある患者、重篤な腎障害のある患者、中枢神経系の手術または外傷後日の浅い患者、ヘパリン起因性血小板減少症など	ショック、アナフィラキシー様症状、出血、血小板減少、HITなどに伴う血小板減少・血栓症	ヘパリンはO-およびN-硫酸基を持ったムコ多糖類で、その強い陰イオン活性によって蛋白質と反応し、抗凝血作用を現す ヘパリンは、ヘパリンCo-factor（Antithrombin Ⅲ）と結合することにより、種々の活性化凝固因子（トロンビン、Ⅹa、Ⅸa、Ⅺa、Ⅻa）に対する阻害作用を促進して抗凝血作用を発揮する
ワルファリンカリウム （ワーファリン） （→228ページ）	血栓塞栓症の治療および予防	出血している患者、出血する可能性のある患者、重篤な肝障害・腎障害のある患者、中枢神経系の手術または外傷後日の浅い患者、妊婦、骨粗鬆症治療薬ビタミンK_2製剤を投与中の患者、イグラチモドを投与中の患者など	出血、皮膚壊死、カルシフィラキシス（周囲に有痛性紫斑を伴う有痛性皮膚潰瘍、皮下脂肪組織または真皮の小〜中動脈の石灰化）、肝機能障害など	ビタミンK作用に拮抗し、肝臓におけるビタミンK依存性血液凝固因子（プロトロンビン、第Ⅶ、第Ⅸ、および第Ⅹ因子）の生合成を抑制して抗凝固効果および抗血栓効果を発揮する 血中に遊離するPIVKA（Protein induced by Vitamin K absence or antagonist：プロトロンビン前駆体）が増加することにより抗凝固作用および血栓形成抑制作用を持つ
エノキサパリンナトリウム （クレキサン®） （→228ページ）	静脈血栓塞栓症の発症リスクの高い腹部手術施行患者における静脈血栓塞栓症の発症抑制 下肢整形外科手術施行患者における静脈血栓塞栓症の発症抑制 股関節全置換術、膝関節全置換術、股関節骨折手術	本剤の成分またはヘパリン、ヘパリン誘導体（低分子量ヘパリンなど）に対し過敏症の既往歴のある患者 出血している患者、急性細菌性心内膜炎患者、重度の腎障害 ヘパリン起因性血小板減少症の既往歴のある患者	ショック、アナフィラキシー、血腫・出血、血小板減少、肝機能障害など	エノキサパリンナトリウムはアンチトロンビンⅢ（ATⅢ）と複合体を形成し、ATⅢの第Ⅹa因子および第Ⅱa因子阻害作用を促進して抗凝固作用を発現する

一般名（商品名）	適 応	禁 忌	副作用	作用機序
ダルテパリンナトリウム（フラグミン®）（→228ページ）	血液体外循環時の灌流血液の凝固防止汎発性血管内血液凝固症	高度な出血症状を有する患者（汎発性血管内血液凝固症［DIC］を除く）ヘパリン起因性血小板減少症の既往歴のある患者本剤の成分またはヘパリン、他の低分子量ヘパリンに対し過敏症の既往歴のある患者重篤な肝障害またはその既往歴のある患者	ショック・アナフィラキシー様症状、出血、血小板減少、血栓症	抗凝固作用はアンチトロンビンⅢとの相互作用が主な作用
フォンダパリヌクスナトリウム（アリクストラ®）（→229ページ）	腹部手術の静脈血栓塞栓症の発症抑制下肢整形外科手術の静脈血栓塞栓症の発症抑制	本剤の成分に対して過敏症の既往歴のある患者、出血している患者、急性細菌性心内膜炎の患者、重度の腎障害	肝機能障害、血小板数増加、出血、貧血、発疹、凝固障害、血小板減少症、高ビリルビン血症など	ATⅢに高親和性に結合し、ATⅢの抗第Ⅹa因子活性を顕著に増強させることによりトロンビン産生を阻害するフォンダパリヌクスの作用は第Ⅹa因子に対して選択的であり、ヘパリンとは異なり、ATⅢの抗トロンビン活性をほとんど増強しない
エドキサバントシル酸塩水和物（リクシアナ®）（→229ページ）	非弁膜症性心房細動患者における虚血性脳卒中および全身性塞栓症の発症抑制静脈血栓塞栓症（深部静脈血栓症および肺血栓塞栓症）の治療および再発抑制下記の下肢整形外科手術施行患者における静脈血栓塞栓症の発症抑制膝関節全置換術、股関節全置換術、股関節骨折手術	本剤の成分に対し過敏症の既往歴のある患者、出血している患者、急性細菌性心内膜炎の患者、腎不全、凝血異常を伴う肝疾患の患者	出血、肝機能障害、間質性肺疾患など	ヒトの活性化血液凝固第Ⅹ因子（FⅩa）を競合的かつ選択的に阻害
アピキサバン（エリキュース®）（→229ページ）	非弁膜症性心房細動患者における虚血性脳卒中および全身性塞栓症の発症抑制静脈血栓塞栓症（深部静脈血栓症および肺血栓塞栓症）の治療および再発抑制	本剤の成分に対し過敏症の既往歴のある患者、臨床的に問題となる出血症、血液凝固異常および臨床的に重要な出血リスクを有する肝疾患患者、腎不全など	出血、肝機能障害、間質性肺疾患など	外因性および内因性血液凝固経路の収束点である第Ⅹa因子を阻害することにより、その下流のプロトロンビンからトロンビンへの変換を抑制し、直接的な抗血液凝固作用および間接的な抗血小板作用を示す

リバーロキサバン（イグザレルト®）（→229ページ）	深部静脈血栓症および肺血栓塞栓症の治療および再発抑制 非弁膜症性心房細動患者における虚血性脳卒中および全身性塞栓症の発症抑制	本剤の成分に対し過敏症の既往歴のある患者、出血している患者 凝固障害を伴う肝疾患の患者、中等度以上の肝障害（Child-Pugh分類BまたはCに相当）のある患者 妊婦または妊娠している可能性のある女性 HIVプロテアーゼ阻害剤を投与中の患者 コビシスタットを含有する製剤を投与中の患者 アゾール系抗真菌剤の経口または注射剤を投与中の患者 急性細菌性心内膜炎の患者、腎不全	出血、肝機能障害、間質性肺疾患、血小板減少など	内因系および外因系血液凝固カスケード中の第Ⅹa因子を本剤が阻害することでトロンビン産生および血栓形成が抑制される トロンビンを阻害せず、また血小板に対する直接作用を有さない

分娩後の抗凝固薬

ヘパリンはAPTT、ワルファリンはPT-INRで、いずれもその血中濃度の測定が必要であるが、選択的Ⅹa阻害薬は血中濃度を測定する必要がなく簡便に使用できる上、ヘパリンやワルファリンと同等の効果があるといわれている。

近年、選択的Ⅹa阻害薬は妊婦や授乳婦に使用されるケースも増えてきており、重篤な副作用の発現は少ないとされているが、その安全性は未だ確立されておらず、症例の蓄積が望まれている。なお、ワルファリンとリバーロキサバンは妊婦に対して禁忌である。

COLUMN
ラピッドトコライシス

聖隷浜松病院産婦人科・総合周産期母子医療センター産婦人科 部長 ● 村越　毅 むらこしたけし

ラピッドトコライシスとは？

　子宮収縮抑制のことをトコライシス（tocolysis）とよぶ。規則的な子宮収縮により分娩が切迫している状態（切迫早産など）に、子宮収縮抑制薬を投与することで分娩を延長させる効果を期待して治療を行うことが一般的である。切迫早産に対してリトドリン塩酸塩もしくは硫酸マグネシウムでトコライシスを行う。

　切迫早産以外でも、帝王切開時の急激な子宮収縮に伴う児の嵌頓や、子宮内反症の整復時などにおいて子宮収縮抑制薬が使用されることがあり、この目的においては、できるだけ短時間で迅速に子宮収縮が抑制され、十分な子宮筋の弛緩が得られることが大切であり、投与を中止した場合にも速やかに子宮収縮抑制効果が消失することが求められる。この効果を狙って子宮収縮を抑制することが「ラピッドトコライシス（迅速子宮収縮抑制）」であり、通常の切迫早産に対するトコライシスとは異なる薬品を、異なる使用法で用いる (表1, 2)[1〜9]。

どんなときに必要か？

　分娩時や帝王切開時など、日常の産科臨床においても、さまざまな状況でラピッドトコライシスが必要な場面が存在する (表3)[1〜9]。

　帝王切開では、破水後（破膜後）の急激な子宮筋収縮により胎児が子宮筋で捕捉（trap）されることがある。この状況は未熟児の帝王切開、足位や横位などの胎位異常、骨盤位の児頭娩出時、多胎の第2子以降の胎位異常にしばしば経験する。これらの場合、ラピッドトコライシスを行うことで、内回転や後続児頭の娩出などの子宮内操作が容易になる。

　経腟分娩では、骨盤位における後続児頭の嵌頓や胎盤娩出時の胎盤嵌頓、子宮内反症の整復などのほかに、臍帯脱出や急激な臍帯圧迫による胎児持続性徐脈出現時の子宮筋弛緩による胎内蘇生としても行われる。双胎第2子の分娩においては、胎位異常による内回転・外回転を必要とするときや、懸鉤の整復などの子宮内操作時にラピッドトコライシスが必要となる。

　妊娠中期の胎胞膨隆などにおける緊急頸管縫縮術時にも、子宮の圧力を減じて胎胞を子宮内へ押し戻すためにラピッドトコライシスは有用である。

ラピッドトコライシスの使用薬剤

　ラピッドトコライシスに使用する薬剤および使用法は、切迫早産におけるトコライシスとはかなり異なるため、使用薬剤の利点と欠点、および使用法について十分理解しておくことが必要である (表2)。

COLUMN ラピッドトコライシス

表1 ラピッドトコライシスに用いる薬剤の特徴

短時間で迅速に子宮収縮が抑制される

十分な子宮筋の弛緩を得られる

投与を中止した場合には速やかに子宮収縮抑制効果が消失する

妊産婦および胎児に安全な薬剤である

表2 ラピッドトコライシスに用いる薬剤の利点および欠点

	利 点	欠 点	使用法
ニトログリセリン	● 静脈内投与ができる ● 作用発現が短い（60秒以内に効果が発現し、90～120秒で効果はピークに達する） ● 半減期が短い（2～5分で速やかに効果がなくなる） ● 意識レベルを保ったままで操作ができる	● 血圧下降 ● 麻酔作用はない	● 50～100μgの初回静脈投与 ● 症状に応じて追加投与 ● 通常100～300μgまでで十分な効果が発現する（● 保険適用では、1回60～90μg、最大100μgを緩徐に静脈内に投与する）
セボフルラン	● 作用発現時間が比較的短い（2～5分で十分な効果が得られる） ● 麻酔薬であるため侵襲的な手技や手術がそのまま行える	● 麻酔管理（全身管理）が必要 ● 長時間の使用では深麻酔の危険がある ● 弛緩出血のリスク ● マスク＆バッグ、ラリンジアルマスク、気管挿管が必要である	● 3～5%の吸入濃度で開始 ● 2～5分で十分な効果発現 ● 必要な処置が終了したら速やかに吸入を中止し術後の弛緩出血のリスクを回避する
リトドリン塩酸塩	● 産科医として使い慣れている薬品である	● 動悸や頻脈がほぼ必発	● 1アンプルを5%ブドウ糖液500mLに加えて、300mL/時間で投与

　切迫早産などで通常使用されているリトドリン塩酸塩や硫酸マグネシウムなどの子宮収縮抑制薬は点滴静注が可能なため使いやすいが、陣痛が始まっている子宮に対しては即効性に乏しく、大量投与では母体への副作用が問題となる。硬膜外麻酔は分娩時に硬膜外チューブを留置していれば簡便に行えるが、即効性の点ではリトドリン塩酸塩や硫酸マグネシウムと同様に不利である。

　ラピッドトコライシスが必要な状況では、極めて速やかな子宮収縮抑制と、それに引き続く子宮内操作および帝王切開が必要となるため、ニトログリセリン静脈内投与もしくは吸入麻酔薬であるセボフルラン投与のいずれかが合目的である。いずれの薬剤も作用時間が非常に短く、ラピッドトコライシスを行う上では理にかなった薬剤である（**表1**）。それぞれの薬剤の利点と使用のコツを理解し、緊急時に備えておくことが大切である。また、日本でラピッドトコライシス目的に適応外使用として保険で認められているのはニトログリセリンの

ペリネイタルケア　2019　新春増刊　**139**

表3	ラピッドトコライシスが必要な産科的状況
帝王切開時	破膜後の急激な子宮収縮により胎児が子宮筋で捕捉（trap）される状態 ●骨盤位における児頭娩出困難 ●横位や足位の時における胎児の子宮内嵌頓 ●未熟児帝王切開時の破水後の胎児trap
分娩時	分娩第1期・2期 ●骨盤位における後続児頭娩出困難 ●臍帯脱出 ●急激な臍帯圧迫による持続性徐脈 分娩第3期 ●胎盤嵌頓 ●子宮内反症
双胎第2子分娩時	第1子娩出後の胎位異常 ●外回転 ●内回転 懸鈎（interlock）が起こったときの子宮内操作
胎胞膨隆	緊急頸管縫縮術時の子宮筋弛緩

みであることを知っておく必要がある。

● **ニトログリセリン**

ニトログリセリンは静脈内投与が可能であるため、分娩室および手術室での第一選択の薬剤である。作用発現が速やかであり、通常は60秒以内に効果が現れ、90〜120秒で効果はピークに達する。また、半減期が短いため2〜5分で速やかに効果がなくなることも合目的である。しかし、血圧降下作用があり、低血圧に対しての注意が必要である。50〜100μgの初回静脈内投与（bolus）を行い、効果および血圧を確認しながら必要量をボーラス投与にて追加していく。通常は100〜300μg程度で十分な効果が発現する。使用前に十分な補液を行い、昇圧薬を準備しながら使用することが望ましい。

未熟児帝王切開ではあらかじめシリンジに薬剤を用意しておき、子宮切開前に50〜100μgを投与することで、児娩出時に最適な子宮筋の弛緩が得られる。骨盤位帝王切開において後続児頭の娩出困難なときも、逆T字切開を試みる前にニトログリセリンによるラピッドトコライシスを試みる価値がある。また、麻酔作用がないため、意識レベルを保ったままで各種手技が施行可能であり、分娩直後の母児接触が速やかに行えることも魅力の一つである。

● **セボフルラン**

吸入麻酔薬であるセボフルランは3〜5％の高濃度で使用すると2〜5分で通常の子宮内操作に必要な十分な子宮筋の弛緩を得ることができる[4]。薬剤投与にはマスク＆バッグやラリンジアルマスク、もしくは気管挿管が必要であるが、麻酔薬であるため侵襲度の高い操作（子宮内反症整復など）が必要なときや引き続き緊急帝王切開となるとき（臍帯脱出、胎児持続性徐脈など）には特に有用である。

急激な臍帯圧迫による持続性徐脈の場合は引き続き緊急帝王切開となるため、高濃度セボフルランおよび酸素にて子宮筋の十分な弛緩（ラピッドトコライシス）を行うことで臍帯圧迫が解除され、児娩出までの間に麻酔と胎内蘇生が両方行えるため、理にかなった使用法である。また、子宮内反症や双胎第2子の胎位異常などにおいても、子宮内操作が完遂できない場合は、帝王切開や開腹術などに速やかに移行しなければならないため、ニトログリセリンによるラピッドトコライシスを行いながら、いつでも高濃度セボフルレンによる麻酔に切り替えられる状態でスタンバイすることも大切である。

セボフルランは長時間使用すると弛緩出血のリスクが増大するため、必要な処置が終了したら速やかに他の麻酔（硬膜外麻酔、脊椎麻酔）に切り替えるか、通常の低濃度のセボフルランで維持する[4,7]。未熟児帝王切開や胎胞膨隆の緊急頸管縫縮術でも第一選択はニトログリセリンであるが、期待された効果が得られないときにはセボフルランの併用を考慮する[1,5,8]。

おわりに

ラピッドトコライシスが必要な状況 **(表3)** はハイリスクを扱う周産期センターでなくとも、分娩を取り扱っている施設ではどこでも起こりうる。子宮収縮が原因で娩出が困難となった場合には、どの薬剤をどのように使用するかを理解し、事前にイメージトレーニングを行うことが大切である。また、ラピッドトコライシス後の子宮内操作（後続児頭娩出、内回転、外回転、子宮内反整復など）に関しても同様にイメージトレーニングを行い不慮の事態に備えることが大切である。

引用・参考文献

1) Redick, LF. et al. A new preparation of nitroglycerin for uterine relaxation. Int J Obstet Anesth. 4(1), 1995, 14-6.
2) Vinatier, D. et al. Utilization of intravenous nitroglycerin for obstetrical emergencies. Int J Gynaecol Obstet. 55(2), 1996, 129-34.
3) Dufour, P. et al. The use of intravenous nitroglycerin for cervico-uterine relaxation: a review of the literature. Arch Gynecol Obstet. 261(1), 1997, 1-7.
4) 村越毅ほか. 超未熟児における幸帽児帝王切開の工夫：セボフルレン麻酔，子宮下部J字切開，完全被膜児娩出. 産婦人科手術. 10, 1999, 55-63.
5) O'Grady, JP. et al. Nitroglycerin for rapid tocolysis：development of a protocol and a literature review. J Perinatol. 20(1), 2000, 27-33.
6) Johansson, BG. et al. A case of locked twins successfully treated with nitroglycerin sublingually before manual reposition and vaginal delivery. Acta Obstet Gynecol Scand. 80(3), 2001, 275-6.
7) 村越毅. 帝王切開を巡る新たな展開 早産帝王切開時の対応：麻酔法，手技. 産婦人科の実際. 53(13)，2004，2029-35.
8) 村越毅. 産婦人科薬物処方の実際 分娩時の産科異常：過強陣痛. 産科と婦人科. 72(suppl)，2005，95-8.
9) Chandraharan, E. et al. Acute tocolysis. Curr Opin Obstet Gynecol. 17(2), 2005, 151-6.

第1部
くすり大解説
第4章 産褥期のくすり

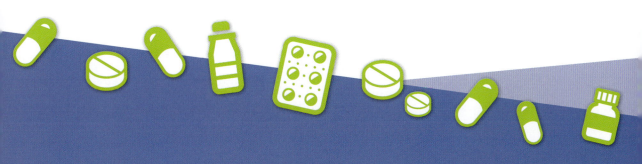

乳腺炎

茅ヶ崎市立病院産婦人科 部長 ● **青木宏明** あおき ひろあき

一般名（商品名）	適　応	禁　忌	副作用	作用機序
アセトアミノフェン（カロナール®）（→230ページ）	乳房緊満、乳汁うっ滞性乳腺炎、化膿性乳腺炎、乳房膿瘍	1. 消化性潰瘍 2. 重篤な血液の異常 3. 重篤な肝障害 4. 重篤な腎障害 5. 重篤な心機能不全 6. 本薬剤に対する過敏症 7. アスピリン喘息	1. ショック、アナフィラキシー 2. 中毒性表皮壊死融解症（Toxic Epidermal Necrolysis；TEN）、皮膚粘膜眼症候群（Stevens-Johnson症候群）、急性汎発性発疹性膿疱症 3. 喘息発作の誘発 4. 劇症肝炎、肝機能障害、黄疸 5. 顆粒球減少症 6. 間質性肺炎 7. 間質性腎炎、急性腎不全	視床下部における体温調節中枢に作用し、熱放散を増大させることで解熱作用を表す。また、体温調節中枢に関わるプロスタグランジンの合成阻害作用により解熱作用を表す
イブプロフェン（ブルフェン®）（→230ページ）	乳房緊満、乳汁うっ滞性乳腺炎、化膿性乳腺炎、乳房膿瘍	1. 消化性潰瘍 2. 重篤な血液の異常 3. 重篤な肝障害 4. 重篤な腎障害 5. 重篤な心機能不全 6. 重篤な高血圧症 7. 本薬剤に対する過敏症 8. アスピリン喘息 9. ジドブジン投与中 10. 妊娠後期	1. ショック、アナフィラキシー様症状 2. 再生不良性貧血、溶血性貧血、無顆粒球症、血小板減少 3. 消化性潰瘍、胃腸出血、潰瘍性大腸炎 4. 中毒性表皮壊死融解症（Toxic Epidermal Necrolysis；TEN）、皮膚粘膜眼症候群（Stevens-Johnson症候群） 5. 急性腎不全、間質性腎炎、ネフローゼ症候群 6. 無菌性髄膜炎 7. 肝機能障害、黄疸 8. 喘息発作	アラキドン酸カスケードのシクロオキシゲナーゼ（COX）を阻害することで、プロスタグランジン類、主にPGE₂の合成抑制によって鎮痛・解熱・抗炎症作用を発揮する
アモキシシリン水和物・クラブラン酸カリウム配合（オーグメンチン®）（→231ページ）	乳汁うっ滞性乳腺炎（発症24時間後以降あるいは感染が疑われる場合）、化膿性乳腺炎、乳房膿瘍	1. 本剤の成分によるショックの既往歴のある患者 2. 伝染性単核症のある患者 3. 本剤の成分による黄疸又は肝機能障害の既往歴のある患者	1. ショック、アナフィラキシー 2. 中毒性表皮壊死融解症（Toxic Epidermal Necrolysis；TEN）、皮膚粘膜眼症候群（Stevens-Johnson症候群）、多形紅斑、急性汎発性発疹性膿疱症、紅皮症（剥脱性皮膚炎） 3. 無顆粒球症、顆粒球減少、血小板減少 4. 急性腎障害 5. 偽膜性大腸炎、出血性大腸炎 6. 肝障害 7. 間質性肺炎、好酸球性肺炎 8. 無菌性髄膜炎	β-ラクタム系抗生物質であるアモキシシリンにβラクタマーゼ阻害薬であるクラブラン酸を配合することによって、βラクタマーゼ産生菌に効果がある

| セファレキシン
（ケフレックス®）
（→231ページ） | 乳汁うっ滞性乳腺炎（発症24時間後以降あるいは感染が疑われる場合）、化膿性乳腺炎、乳房膿瘍 | 本剤の成分によるショックの既往歴のある患者 | 1. ショック、アナフィラキシー（頻度不明）
2. 急性腎不全（頻度不明）
3. 溶血性貧血（頻度不明）
4. 偽膜性大腸炎（頻度不明）
5. 中毒性表皮壊死融解症（Toxic Epidermal Necrolysis；TEN）、皮膚粘膜眼症候群（Stevens-Johnson症候群）（頻度不明）
6. 間質性肺炎、PIE症候群（頻度不明） | β-ラクタム環のC-N結合の部分が菌の細胞壁形成酵素と結合し、細胞壁のムコペプチド合成を阻害することによる溶菌作用で、その作用は殺菌的である |
| 葛根湯
（ツムラ葛根湯エキス顆粒）
（→232ページ） | 乳房緊満、乳汁うっ滞性乳腺炎 | 記載なし | 1. 偽アルドステロン症
2. ミオパチー
3. 肝機能障害、黄疸 | 主成分である葛根には鎮痛作用、筋攣縮を寛解する作用があるとされる |

🔖 治療の基本は、乳汁のうっ滞を取り去ること

　乳腺炎とは、圧痛・熱感・腫脹のあるくさび形をした乳房の病変で、38.5℃以上の発熱、悪寒、インフルエンザ様の体の痛みや全身性の疾患としての症状を伴う[1]。産褥期の乳腺炎の発生頻度は2〜33％だが、膿瘍形成までに至る頻度は乳腺炎全体の4〜11％とされている[2]。乳腺炎は大きく乳汁うっ滞性乳腺炎と化膿性乳腺炎の2つに分けられ、特に前者では必ずしも細菌感染を伴うわけではない。

　乳腺炎に対する不適切な対応や治療の遅れは、乳汁うっ滞性乳腺炎から化膿性乳腺炎、膿瘍形成を引き起こすことになりうるため、迅速な対処が必要である。乳汁うっ滞性乳腺炎の段階での治療の基本は、乳汁のうっ滞を取り去ることである。痛いからといって授乳を中断せず、患側の乳房から積極的に授乳させ、状況に応じて乳房マッサージを行い、うっ滞した乳汁の排泄を促す。

　しかし、乳房痛が強いときは射乳反射も減弱し授乳も行えない。その場合には鎮痛薬を使用することで痛みを軽減し、射乳反射を促すことができる。アセトアミノフェンあるいは非ステロイド性解熱鎮痛薬（NSAIDs）が用いられる。アセトアミノフェンは鎮痛・解熱作用はあるが、抗炎症作用はほとんどないため、より症状が強いときはNSAIDsを用いるべきである。

　適切な対処を行っても24時間以内に症状が改善しない場合や、急速な症状悪化の場合には抗菌薬による治療を考慮する。残念ながら乳腺炎に最適な抗菌薬のエビデンスはない[3]。乳腺炎の原因菌としてペニシリン耐性黄色ブドウ球菌が多いと報告されているため[1]、βラクタマーゼ耐性ペニシリンあるいは第一世代セフェム系抗菌薬を用いるのが望ましいとされる。

　日本では以前より乳腺炎に対して漢方薬である葛根湯が用いられてきた。葛根湯は主薬の「葛根」の筋の攣縮を緩解する作用と「麻黄」や「桂枝」の作用とが合わさり効果を発揮す

るとされる[4]。葛根湯は特に乳汁うっ滞性乳腺炎の段階で効果があるとされ、化膿性乳腺炎ではあまり効果を示さない。そのため乳腺炎の早い段階で、乳房マッサージなどの処置と併用することで症状の改善が早くなる可能性がある。

　乳腺炎に対する薬物治療を行う際、母乳への薬物移行を心配する母親もいるが、アセトアミノフェン、イブプロフェン、ロキソプロフェンナトリウム水和物、セレコキシブなどは母乳への移行量は少なく、授乳中も問題なく投与できる[5-8]。葛根湯では主要成分であるエフェドリンとグリチルリチンの移行量は微量であったと報告されている[4]。またペニシリン系、セフェム系抗菌薬の授乳の安全性も確立しており、児を心配することなく治療を行ってかまわない。

引用・参考文献

1) The Academy of Breastfeeding Medicine. ABM臨床プロトコル第4号 乳腺炎. 2014年改訂版翻訳文. NPO法人日本ラクテーション・コンサルタント協会. 2014.
http://www.jalc-net.jp/dl/ABM_4_2014.pdf
2) World Health Organization. Mastitis：causes and management. 2000.
http://www.who.int/maternal_child_adolescent/documents/fch_cah_00_13/en/
3) Jahanfar, S. et al. Antibiotics for mastitis in breastfeeding women. Cochrane Database Syst Rev. 2013(2). Cd005458.
4) 佐藤芳昭ほか. 乳汁うっ滞性乳腺炎に対する葛根湯の投与効果と母乳移行について. 産科と婦人科. 50(9), 1983, 1722-7.
5) Hale, TW. et al. Transfer of celecoxib into human milk. J Hum Lact. 20(4), 2004, 397-403.
6) Rigourd, V. et al. Ibuprofen concentrations in human mature milk--first data about pharmacokinetics study in breast milk with AOR-10127 "Antalait" study. Ther Drug Monit. 36(5), 2014, 590-6.
7) 小森浩二ほか. ロキソプロフェンの母乳への移行性. 医療薬学. 40(3), 2014, 186-92.
8) 青木宏明. 周産期と医療安全　新生児・薬の医療安全 薬物治療を受けている母親の授乳の安全性の検討. 周産期学シンポジウム. 〔28〕, 2010, 61-5.

2

乳汁分泌抑制

茅ヶ崎市立病院産婦人科 部長 ● **青木宏明** あおき ひろあき

一般名（商品名）	適　応	禁　忌	副作用	作用機序
カベルゴリン（カバサール®）（→232ページ）	産褥乳汁分泌抑制	1. 過敏症 2. 心臓弁膜病変 3. 妊娠高血圧症候群 4. 産褥期高血圧	嘔気、食欲不振、口渇、便秘、精神症状、興奮、眠気、神経症状、ふらつき、眩暈、頭重感	下垂体のプロラクチン産生細胞のドパミンD₂受容体に結合し、プロラクチン産生分泌を抑制することにより母乳分泌を抑制する
ブロモクリプチンメシル酸塩（パーロデル®）（→233ページ）			悪心、便秘、眩暈、頭痛、倦怠感、胃部不快感、食欲不振、口渇、ジスキネジー、立ちくらみ、血圧低下	

💊 乳汁分泌抑制薬は分娩後2日以内の使用がより効果的

　母乳は赤ちゃんにとって最適な栄養であるだけでなく、感染にかかりにくくなるなど多くのメリットがあり、母乳で赤ちゃんを育てたいと考える母親は増えている。一方で、赤ちゃんの異常や母親に重篤な疾患がある場合、あるいは死産や新生児死亡の場合など、赤ちゃんに母乳をあげることができず、母乳の分泌を抑えなければならないことがある。以前は水分摂取制限や冷やすなどの方法で母乳の分泌を抑えていたが、1980年代に乳汁分泌抑制薬が使用できるようになってからは、乳汁分泌抑制薬による乳汁分泌抑制が主に行われるようになった。

　乳汁分泌のための準備は妊娠16週ごろから始まる。妊娠中に分泌される種々のホルモンの影響で乳腺が発達し、下垂体から分泌されるプロラクチンの刺激により乳腺の分泌細胞で乳汁が生成される。妊娠末期には乳腺は十分に発達し、いつでも乳汁を分泌できる状態にあるが、胎盤から分泌されるエストロゲンやプロゲステロンの作用により乳汁分泌が抑えられている。分娩後、急激にエストロゲン、プロゲステロンの血中濃度が低下するため、プロラクチンが作用するようになり、本格的な乳汁分泌が開始される。

　このように、乳汁分泌においてプロラクチンが重要な役割を担っている。プロラクチン分泌を抑制的にコントロールしている物質がプロラクチン抑制因子（PIF）であり、その主体は視床下部で産生されたドパミンである。この機序を利用して、パーキンソン病治療薬として開発された麦角アルカロイドであるドパミン作動薬が乳汁分泌抑制薬として使用されている[1]。

乳汁分泌抑制薬による乳汁分泌抑制は乳汁分泌が確立される前、分娩後2日以内の使用がより効果的である。ただし、分娩直後は母体の状態が安定していないことも多いため、母体の呼吸や脈拍、血圧等が安定した後に投与するようにする。死産後の母乳分泌抑制についても母乳分泌抑制薬の有効性が証明されており[2]、通常分娩後と同様に使用することができる。

　乳汁分泌抑制に使用されているドパミン作動薬にはカベルゴリン（カバサール®）とブロモクリプチン（パーロデル®）がある。カベルゴリンが認可される以前はブロモクリプチンが使用されていたが、カベルゴリンの有効性・有用性が示されてからは[3]、基本的にカベルゴリンが乳汁分泌抑制に使用されている。それぞれの薬の特徴については第2部（→232p〜）を参照されたい。

引用・参考文献

1) 田中尚子ほか. 乳汁分泌の抑制と促進. 産婦人科治療. 86（増刊）, 2003, 600-8.

2) 出口奎示. 妊娠中期中絶後caberglineによる乳汁分泌の抑制. 産科と婦人科. 72(8), 2005, 1081-5.

3) 武谷雄二ほか. CG-101（カバサール錠）の産褥性乳汁分泌抑制を必要とする褥婦に対する第Ⅲ相二重検比較試験. 産科と婦人科. 70(7), 2003, 965-78.

4) 日本助産師会母乳育児支援業務基準検討特別委員会編. 母乳育児支援業務基準 乳腺炎 2015. 東京, 日本助産師会出版, 2015, 55-6.

3

産後うつ病、その他の精神障害・向精神薬

埼玉医科大学総合医療センターメンタルクリニック 講師 ● **安田貴昭** やすだ たかあき

一般名（商品名）	適　応	禁　忌	副作用	作用機序
抗うつ薬 塩酸セルトラリン （ジェイゾロフト®） （→233ページ）	うつ病・うつ状態、パニック障害、外傷後ストレス障害	ピモジド（オーラップ®）の併用、モノアミン酸化酵素阻害薬（エフピー®など）の併用	**頻度の高い副作用** 　悪心、傾眠、下痢、めまい、不安 **重篤な副作用** 　セロトニン症候群、悪性症候群、痙攣・昏睡、肝機能障害、抗利尿ホルモン不適合分泌症候群、中毒性表皮壊死融解症・Stevens-Johnson症候群、アナフィラキシー、QT延長・心室瀕拍（torsades de pointesを含む）	選択的セロトニン再取り込み阻害薬（SSRI）。セロトニン受容体に拮抗することで再取り込みを阻害し、シナプス間隙でのセロトニン濃度を増加させる。これにより抗うつ効果が得られると考えられている
抗不安薬 ロラゼパム （ワイパックス®） （→234ページ）	神経症における不安・緊張・抑うつ心身症（自律神経失調症、心臓神経症）における身体症候ならびに不安・緊張・抑うつ	急性狭隅角緑内障、重症筋無力症	**頻度の高い副作用** 　眠気、ふらつき、めまい、立ちくらみ、頭重、頭痛、不眠、動悸、悪心、下痢、便秘、食欲不振、口渇、胃部不快感 **重篤な副作用** 　依存性、刺激興奮・錯乱、呼吸抑制	GABA_A 受容体にあるベンゾジアゼピン受容体に作動薬として働き、大脳辺縁系の神経活動を抑制して鎮静や抗不安作用を示す
睡眠薬 エスゾピクロン （ルネスタ®） （→234ページ）	不眠症	本剤の成分またはゾピクロンに対し過敏症の既往歴のある患者、重症筋無力症の患者、急性狭隅角緑内障の患者 肺性心、肺気腫、気管支喘息および脳血管障害の急性期などで呼吸機能が高度に低下している場合は原則禁忌	**主な副作用** 　傾眠、味覚異常 **重大な副作用** 　ショック・アナフィラキシー様症状、依存性、呼吸抑制、精神症状・意識障害、一過性前向性健忘・もうろう状態	GABA_A 受容体複合体にあるベンゾジアゼピン結合部位に結合し、GABAの作用を増強することで催眠効果を示す

一般名（商品名）	適　応	禁　忌	副作用	作用機序
抗精神病薬 アリピプラゾール （エビリファイ®） （→235ページ）	統合失調症 双極性障害における躁状態の改善 うつ病・うつ状態（既存治療で十分な効果が認められない場合に限る） 小児期の自閉スペクトラム症に伴う易刺激性（ただし剤形により適応は異なる）	昏睡状態の患者 バルビツール酸誘導体・麻酔薬などの中枢神経抑制薬の強い影響下にある患者 アドレナリン投与中の患者（アナフィラキシーの救急治療に使用する場合を除く） 本剤の成分に対し過敏症の既往歴のある患者	**主な副作用** 　不眠、神経過敏、アカシジア、振戦、CK上昇、プロラクチン低下、傾眠、寡動、流涎、体重増加 **重大な副作用** 　悪性症候群、遅発性ジスキネジア、麻痺性イレウス、横紋筋融解症、痙攣、白血球減少	ドパミンD_2受容体部分作動薬としてドパミン作用を安定化させ、抗精神病作用を示すとされている
抗てんかん薬 ラモトリギン （ラミクタール®） （→235ページ）	単剤療法：部分発作（二次性全般化発作を含む）、強直間代発作、定型欠神発作 他剤で効果不十分の場合の併用療法：部分発作（二次性全般化発作を含む）、強直間代発作、Lennox-Gastaut症候群における全般発作 双極性障害における気分エピソードの再発・再燃抑制	アドレナリン併用禁忌（アナフィラキシーの救急治療に使用する場合を除く）	**主な副作用** 　発疹、頭痛、めまい、胃腸障害、傾眠、肝機能障害、複視 **重大な副作用** 　皮膚粘膜眼症候群（Stevens-Johnson症候群）、肝炎・肝機能障害・黄疸	神経細胞のナトリウムチャネルやカルシウムイオンを安定化させ、過剰な興奮を抑制する。気分障害への作用機序は不明である

🍃 産後うつ病では一般的なうつ病と同様、服薬と休養が基本となる

　産後うつ病は出産後に生じたうつ病ということであり、病態は一般的なうつ病と変わりない。産後のホルモン変化が女性の心身に何らかの影響を与えうるとしても、それらが直接的にうつ病を引き起こすわけではないため、産後うつ病の治療では一般的なうつ病と同様に「服薬」と「休養（環境調整）」が基本となる。

　うつ病の薬物療法の基本は抗うつ薬である。ただし、十分な休養のみでもうつ病が改善することはあり、特に軽症のうつ病では薬物療法が第一選択とはならない。しかし、中等症以上のうつ病では自殺や症状の長期化といった問題を避けるためにも薬物療法を忌避、躊躇すべきではない。抗うつ薬以外の薬剤は対症療法的に用いられる。例えば、うつ病では不眠の頻度が高いが、十分な休息が得られないなど治療に支障が生じるときには、一時的に睡眠薬を用いることがある。同様に、不安や抑うつが強いときは抗不安薬を用いることもある。しかし、睡眠薬や抗不安薬の多くはベンゾジアゼピン系薬剤であり、安易な使用は依存や乱用につながるため、あくまで必要最小限の一時的な使用に留めるべきである。うつ病が必ず治る病気であることを保証し、治療の見通しを明確に伝えるといった精神療法的な関与は、治療を焦る患者の気持ちを落ち着かせ、いたずらに薬に頼ることを防ぐことにつながる。

3 産後うつ病、その他の精神障害・向精神薬

　希死念慮が強く、焦燥や衝動性が高まっている場合や、現実検討力が著しく損なわれ、「母親失格だ、家族みんなが迷惑している」などと妄想に近いような発言がある場合では、脱抑制的に働くベンゾジアゼピン系薬剤は避けるほうがよく、適応外処方にはなるが、鎮静的に働く抗精神病薬の併用を考慮する。

　うつ病以外の精神障害の治療も、ほぼこれらの薬剤でカバーされる。多くの抗うつ薬はパニック障害や強迫性障害などにも用いられ、抗精神病薬には統合失調症だけでなく、双極性障害の適応を持つものもある。双極性障害の治療には気分安定薬が用いられ、炭酸リチウム（リーマス®など）がその代表であるが、抗てんかん薬（バルプロ酸ナトリウム、ラモトリギンなど）、抗精神病薬（アリピプラゾール、オランザピンなど）なども用いられる。

　このように向精神薬の種類はそれほど多くないが、一つの薬に複数の用途があることが多く、その使い分けはよく理解しておかなければならない。

引用・参考文献

1)　大谷英之ほか．妊娠中のラモトリギンの血中濃度の変化および発作の悪化について．てんかん研究．34(1)，2016，3-9．

第1部
くすり大解説
第5章　新生児のくすり

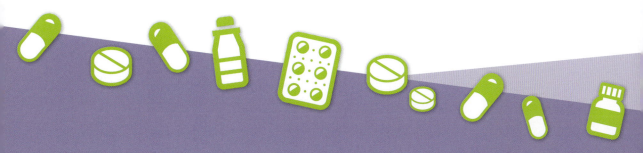

1

新生児蘇生

東邦大学医療センター大森病院新生児学講座 助教 ● **日根幸太郎** ひねこうたろう

一般名（商品名）	適　応	禁　忌	副作用	作用機序
アドレナリン（ボスミン®）（→236ページ）	新生児蘇生の現場において、蘇生の初期処置、有効な人工呼吸、それに続く有効な人工呼吸とこれに同期した十分な深さと速度で行われた胸骨圧迫による蘇生を行っても、心拍数60回／分未満が持続する場合	1. 次の薬剤を投与中の患者（1）ブチロフェノン系・フェノチアジン系等の抗精神病薬、α遮断薬（2）イソプレナリン塩酸塩等のカテコールアミン製剤、アドレナリン作動薬（ただし、蘇生等の緊急時はこの限りでない）2. 狭隅角や前房が浅いなど眼圧上昇の素因のある患者	**重大な副作用（頻度不明）**・肺水腫（初期症状：血圧異常上昇）：肺水腫が現れることがあるので、観察を十分に行い、異常が認められた場合には投与を中止し、適切な処置を行う・呼吸困難：呼吸困難が現れることがあるので、異常が認められた場合には投与を中止するなど適切な処置を行う・心停止（初期症状：頻脈、不整脈、心悸亢進、胸内苦悶）：心停止が現れることがあるので、初期症状が認められた場合には投与を中止し、適切な処置を行う	交感神経のα、β受容体に作用する心臓においては洞房結節の刺激発生のペースを早めて心拍数を増加させ、心筋の収縮力を強め、心拍出量を増大するので強心作用を現わす血管に対しては、収縮作用と拡張作用の両方を現し、心臓の冠動脈を拡張し、毛細血管を収縮させ末梢抵抗を増加させて血圧を上昇させる
生理食塩液（→236ページ）	胎盤早期剥離、前置胎盤、臍帯からの出血、母胎間輸血、双胎間輸血症候群などの病態があり、また病歴は不明でも明らかな循環血液量の減少によるショックのために十分な蘇生の効果が得られていないと考えられる場合	慎重投与1. 心臓、循環器系機能障害のある患者：心臓循環器系機能障害が悪化する恐れがある2. 腎障害のある患者：腎障害が悪化する恐れがある	**大量・急速投与による障害（頻度不明）**・血清電解質異常・うっ血性心不全・浮腫・アシドーシス	水または電解質が欠乏している脱水症のときに、有効細胞外液量の維持と循環機能の安定化を目的として使用されるまた、一時的に血漿量を維持する目的でも使用される。細胞外液とほぼ等張で細胞障害性がないため、医薬品の溶解や皮膚・粘膜の洗浄剤としても使用される
炭酸水素ナトリウム（メイロン®）（→237ページ）	十分な人工呼吸管理がなされているにもかかわらず、代謝性アシドーシスが明らかにあって、循環動態の改善を妨げている場合	挿管チューブからの気管内投与	**過剰投与**・電解質：アルカローシス、高ナトリウム血症、低カリウム血症・血液：血液凝固時間延長・骨格筋：テタニー**神経系**　口唇しびれ感、知覚異常**投与部位**　血管痛**その他**　発熱、全身冷感、不快感、貧血、悪心、徐脈など	直接HCO_3^-を補給し、アルカリ化剤として作用するしたがって、生体内の代謝異常または諸疾患に起因する体液中の酸性物質の発生または停滞によって起こるアシドーシスに用いて体液を正常なpHに戻す

新生児蘇生における薬物投与[1]

日本版新生児蘇生法（Neonatal Cardio-Pulmonary Resuscitation；NCPR）のConsensus 2015では、有効な人工呼吸と胸骨圧迫の組み合わせを施行しても心拍数が60回／分未満の際に、人工呼吸と胸骨圧迫を中断してまで薬物投与をする必要はないと提言している。蘇生者が少なくとも3人以上いるときに初めて検討される、という位置付けとなるため、なるべく多くの人を集めて蘇生に当たることが重要である。

アドレナリン（ボスミン®外用液0.1%）

有効な人工呼吸と胸骨圧迫とを行っても心拍数60回／分未満の際に投与する第一選択の薬物である。アドレナリンは心臓の収縮力を高め、心拍を増加させ末梢血管を収縮させるために冠動脈や脳への血液灌流を増加させる。投与経路も静脈内投与だけでなく、静脈ルートが確保できていない際には気管挿管チューブを用いた経気管的投与、骨髄針使用による経骨髄投与を行うことができる。このとき、投与経路により投与量が変わることに注意が必要である。誤投薬防止の観点から、経静脈投与の場合は10倍希釈ボスミン®を1mLの注射器に、気管内投与の場合は5mLや10mLの注射器に用意するなど、区別しやすいように工夫することや、注射器にラベルを貼って明記することが重要である。

循環血液増量薬（生理食塩液）

分娩前後の明らかな循環血液量の減少によるショックのため、十分な蘇生の効果が得られない場合に使用する。使用が推奨されるものとして、生理食塩液以外にも乳酸リンゲル液、胎児期から貧血が予想される場合にはO型Rh（−）の濃厚赤血球も使用できる。使用量は10mL/kgで、臍帯静脈や末梢静脈ルートから投与する。反応が不良の場合には繰り返し投与も考慮される。

炭酸水素ナトリウム（メイロン®静注8.4%）

頭蓋内出血などのリスクもあるため、投与についてはまだ議論のあるところであるが、十分な人工呼吸管理がなされているにも関わらず、代謝性アシドーシスがあり循環動態の改善を妨げている場合に投与が検討される。蒸留水で2倍希釈し、ハーフメイロンとして1回2〜4mL/kgを1mL/kg/分以上かけて投与する。

引用・参考文献

1) "新生児蘇生法の実際 STEP 7：薬物投与". 日本版救急蘇生ガイドライン2015に基づく NCPR新生児蘇生法テキスト. 第3版. 細野茂春監修. 東京, メジカルビュー社, 2016, 80-4.

2

RSV感染

東邦大学医療センター大森病院新生児学講座 助教 ● **斉藤敬子** さいとうけいこ

一般名（商品名）	適 応	禁 忌	副作用	作用機序
パリビズマブ（シナジス®）（→237ページ）	ハイリスク児（表1）におけるRSウィルス感染による重篤な下気道疾患の発症抑制	同薬剤に対しアレルギーの既往のある児	注射部位反応・発熱・発疹・鼻咽頭炎・気管支炎・上気道炎・ショック・血小板減少 など	RSウィルスの抗原部位A領域に対する特異的ヒト化モノクローナル抗体であり、ウィルスの感染性を中和し、ウィルスの複製および増殖を抑制する

🔖 RSウィルス感染症

RSウィルス（Respiratory Syncytial Virus：RSV）は、パラミクソウィルス科に属する1本鎖RNAウィルスで、1歳までに7割、2歳までにほぼ全員が罹患する。感染は一年を通じて、主に秋から春にかけて流行が見られるが、最近の気候の変動により感染時期の推定が困難になっている。潜伏期は2〜8日で、発熱・鼻汁などの上気道症状が数日続き、その後下気道症状が出現してくる。特に早産児、慢性肺疾患、先天性心疾患などの基礎疾患を有する児に感染した場合に重症化することがすることが知られているが、特異的な治療法はなく、酸素投与や呼吸管理などの対象療法が中心となる[1]。

● パリビズマブ

早産や慢性肺疾患、先天性心疾患、21トリソミーの児に対して、RSV感染に伴う重篤な下気道疾患の発症抑制のために行う受動免疫療法である。ガイドライン改訂[2]では、流行時期により投与期を決めることが推奨されている。

パリビズマブ（シナジス®）は、マウスのモノクローナル抗体をヒト化した生物由来製剤で、RSVが宿主細胞に接着・侵入する際に重要なFたんぱくに結合してウイルスの感染性を中和し、ウィルスの複製・増殖を抑制する。IgGであるため上気道ではあまり分泌されず、下気道で分泌される[3]。感染を予防するわけではなく、下気道感染による入院率を下げるものであることを理解して使用する必要がある[4,5]。

使用方法としては、**表1**に示す児を対象に、RSV感染症流行初期から15mg/kgを月に1回筋注する。本剤を投与した場合でも、保護者に対して基本的な感染予防に対する教育などを行うことが重要である[6]。

2 RSV感染

表1 パリビズマブが適応となるハイリスク児

RSウィルス感染流行初期において
- 在胎期間28週以下の早産で、12カ月齢以下の児
- 在胎期間29週～35週の早産で、6カ月齢以下の児
- 過去6カ月以内に気管支肺異形成症（BPD）の治療を受けた24カ月齢以下の児
- 24カ月齢以下の血行動態に異常のある先天性心疾患（CHD）の児
- 24カ月齢以下の免疫不全を伴う児
- 24カ月齢以下のダウン症候群の児

引用・参考文献

1) 国立感染症研究所. 感染症発生動向調査週報. 2014年第22週（第22号）.
https://www0.niid.go.jp/niid/idsc/idwr/IDWR2014/idwr2014-22.pdf

2) 日本小児科学会 予防接種・感染症対策委員会.「日本におけるパリビズマブの使用に関するガイドライン」の一部改訂について. 2018.
https://www.jpeds.or.jp/uploads/files/20180426palivizumab_kaitei.pdf

3) 楠田聡. RS（respiratory syncytial）ウィルス感染症. 日本臨牀. 70（増刊号8）, 2012, 579-82.

4) Palivizumab, a humanized respiratory syncytial virus monoclonal antibody, reduces hospitalization from respiratory syncytial virus infection in high-risk infants. The IMpact-RSV Study Group. Pediatrics. 102(3 pt 1), 1998, 531-7.

5) Kusuda, S. et al. Results of clinical surveillance during the Japanese first palivizumab season in 2002-2003. Pediatr Int. 48(4), 2006, 362-8.

6) 仁志田博司ほか. RSウィルス感染症の予防について（日本におけるパリビズマブの使用に関するガイドライン）. 日本小児科学会雑誌. 106(9), 2002, 1288-92.

第1部 くすり大解説

第5章 新生児のくすり

ペリネイタルケア 2019 新春増刊 **157**

3

ビタミンK

東邦大学医療センター大森病院新生児学講座 助教 ● 斉藤敬子 さいとうけいこ

一般名（商品名）	適　応	禁　忌	副作用	作用機序
メナテトレノン（ケイツー®シロップ0.2%）（→238ページ）	新生児出血症及び新生児低プロトロンビン血症の治療	記載なし	ショック超低出生体重児において壊死性腸炎	血液凝固因子（Ⅱ、Ⅶ、Ⅸ、Ⅹ）のタンパク合成過程で、グルタミン酸残基が生理活性を有するγ-カルボキシグルタミン酸に変換する際のカルボキシル化反応に関与し、正常プロトロンビン等の肝合成を促進し、生体の止血機構を賦活して生理的に止血作用を発現する[1]
メナテトレノン（ケイツー®N静注10mg）（→238ページ）	ビタミンKの欠乏による次の疾患及び症状 • ビタミンK欠乏性出血症 • 胆道閉鎖・胆汁分泌不全による低プロトロンビン血症 • 新生児低プロトロンビン血症 • クマリン系抗凝血薬投与中に起こる低プロトロンビン血症 • クマリン系殺鼠剤中毒時に起こる低プロトロンビン血症	本剤の成分に対し過敏症の既往のある患者	過敏症、ショック	

ビタミンK欠乏性出血症

　ビタミンKは血液凝固因子の第Ⅱ、Ⅶ、Ⅸ、Ⅹ因子の活性化に必須であり、欠乏すると易出血性を来し、ビタミンK欠乏性出血症（Vitamin K deficiency bleeding：VKDB）を起こす[1]。新生児・乳児において、ビタミンKは胎盤移行性が悪く、出生時の備蓄が少ない、母乳中の含有量が少ない、腸管吸収能が低くビタミンKエポキシド還元酵素活性が低い、主力腸内細菌であるBifidobacteriumはビタミンKを産生しない、ビタミンK依存性凝固因子の血中濃度が低いなどの理由から、容易にビタミンK欠乏に陥りやすい[2]。

　VKDBはその発症時期によって、出生後24時間以内に発症するearly VKDB、24時間を過ぎて7日までに発症するclassical VKDB（いわゆる新生児メレナ）、出生後2週から6カ月までの間に発症するlate VKDBに大別される[3]。early VKDBは合併症をもつ新生児や母体のビタミンK吸収障害のある新生児で発症しやすく、皮膚や消化管出血が多い。一方、late VKDBは特発性のVKDBと胆道閉鎖などの胆汁分泌障害や遷延する下痢や抗菌薬の投与などに伴う二次性のVKDBに分類され、頭蓋内出血で発症することが多く予後不良であり、特に予防が重要である[4]。

ビタミンKの投与方法

　ビタミンKの投与方法や製剤は国によって異なり、日本では合併症を持たない正期産児に

表1 合併症を持たない正期産新生児への予防投与

わが国で推奨されている3回投与
第1回目：出生後、数回の哺乳によりその確立したことを確かめてから、ビタミンK₂シロップ1mL（2mg）を経口的に1回投与する。なお、ビタミンK₂シロップは高浸透圧のため、滅菌水で10倍に薄めて投与するのも一つの方法である 第2回目：生後1週間または産科退院時のいずれか早い時期にビタミンK₂シロップを前回と同様に投与する 第3回目：1カ月健診時にビタミンK₂シロップを前回と同様に投与する

留意点など
1. 1カ月健診の時点で人工栄養が主体（おおむね半分以上）の場合には、それ以降のビタミンK₂シロップ投与を中止してよい 2. 前文で述べたように、出生時、生後1週間（産科退院時）および1カ月健診時の3回投与では、わが国およびEU諸国の調査で乳児ビタミンK欠乏性出血症の報告がある。このような症例の発症を予防するため、出生後3カ月までビタミンK₂シロップを週1回投与する方法もある 3. ビタミンKを豊富に含有する食品（納豆、緑黄色野菜など）を摂取すると乳汁中のビタミンK含有量が増加するので、母乳を与えている母親にはこれらの食品を積極的に摂取するように勧める。母親へビタミンK製剤を投与する方法も選択肢のひとつであるが、現時点では推奨するに足る十分な証左はない 4. 助産師の介助のもと、助産院もしくは自宅で娩出された新生児についてもビタミンK₂シロップの予防投与が順守されなければならない

（文献6より一部改変）

対する予防投与方法としてケイツー®シロップ1mL（メナテトレノンとして2mg）を出生時・産科退院時・1カ月健診時の計3回投与する方法が一般的である**（表1）**[5]。早産時や合併症をもつ正期産児、治療的投与に関しては、ガイドライン[6]に準じて症例ごとに投与量を考慮する。

引用・参考文献

1) Stenflo, J. et al. Vitamin K dependent modifications of glutamic acid residues in prothrombin. Proc Natl Acad Sci USA. 71（7）, 1974, 2730-3.

2) 白幡聡. "新生児および乳児のビタミンK欠乏症". ビタミンK：医学・生物学領域における新展開. 岩永貞昭ほか監修. 改訂版. 東京, メディカルジャーナル社, 1988, 336-49.

3) Sutor, AH. "Vitamin K deficiency bleeding in infancy : a status report". Vitamin K in Infancy. Sutor, AH. et al eds. Stuttgart, New York, Schattauer, 1995, 3-18.

4) 白幡聡. 乳児ビタミンK欠乏性出血症. 血液フロンティア. 13, 2003, 1547-60.

5) 塙嘉之. 新生児・乳児のビタミンK欠乏性出血症の予防に関する研究. 総括報告 厚生省心身障害研究（主任研究者 奥山和男）昭和63年度研究報告書, 1989, 23-27.

6) 日本小児科学会新生児委員会ビタミンK投与法の見直し小委員会. 新生児・乳児ビタミンK欠乏性出血症に対するビタミンK製剤投与の改定ガイドライン（修正版）. 2011.
https://www.jpeds.or.jp/uploads/files/saisin_110131.pdf

4

オムツかぶれ

東邦大学医療センター大森病院新生児学講座 助教 ● 斉藤敬子 さいとうけいこ

一般名（商品名）	適 応	禁 忌	副作用	作用機序
白色ワセリン （白色ワセリン） （→238ページ）	オムツかぶれ	なし	べとべとする	皮膚保護
酸化亜鉛 （亜鉛華軟膏） （→239ページ）	オムツかぶれ	なし	本剤に対する過敏症状、発疹	収れん、消炎、保護、防腐作用。滲出液の吸収および分泌抑制により、創面を乾燥させる。基剤の軟膏により、痂疲の軟化・表皮形成を促進する
非ステロイド抗炎症外用剤 （アズノール®） （→239ページ）	オムツかぶれ	なし	本剤に対する過敏症状、発疹	抗炎症、ヒスタミン遊離抑制、創傷治癒促進、抗アレルギー作用により、治癒促進作用を示す
副腎皮質ステロイド外用剤 （プレドニゾロン） （→240ページ）	オムツかぶれ	細菌・真菌などによる皮膚感染症	皮膚刺激感、皮膚萎縮	抗炎症作用、抗アレルギー作用、免疫抑制作用により、皮膚炎局所での細胞膜の障害を抑制する
抗真菌薬軟膏 （エンペシド®） （→240ページ）	外陰部カンジダ症	なし	本剤に対する過敏症状、発疹	真菌類の細胞膜構造を破壊する

🔖 多くの乳児が一度は経験する

　オムツかぶれは新生児期から乳児期にかけて最も頻度の高い皮膚疾患である。近年、オムツの性能の向上によりその頻度は減ってはきているが、多くの乳児が一度は経験するものであろう。乳幼児の皮膚の厚さは成人に比べ約半分の厚さしかなく、機械的な刺激に弱い[1]。また、皮膚のバリア機能が未熟であることから、接触性皮膚炎を起こしやすい。さらにオムツ内の皮膚は常に汗や尿により浸軟しており、そこに尿中アンモニアや便による刺激、オムツによる摩擦、清拭による機械刺激などが加わり、オムツかぶれが引き起こされる[2]。

🔖 オムツかぶれの予防と治療

　オムツかぶれの予防・治療では、湿潤環境や機械的刺激となる汚染物との接触を減らすことが一番大事である。対応としては、頻回にオムツを確認し、排尿や排便をしているようならこまめに取り換えるようにする。おしり拭きによる摩擦やそれに含まれる成分が刺激となることもあるので、シャワーなどで洗い流し、ガーゼや綿のタオルなどでやさしく押し拭きし、乾いてから新しいオムツに替える。洗浄後は白色ワセリンなどの油膜性軟膏を塗り、バ

リア機能を補強するなど、皮膚に刺激を加えないようなケアを行う。

すでにオムツ皮膚炎になってしまっている場合は、上記の対応に加え、亜鉛華単軟膏やアズノール®軟膏などをオムツ替えのたびに塗布する。これらの軟膏は炎症を起こした皮膚への尿や便などの接触を防ぐとともに、抗炎症作用、表皮形成の促進作用を持つ。

発赤が強く、腫脹を伴う紅斑や漿液性丘疹などが見られるような場合は、weak ～ mild クラスのステロイド軟膏を使用する。ステロイド軟膏は炎症局所での血管内皮細胞やリンパ球などの細胞膜の障害を抑制することにより抗炎症作用を示す[4]。ステロイド軟膏と亜鉛華単軟膏とを重層するのもよい。炎症が落ち着いたら、速やかに非ステロイド性の軟膏に切り替える。

皮膚カンジダ症との鑑別

オムツかぶれと鑑別を要する疾患として、皮膚カンジダ症がある。鼠径部や陰嚢・陰唇の基部のくびれや臀部のヒダの奥などに潮紅を生じ、周囲に紅斑、丘疹、水疱、膿疱、オブラート状の鱗屑の付着などを認める場合は、皮膚カンジダ症を疑い、検査を行う。診断がつけば、抗真菌薬軟膏の外用を1～2週間用いて治療する[5]。

引用・参考文献

1) 佐々木りか子. "新生児・小児の皮膚の特徴". 新生児・小児・高齢者の皮膚疾患. 玉置邦彦ほか編. 東京, 中山書店, 2004, 2-6. (最新皮膚科学大系 特別巻1).
2) 馬場直子. オムツかぶれのスキンケア. Derma95. 2016. 12-8.
3) 玉置善史郎. 乳児湿疹・オムツかぶれ. 周産期医学. 47(9), 2017. 1211-3.
4) 片山一朗. ステロイド外用薬アップデート. アレルギー. 55(10), 2006, 1279-83.
5) 馬場直子. 皮膚症状とスキンケア. 小児科診療. 77(3), 2014. 395-400.

COLUMN
こどもの予防接種

東邦大学医療センター大森病院新生児学講座 助教 ● **日根幸太郎** ひねこうたろう

日本の予防接種制度（定期接種と任意接種）

予防接種は感染症の流行をコントロールする、極めて重要な手段である。日本の予防接種制度としては、国として接種を強く勧める定期接種と、個人の判断で接種する任意接種とがある。

定期接種

定期接種は一類疾病や二類疾病を中心に対象としており、個人防衛とともに集団防衛的意義も高い予防接種である。接種費用も公的に全額補助となっている。定期接種にはインフルエンザ菌b型、肺炎球菌（PCV13）、B型肝炎、4種混合（DPT-IPV）、BCG、麻疹・風疹（MR）、水痘、日本脳炎、ヒトパピローマウイルス（HPV）が含まれる。

任意接種

任意接種は定期接種に含まれていないもの全てが任意のものに該当し、トラベラーズワクチンなどまで含めるとかなりの数になるが、日本小児科学会が推奨する予防接種スケジュール[1]に該当する任意接種ワクチンにはロタウイルス、3種混合（学童期以降の百日咳予防目的）、ポリオ（学童期以降のポリオ予防目的）、おたふくかぜ、インフルエンザが含まれる（**表1**）。

これらの予防接種は希望者が各自の判断で医療機関に出向き、全額自己負担で接種を受けることとなる。最近の変更点としては、2018年8月から学童期以降の百日咳とポリオに対する免疫を維持するために、就学前の3種混合・不活化ポリオワクチンの追加接種についての推奨（任意接種）が加えられた（**表2、3**）。

予防接種の実際

新生児期から幼児期の予防接種の実際について述べる。日本では予防接種の副反応の問題などを背景に、予防接種行政に慎重な対応が求められてきた経緯から、WHOが推奨しているワクチンが予防接種法の対象となっておらず、他の先進国と比べて公的接種のワクチン数が少ない、いわゆる「ワクチン・ギャップ」の問題が出ているが、近年はそのギャップの解消を目標として予防接種計画が勧められている。本稿では定期接種のワクチンについての現状について簡潔に説明する。

COLUMN こどもの予防接種

第1部 くすり大解説
第5章 新生児のくすり

表1 日本小児科学会が推奨する予防接種スケジュール

ワクチン	種類	生直後	6週	2か月	3か月	4か月	5か月	6か月	7か月	8か月	9-11か月	12-15か月	16-17か月	18-23か月	2歳	3歳	4歳	5歳	6歳	7歳	8歳	9歳	10歳以上
						乳児期						幼児期						学童期／思春期					
インフルエンザ菌b型（ヒブ）	不活化			①	②	③						④	④（注1）										
肺炎球菌 (PCV13)（注2）	不活化			①	②	③						④	④										
B型肝炎 ユニバーサル	不活化			①	②				③										（注3）				
B型肝炎 母子感染予防	不活化	① ②						③															
ロタウイルス 1価	生			①	②						（注4）												
ロタウイルス 5価	生			①	②	③				（注5）													
4種混合 (DPT-IPV)	不活化				①	②	③						④（注6）				（7.5歳まで）						
3種混合 (DPT)	不活化				①	②	③						④（注6）				（7.5歳まで）	⑤（注7）					
2種混合 (DT)	不活化																			⑥11-12歳（注8） / 11歳① 12歳②				
ポリオ (IPV)	不活化				①	②	③						④（注6）				（7.5歳まで）	⑤（注9）					
BCG	生								①														
麻しん、風しん (MR)	生											①						② （5-6歳まで）（注10）					
水痘	生											①	②										
おたふくかぜ	生											①	②									（注11）		
日本脳炎	不活化														① ②	③			② （7.5歳まで）（注12）				④9-12歳
インフルエンザ	不活化										毎年（10月、11月などに）① ②										小6（注13）		
ヒトパピローマウイルス (HPV)	不活化																			中1①②③（注14）			中2-高1① / 13歳より①

凡例

■ 定期接種の推奨期間
■ 任意接種の推奨期間
■ 定期接種の接種可能な期間
■ 任意接種の接種可能な期間
■ 健康保険での接種時期
■ 添付文書には記載されていないが、小児科学会として推奨する期間

注については表2を参照のこと

（文献1より引用）

表2 日本小児科学会が推奨する予防接種スケジュール　標準的接種期間・日本小児科学会の考え方・注意事項

🟧定期接種　🟨健康保険での接種　🟩任意接種

ワクチン	種類	標準的接種年齢と接種期間	日本小児科学会の考え方	注意事項
インフルエンザ菌b型（ヒブ）	不活化	①-②-③はそれぞれ27-56日（4-8週）あける ③-④は7-13か月あける	（注1）④は12か月から接種することで適切な免疫が早期に得られる。1歳をこえたら摂取する	• 定期接種として、①-②-③の間はそれぞれ27日以上、③-④の間はは7か月以上あける • 7か月-11か月で初回接種：①、②の後は7か月以上あけて③、1歳-4歳で初回接種：①のみ • リスクのある患者では、5歳以上でも接種可能
肺炎球菌（PCV13）	不活化	①-②-③はそれぞれ27日（4週）以上あける ③-④は60日（2か月）以上あけて、かつ、1歳から1歳3か月で接種	（注2）定期接種で定められた回数のPCV7接種を終了した6歳未満の児は、最後の接種から8週間以上あけてPCV13の追加接種を1回行う（ただし任意接種）	• 7か月-11か月で初回接種：①、②の接種後60日以上あけて1歳以降に③ • 1歳-23か月で初回接種：①、②を60日以上あける、2歳-4歳で初回接種：①のみ （注2）PCV7の接種が完了していないものは残りの接種をPCV13で実施する
B型肝炎ユニバーサルワクチン	不活化	①生後2か月 ②生後3か月 ③生後7-8か月 ①-②は27日（4週）以上、①-③は139日（20週）以上あける	家族内に母親以外のB型肝炎キャリアがいる場合は、生後2か月まで待たず、早期接種が望ましい	（注3）乳児期に接種していない児の水平感染予防のための接種、接種間隔は、ユニバーサルワクチンに準ずる
B型肝炎母子感染予防のためのワクチン	不活化	①生直後 ②1か月 ③6か月		• 母親がHBs抗原陽性の場合、出生時、ワクチンと同時にHB免疫グロブリンを投与するが、ワクチンの接種費用は健康保険でカバーされる • 詳細は日本小児科学会ホームページ「B型肝炎ウイルス母子感染予防のための新しい指針」http://www.jpeds.or.jp/modules/activity/index.php?content_id=141を参照
ロタウイルス	生	• 生後6週から接種可能、①は8週-15週未満を推奨する • 1価ワクチン（ロタリックス®）：①-②は、4週以上あける（計2回） • 5価ワクチン（ロタテック®）：①-②-③は、4週以上あける（計3回）		（注4）計2回、②は、生後24週までに完了すること （注5）計3回、③は、生後32週までに完了すること
4種混合（DPT-IPV）	不活化	①-②-③はそれぞれ20-56日（3-8週）あける （注6）③-④は6か月以上あけ、標準的には③終了後12-18か月の間に接種		• 定期接種として、①-②-③の間はそれぞれ20日以上あける • 現時点で、就学前の3種混合ワクチンとポリオワクチンの接種を4種混合ワクチンで代用することは、承認されていない • 4種混合ワクチンは4回までの接種に限られ、5回目以降の追加接種については、3種混合ワクチンかポリオワクチンを用いる
3種混合（DPT）	不活化	①-②-③はそれぞれ20-56日（3-8週）あける （注6）③-④は6か月以上あけ、標準的には③終了後12-18か月の間に接種		
3種混合（DPT）学童期以降の百日咳予防目的	不活化	⑤5歳以上7歳未満、④より6か月以上あける ⑥11-12歳に接種	（注7）就学前児の百日咳抗体価が低下していることを受けて、就学前の追加接種を推奨。（注8）百日咳の予防を目的に、2種混合の代わりに3種混合ワクチンを接種してもよい	• 2013年の小児の年齢別の百日咳の抗体保有状況では、抗PT抗体価 10 EU/mL以上の保有率は、4-7歳で40%未満に低下（IASR 2017；38：31-33） • 0.5mLを接種（2種混合ワクチンは、0.1mL）
2種混合（DT）	不活化	①11歳から12歳に達するまで		• 予防接種法では、11歳以上13歳未満、0.1mLを接種
ポリオ（IPV）	不活化	①-②-③はそれぞれ20-56日（3-8週）あける （注6）③-④は6か月以上あけ、標準的には③終了後12-18か月の間に接種		• 2012年8月31日以前にポリオ生ワクチン、または、ポリオ不活化ワクチンを接種し、接種が完了していない児への接種スケジュールは、厚生労働省ホームページhttp://www.mhlw.go.jp/bunya/kenkou/polio/dl/leaflet_120601.pdfを参照

ポリオ（IPV）学童期以降のポリオ予防目的		⑤5歳以上7歳未満	（注9）ポリオに対する抗体価が減衰する前に就学前の接種を推奨	
BCG	生	• 12か月未満に接種 • 標準的には5-8か月未満に接種	結核の発生頻度の高い地域では、早期の接種が必要である	
麻しん、風しん（MR）	生	①1歳以上2歳未満 ②5歳以上7歳未満 （注10）小学校入学前の1年間		• 麻疹曝露後の発症予防では、麻しんワクチンを生後6か月以降で接種可能、ただし、その場合、その接種は接種回数には数えず、①、②は規定通り接種する
水痘	生	①生後12-15か月 ②1回目から6-12か月あける	（注11）水痘未罹患で接種していない児に対して、積極的に2回接種を行う必要がある	• 定期接種として、①-②の間は3か月以上あける • 13歳以上では、①-②の間を4週間以上あける
おたふくかぜ	生	①1歳以上	（注12）予防効果を確実にするために、2回接種が必要である ①は1歳を過ぎたら早期に接種、②はMRと同時期（5歳以上7歳未満で小学校入学前の1年間）での接種を推奨する	
日本脳炎	不活化	①・②3歳、①-②は6-28日（1-4週）あける ③4歳、①から1年あける ④9歳（小学校3-4年生相当）	日本脳炎流行地域に渡航・滞在する小児、最近日本脳炎患者が発生した地域・ブタの日本脳炎抗体保有率が高い地域に居住する小児に対しては、生後6か月から日本脳炎ワクチンの接種開始を推奨する（日本小児科学会ホームページ「日本脳炎り患リスクの高い者に対する生後6か月からの日本脳炎ワクチンの推奨について」http://www.jpeds.or.jp/modules/activity/index.php?content_id=207を参照）	• 1回接種量：6か月-3歳未満：0.25mL；3歳以上：0.5mL • 定期接種では、生後6か月から生後90か月（7歳6か月）未満（第1期）、9歳以上13歳未満（第2期）が対象、①-②は6日以上、③は②より6か月以上の間隔をあける • 2007年4月2日から2009年10月1日生まれの児に対しては、生後6か月から90か月（7歳6か月）未満または、9歳から13歳未満の間に1期（①、②、③）のうち、未接種回数を定期として接種が可能である 2005年5月からの積極的勧奨の差し控えを受けて、1995年4月2日から2007年4月1日生まれの児は、20歳未満まで定期接種の対象、具体的な接種については厚生労働省ホームページhttp://www.mhlw.go.jp/bunya/kenkou/kekkaku-kansenshou20/annai.htmlを参照
インフルエンザ	不活化	①-②は4週（2-4週）あける		• 13歳未満：2回、13歳以上：1回または2回 • 1回接種量：6か月-3歳未満：0.25mL；3歳以上：0.5mL
ヒトパピローマウイルス（HPV）	不活化	中学1年生女子 2価ワクチン（サーバリックス®） ①-②は1か月、①-③は6か月あける 4価ワクチン（ガーダシル®） ①-②は2か月、①-③は6か月あける	2013年6月より、積極的接種推奨が中止されているが、HPVワクチンの有害事象の実態把握と解析、接種後に生じた症状に対する報告体制と診療・相談体制の確立、健康被害を受けた被接種者に対する救済などの対策が講じられたことを受けて、積極的接種を推奨する（予防接種専門推進協議会ホームページhttp://vaccine-kyogikai.umin.jp/pdf/20160418_HPV-vaccine-opinion.pdf を参照）	• 接種方法は、筋肉内注射（上腕三角筋部） • 予防接種法では、12歳-16歳（小学校6年生から高校1年生相当）女子 （注13）2価ワクチンは10歳以上、4価ワクチンは、9歳以上から接種可能 （注14）標準的な接種ができなかった場合、定期接種として以下の間隔で接種できる（接種間隔が2つのワクチンで異なることに注意） • 2価ワクチン：①-②の間は1か月以上、①-③の間は5か月以上、かつ②-③の間は2か月半以上あける • 4価ワクチン：①-②の間は1か月以上、②-③の間は3か月以上あける

（文献1より引用）

表3 予防接種チェック表

氏名：＿＿＿＿＿＿＿　　生年月日：　年　月　日　　🟨定期接種　🟩任意接種

ワクチン	種類	第1回	第2回	第3回	第4回	第5回	第6回
インフルエンザ菌b型（ヒブ）	不活化	☐ 接種日　年　月　日	☐ 接種日　年　月　日	☐ 接種日　年　月　日	☐ 接種日　年　月　日		
肺炎球菌（PCV7、PCV13）	不活化	☐ 接種日　年　月　日	☐ 接種日　年　月　日	☐ 接種日　年　月　日	☐ 接種日　年　月　日	☐ 接種日　年　月　日 スケジュールの（注2）を参照	
B型肝炎	不活化	☐ 接種日　年　月　日	☐ 接種日　年　月　日	☐ 接種日　年　月　日			
ロタウイルス	生	☐ 接種日　年　月　日	☐ 接種日　年　月　日 1価ワクチン（ロタリックス®）は2回	☐ 接種日　年　月　日 5価ワクチン（ロタテック®）は3回			
4種混合、または3種混合とポリオ	不活化	☐ 接種日　年　月　日	☐ 接種日　年　月　日	☐ 接種日　年　月　日	☐ 接種日　年　月　日		
3種混合（学童期以降の百日咳予防）	不活化					☐ 接種日　年　月　日	☐ 接種日　年　月　日
2種混合	不活化					☐ 接種日　年　月　日	
ポリオ（学童期以降のポリオ予防）	不活化					☐ 接種日　年　月　日	
BCG	生	☐ 接種日　年　月　日					
麻しん、風しん（MR）	生	☐ 接種日　年　月　日	☐ 接種日　年　月　日				
水痘	生	☐ 接種日　年　月　日	☐ 接種日　年　月　日				
おたふくかぜ	生	☐ 接種日　年　月　日	☐ 接種日　年　月　日				
日本脳炎	不活化	☐ 接種日　年　月　日	☐ 接種日　年　月　日	☐ 接種日　年　月　日	☐ 接種日　年　月　日		
インフルエンザ	不活化	（毎年の接種が推奨されるので、2枚目を参照）					
ヒトパピローマウイルス（HPV）	不活化	☐ 接種日　年　月　日	☐ 接種日　年　月　日	☐ 接種日　年　月　日			

（文献1より引用）

● インフルエンザ菌b型ワクチン

インフルエンザ菌b型ワクチンは細菌性髄膜炎や急性喉頭蓋炎を予防する上で重要なワクチンである。効果は絶大で、Hib髄膜炎や急性喉頭蓋炎の発症数は、定期接種化した国では激減している。

● 結合型肺炎球菌ワクチン

結合型肺炎球菌ワクチンもHibワクチンと同様、細菌性髄膜炎の予防を第一の目的とするワクチンである。しかし肺炎球菌は血清型が90種類以上と多く、現行では13種類の血清型をカバーする13価の混合ワクチンが用いられる。Hibワクチンほどではないが、細菌性髄膜炎の予防効果は確認されている。

COLUMN こどもの予防接種

● B型肝炎ワクチン

B型肝炎ワクチンは、日本ではまず、下記に述べる母子感染予防事業が展開され、母子感染によるHBVキャリア化率は0.26％から0.024％まで低下した[2]。しかし、幼少期の水平感染の可能性が指摘され、またかねてよりWHOから全世界にHBVワクチンの導入勧告が出ていたこともあり、2016年から定期接種化されている。これにより、さらなるキャリア率の低下および急性肝炎の減少に大きな効果が期待される。

● 4種混合ワクチン

4種混合ワクチンはジフテリア・百日咳・破傷風・ポリオの4疾患の予防を目的に接種されるが、前述の通り学童期以降の百日咳とポリオの免疫低下とが指摘され、任意であるが3種混合・不活化ポリオワクチンの追加接種が小児科学会から推奨に加えられている。

● BCGワクチン

BCGワクチンは乳児の重症な結核感染症である粟粒結核や結核性髄膜炎に対しては高い予防効果があることが種々の調査で確認されている。しかし成人の結核に対する予防効果については現在疑問視されている。

● MRワクチン

MRワクチンは麻疹と風疹の混合生ワクチンである。麻疹に関しては、2015年度の調査で全ての年齢で抗体保有率95％以上を示し、麻疹の排除状態を維持しているが、風疹については30歳代後半から50歳代の男性における抗体保有率が低く、全体的に流行規模は縮小しているが局地的な流行が認められ、先天性風疹症候群の児の出生数は減少傾向にはあるが、未だに散見されている。

● 水痘ワクチン

水痘ワクチンは海外でも外来および入院水痘患者数、水痘関連の死亡数などが低下し、医療経費削減の観点からも極めて有効とされている。日本でも2014年から定期接種化され、海外と同様に水痘罹患率の低下を認めている。

● 日本脳炎ワクチン

日本脳炎ワクチンは日本脳炎ウイルスから作られた不活化ワクチンである。普及によって国内の日本脳炎発症数は年間一桁の発症に抑えられている。

● B型肝炎ウイルス母子感染予防

B型肝炎の予防接種のうち、母子垂直感染防止が目的の予防接種は定期接種ではなく、健康保険制度の枠内で接種が行われ、費用もカバーされている。HBs抗原陽性の母親から出生した児に対し、原則として以下のスケジュールで予防接種を行い、生後9〜12カ月を目安にHBs抗原とHBs抗体検査を実施し、効果判定を行う。

ペリネイタルケア 2019 新春増刊 **167**

①出生直後（12時間以内が望ましい）…通常はHBグロブリン1mL（200単位）を2箇所に分けて筋注し、B型肝炎ワクチン（HBワクチン）0.25mLを皮下注射する。

②生後1カ月…HBワクチン0.25mL皮下注射

③生後6カ月…HBワクチン0.25mL皮下注射

引用・参考文献

1) 日本小児科学会. 日本小児科学会が推奨する予防接種スケジュールの変更点. 2018年8月1日更新.
   https://www.jpeds.or.jp/uploads/files/vaccine_schedule.pdf

2) 白木和夫. わが国におけるB型肝炎母子感染防止の経緯とuniversal vaccinationの必要性について. 小児感染免疫. 21(2), 2009, 149-57.

第2部
くすりカタログ

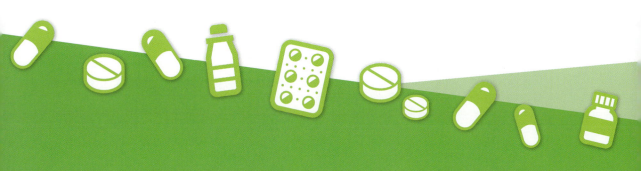

執筆：彦坂慈子・兵藤博信

妊娠期のマイナートラブル①つわり・妊娠悪阻

ひとことで言うと、こんな"くすり"!
妊婦も褥婦も使いやすい、最初に試してみる制吐薬

代表的な商品名：プリンペラン®
一般名：メトクロプラミド

適　応：胃炎・潰瘍・嘔吐などの消化器機能異常
商品名：プリンペラン®、テルペラン®、エリーテン®、プラミール®、メトクロプラミド
剤　型：アンプル注（10mg 2mL）、錠剤（5mg）、シロップ0.1%（1mg/1mL）

使用上の注意点

　錠剤と注射薬とがあり、経口摂取不良の場合も選択しやすい。添付文書上「妊婦有益性投与」だが、児への悪影響はほぼ否定されている。米国FDA基準カテゴリーB、豪州ADEC基準カテゴリーA。長期の連用により錐体外路症状（遅発性ジスキネジア・口周辺の不随意運動）に注意が必要で、その他、無月経、乳汁分泌、女性型乳房、下痢、頭痛、めまい、眠気などが頻度不明で報告されている。

使用方法

　内服できる場合、1日10〜30mgを食前2〜3回に分服。経口投与困難な場合は、1回10mgを1日1〜2回筋注または静注。点滴に混注してもよい。半減期は20mg内服で4.7時間。10mg静注で5.4時間。

助産師はここを押さえるべし！

　メトクロプラミドは昔から嘔吐などの消化器症状によく使用される薬剤である。安価で最もメジャーな薬剤のひとつなので、妊婦への投与経験は豊富で、安全性はほぼ確立されている。注射薬は他の薬剤との混注も可能で、脱水補正の点滴にも混注するとよい。

解説は26ページを参照　　　　文献は27ページを参照

執筆：彦坂慈子・兵藤博信

妊娠期のマイナートラブル①つわり・妊娠悪阻

ひとことで言うと、こんな"くすり"!
内服しかないけれど昔からある安全なくすり

代表的な商品名：ドラマミン®
一般名：ジメンヒドリナート

適　応：動揺病、メニエール症候群、放射線宿酔、手術後の悪心嘔吐。悪阻は適応外使用
商品名：ドラマミン®
剤　型：錠剤（50mg）

使用上の注意点

　剤型は錠剤のみで、嘔吐が強い場合は投与不可。添付文書上「妊婦有益性投与」だが、ヒスタミンH₁受容体拮抗薬の安全性は確認されている。豪州ADEC基準カテゴリーA。副作用は眠気、頭重感、全身倦怠感などが多い。眠気を催すことがあるので、投与中の患者には自動車の運転等危険を伴う機械の操作に従事させないよう注意する。適応外使用であることを患者に説明する。

使用方法

　1回1錠（50mg）を1日3〜4回内服、1日200mgまで使用可能。半減期は不明。

助産師はここを押さえるべし！

　適応外使用だが、外来で処方しやすい安全な薬。昔からの使用経験も豊富。眠気に注意が必要で、帰宅時の車の運転は禁止する。

解説は26ページを参照　　　　文献は27ページを参照

妊娠期のマイナートラブル①つわり・妊娠悪阻

執筆：彦坂慈子・兵藤博信

妊娠期のマイナートラブル①つわり・妊娠悪阻

ひとことで言うと、こんな"くすり"！
鎮静作用を併せ持つ嘔気を忘れて眠りたい妊婦におすすめ

代表的な商品名：ピレチア®
一般名：プロメタジン塩酸塩

適 応：振戦麻痺、パーキンソニズム、感冒などの上気道炎に伴うくしゃみ・鼻汁・咳嗽など。蕁麻疹。動揺病。悪阻は適応外使用
商品名：ピレチア®、ヒベルナ®
剤 型：アンプル注（25mg 1mL）、錠剤・糖衣錠（5mg、25mg）

🔹使用上の注意点

RCTで有効性が確認されているが、添付文書上「妊婦へは投与しないことが望ましい」と記載されている。胎児への明らかな悪影響は報告されていない。豪州ADEC基準カテゴリーC。鎮静作用が強い。抗ヒスタミン薬だがアレルギー性疾患にはあまり使用されない。
　副作用は眠気、口渇、頭痛が多い。その他、悪性症候群、錐体外路症状、血圧降下、頻脈などの抗コリン作用などが頻度不明で報告されている。眠気を催すことがあるので、本剤投与中の患者には自動車の運転等危険を伴う機械の操作に従事させないよう注意する。

🔹使用方法

内服できる場合は、1回5～25mgを1日1～3回服用。経口投与困難な場合は、1回5～50mgを皮下または筋注。半減期は25mg内服で13時間と長い。

助産師はここを押さえるべし！
　錠剤と注射薬とがあり経口摂取不良の場合も選択しやすい。鎮静作用が強く、嘔気を忘れてボーっとしたい場合は使うとよい。副作用は眠気、口渇、頭痛が多い。鎮静作用があり眠気を催すので、帰宅時の車の運転は禁止する。

解説は26ページを参照　　　　　　　　　　　　　　　　　　　　　　　文献は27ページを参照

執筆：彦坂慈子・兵藤博信

妊娠期のマイナートラブル①つわり・妊娠悪阻

ひとことで言うと、こんな"くすり"！
1日1回服用で効果が長持ちする強力な新しい制吐薬

代表的な商品名：ゾフラン®
一般名：オンダンセトロン塩酸塩水和物

適 応：抗悪性腫瘍薬投与に伴う消化器症状。悪阻は適応外使用
商品名：ゾフラン®、オンダンセトロン
剤 型：アンプル注（2mg 1mL、4mg 2mL）、錠剤（2mg、4mg）、ザイディス錠（口腔内速溶錠・4mg）

🔹使用上の注意点

プロメタジン塩酸塩と同程度の有効性があり、奇形率も増加しなかったことが報告されている。添付文書上「妊婦有益性投与」だが、妊婦への使用経験はまだ十分ではない。抗がん剤との併用でのみ保険適用で、悪阻は適応外使用。副作用は肝障害、発疹、掻痒、頭痛、ふるえ感、眠気、下痢、便秘、不随意運動などが報告されている。

🔹使用方法

錠剤は1日1回、4mgを内服。効果不十分の場合は注射製剤に変更する。注射は1日1回、4mgを緩徐に静注。半減期は4mg内服で4.8時間。肝代謝。

助産師はここを押さえるべし！
　本来は化学療法薬の嘔気・嘔吐に有効な強力な制吐薬。口腔内速溶錠があり、点滴不要なので重症悪阻で使用したい。添付文書上「妊婦有益性投与」であり使用可能だが、悪阻は適応外使用。新しい薬剤で安全性が確立されていないが、有害事象の報告もない。セロトニン5-HT₃受容体拮抗薬はステロイドとの併用でさらに強力な制吐作用をもたらす。

解説は26ページを参照　　　　　　　　　　　　　　　　　　　　　　　文献は27ページを参照

執筆：彦坂慈子・兵藤博信

ひとことで言うと、こんな"くすり"！
漢方に特有の匂いが大丈夫なら使ってみよう

妊娠期のマイナートラブル①つわり・妊娠悪阻

代表的な商品名：ツムラ小半夏加茯苓湯エキス顆粒
薬剤名：小半夏加茯苓湯（ショウハンゲカブクリョウトウ）

適　応：妊娠嘔吐（つわり）、その他の諸病の嘔吐（急性胃腸炎、湿性胸膜炎、水腫性脚気、蓄膿症）
商品名：ツムラ小半夏加茯苓湯エキス顆粒、クラシエ小半夏加茯苓湯エキス顆粒
剤　型：顆粒（1包2.5g）
組　成：半夏6.0、生姜1.5、茯苓5.0

使用上の注意点

半夏（ハンゲ）、茯苓（ブクリョウ）、生姜（ショウキョウ）の混合生薬。副作用は報告されていない。添付文書上「妊婦有益性投与」だが悪影響はなく、妊娠悪阻の代表薬である。日本の妊婦に漢方薬は好まれており、独特の風味に抵抗がなければ安心して服用しやすい。

使用方法

1日7.5gを2～3回に分け、食前または食間に水またはぬるま湯で溶いて内服する。

助産師はここを押さえるべし！

悪阻によく処方される使いやすい薬。漢方は西洋薬に拒否的な妊婦の受け入れもよく、導入に使うと効果的。食欲がなく胃に水分がたまっている感じがするときなどに効果を発揮する。つわり以外の嘔吐にも効く。副作用は報告されていない。同じく生薬の半夏厚朴湯もしばしば使用され、うつ状態がある場合などはこちらがよい。一般的には複数の漢方薬の併用はしない。

解説は26ページを参照　　　　　　　　　　　　　　　　　　　　　　　　　文献は27ページを参照

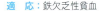

執筆：大井理恵

ひとことで言うと、こんな"くすり"！
鉄剤が飲めないとき、治療を急ぐときだけの注射薬！

妊娠期のマイナートラブル②貧血

代表的な商品名：フェジン®
一般名：含糖酸化鉄

適　応：鉄欠乏性貧血
商品名：フェジン®（後発薬は存在しない）
剤　型：アンプル注（40mg 2mL）

使用上の注意点

含糖酸化鉄に限らず、現在本邦で認可・販売されている注射用鉄剤はこのフェジン®だけである。経口鉄剤の内服が可能な場合は使用しない。効果が得られない場合は投与を中止し、他の貧血原因や合併症について検索する。尿が黒褐色に着色したり、尿中に黒色の顆粒を認めたりすることがある。血管外漏出の場合には、漏出部周辺の色素沈着や、疼痛・知覚異常・腫脹などが現れることがある[6]。

使用方法

1日1～3アンプル（鉄として40～120mg）を2分以上かけて緩徐に静注。希釈する場合は「10～20%ブドウ糖液で5～10倍に希釈」が添付文書通りの方法であるが、5%ブドウ糖液50～100mLに溶解して30分程度かけて点滴静注している施設も多い[6]。

助産師はここを押さえるべし！

臨床の現場では産褥期の貧血においてHbが著しく低い場合に注射薬が選択される傾向があるが、貧血の重症度で経口と注射を使い分けるのは本来の用法ではない。静注鉄剤が必要になるのは、「副作用が強くて経口鉄剤を飲めない」「鉄の損失が多く経口鉄剤では治療が間に合わない」「消化器疾患のため内服が不適切」などの場合に限定される[7]。産後の貧血は分娩時出血によるものが多く、分娩が終了してしまえば貧血が進行する理由がなくなるので、経口剤で時間をかけて治療しても得られる結果は同じである[6]。

解説は28ページを参照　　　　　　　　　　　　　　　　　　　　　　　　　文献は29ページを参照

妊娠期のマイナートラブル①つわり・妊娠悪阻／②貧血／③便秘

執筆：大井理恵

妊娠期のマイナートラブル②貧血

ひとことで言うと、こんな"くすり"！
鉄欠乏のときのみ！低Hbだけでなく低MCVのときに処方！

代表的な商品名：フェロミア®
一般名：クエン酸第一鉄ナトリウム

- **適　応**：鉄欠乏性貧血
- **商品名**：フェロミア®、フェネルミン®、フェロステック®、クエン酸第一鉄Na「JG」、クエン酸第一鉄Na「サワイ」、クエン酸第一鉄ナトリウム「ツルハラ」
- **剤　型**：錠（鉄として50mg）、顆粒8.3％（1.2g包、鉄として100mg）

使用上の注意点
鉄欠乏状態にない患者に使用しない。抗生物質（テトラサイクリン系、ニューキノロン系）、制酸薬、甲状腺ホルモン製剤などとの相互作用が報告されている。緑茶やコーヒーに含まれるタンニン酸の影響は通常の飲用量では臨床的に問題にならない[6]ので「お茶で飲んでも大丈夫」と説明する[7]。食直後の内服も問題はない。消化器症状、黒緑色便のほか、便潜血反応で偽陽性を呈することがある[6]。

使用方法
1日2～4錠（鉄として100～200mg）を1～2回分服。

助産師はここを押さえるべし！
「鉄剤は内服せず、鉄のサプリと食事で頑張りたい」といった相談を妊産婦から受けることも多いが、市販のサプリメントの含有する鉄分は鉄剤の10％前後に過ぎない。鉄欠乏性貧血で貯蔵鉄も著しく低下しているときには、サプリメントと食事では十分な鉄補充にならないため、自覚症状がなくても薬剤を継続的に服用することが推奨される。「立ちくらみがあるので貧血だと思う、鉄剤を処方してほしい」という相談もよくあるが、立ちくらみは貧血ではなく低血圧の症状であること、したがって立ちくらみのみを理由に鉄剤を処方する必要がないことも、助産師が適切に指導することが望ましい[6,7]。

解説は28ページを参照　　　　　　　　　　　　　　　　　　　　　　　文献は29ページを参照

執筆：三輪一知郎

妊娠期のマイナートラブル③便秘

ひとことで言うと、こんな"くすり"！
水分を含ませて便を大きく軟らかくする第一選択薬

代表的な商品名：マグミット®
一般名：酸化マグネシウム

- **適　応**：便秘症
- **商品名**：マグミット®、マグラックス®、酸化マグネシウムなど
- **剤　型**：細粒剤、錠剤（250mg、330mg、500mg）

使用上の注意点
腎機能が正常であれば血中マグネシウム濃度への影響はほとんどない。マグネシウムはもともと体内に存在するものなので、催奇形性はなく、授乳にも影響はない。習慣性もないので長期使用が可能である。

使用方法
1日2gを食前または食後の3回に分割経口投与するか、就寝前に1回経口投与する。

助産師はここを押さえるべし！
適切な食事・生活指導を行っても便秘が改善しない妊産褥婦に対しては、酸化マグネシウムが第一選択である。催奇形性、授乳への影響はないので、妊娠初期から産褥期まで使用可能である。また習慣性もないので長期使用できる。

解説は30ページを参照　　　　　　　　　　　　　　　　　　　　　　　文献は31ページを参照

第2部　くすりカタログ
第1章　妊娠期のくすり

ペリネイタルケア 2019 新春増刊　173

執筆：三輪一知郎

ひとことで言うと、こんな"くすり"!
大腸を刺激して排便を促す強い作用を持つくすり

妊娠期のマイナートラブル③ 便秘

代表的な商品名：プルゼニド®

一般名：センノシド

適　応：便秘症
商品名：プルゼニド®、センナリド®、センノサイド、ソルダナ®、センノシドなど
剤　型：錠剤（12mg）、顆粒剤

使用上の注意点

　添付文書には、妊娠または妊娠している可能性のある婦人は「原則禁忌」の記載があり、子宮収縮を誘発して、流早産になる危険性があるので大量に服用しないよう指導すると記載されているが、実際に流早産したという報告はない[3]。また授乳婦が服用した場合、乳児に下痢が見られたとの報告もあるが、通常量であれば妊産褥婦の使用は可能である。作用は強力だが、習慣性があるので長期投与には適さない。痙攣性便秘（腸蠕動が亢進し、便秘と下痢を繰り返す）や硬結便のある患者への投与は、腹痛などの症状を増悪する恐れがあるので禁忌である。

使用方法

1日1回、12〜24mgを就寝前に経口投与する。

助産師はここを押さえるべし！

　酸化マグネシウムで便秘が改善しない妊産褥婦に対しては、センノシドを追加投与する。胎児および授乳への影響はほとんどないが、習慣性があるので長期投与は避けるべきである。あらためて食事・生活習慣の改善を指導する必要がある。

解説は30ページを参照　　　　　　　　　　　　　　　　　　　　　　　　　文献は31ページを参照

執筆：三輪一知郎

ひとことで言うと、こんな"くすり"!
大腸を刺激して排便を促す強い作用を持つくすり

妊娠期のマイナートラブル③ 便秘

代表的な商品名：ラキソベロン®

一般名：ピコスルファートナトリウム水和物

適　応：便秘症
商品名：ラキソベロン®、チャルドール®、ヨーピス®、ラキソデート®、シンラック®、ピコスルファット、ピコルーラ®、ピコダルム®、ファースルー®、スナイリン®など
剤　型：液剤（10mL）、錠剤（2.5mg、7.5mg）、カプセル（2.5mg）、顆粒剤、シロップ

使用上の注意点

　添付文書には、妊娠または妊娠している可能性のある婦人は「治療上の有益性が危険性を上回ると判断される場合にのみ投与する」と記載されており、子宮収縮を誘発して、流早産になる危険性があるので大量に服用しないよう指導すると記載されているが、胎児および授乳への影響はほとんどない[3]。作用は強力であるが、習慣性があるので長期投与には適さない。ごく稀に腸閉塞、腸管穿孔、虚血性腸炎などが起こる可能性があるので注意を要する。

使用方法

1日1回、10〜15滴を経口投与する。

助産師はここを押さえるべし！

　酸化マグネシウムで便秘が改善しない妊産褥婦に対しては、ピコスルファートナトリウム水和物を追加投与する。胎児および授乳への影響はほとんどないが、習慣性があるので長期投与は避けるべきである。あらためて食事・生活習慣の改善を指導する必要がある。

解説は30ページを参照　　　　　　　　　　　　　　　　　　　　　　　　　文献は31ページを参照

妊娠期のマイナートラブル③便秘／④痔／⑤胃炎

執筆：永井立平

> ひとことで言うと、こんな"くすり"！
> 困ったところにヌリヌリ！局所の症状を抑える！

妊娠期のマイナートラブル④痔

代表的な商品名：ネリプロクト®

一般名：ジフルコルトロン吉草酸エステル・リドカイン配合

適　応：痔核・裂肛の症状（出血、疼痛、腫脹、搔痒）の緩解、肛門部手術創、肛門周囲の湿疹、皮膚炎、軽度の直腸炎の症状の緩解
商品名：ネリプロクト®、ネイサート®、ネリコルト®、ネリザ
剤　型：坐剤（1個中ジフルコルトロン吉草酸エステル0.2mg、リドカイン40mg）、軟膏2g、10g（1g中ジフルコルトロン吉草酸エステル0.1mg、リドカイン20mg）

💊 使用上の注意点

　基本的には局所外用薬であり、母体血中濃度を上昇させ母体胎児へ影響することはない。胎児への移行、催奇形性の問題や授乳への影響は基本的に考えなくてよく、用法用量を守って使用すれば安全に使用できる。出血や疼痛が治まれば、薬剤投与以外の方法で対応することも考慮する。

💊 使用方法

　局所の清潔を保ち、1日2〜3回、患部に塗布もしくは注入する。

助産師はここを押さえるべし！

　痔核のリスク因子（痔核の既往や便秘の有無など）を問診で聴取し、妊娠初期からリスクを把握しておく。水分摂取や食生活改善など便秘や硬便を防ぐための対策や、長時間座位を取らないようにするなど薬剤投与以外の対策をあらかじめ指導する。症状が強く、薬剤使用を開始した後も予防対策は継続し、重症化を防ぐ。

解説は32ページを参照　　　　　　　　　　　　　　　　　　　　　　　　文献は33ページを参照

執筆：住江正大

> ひとことで言うと、こんな"くすり"！
> 中枢の受容体にはたらき嘔吐を抑える作用を示す

妊娠期のマイナートラブル⑤胃炎

代表的な商品名：プリンペラン®

一般名：メトクロプラミド

適　応：胃炎、胃・十二指腸潰瘍、胆囊・胆道疾患、腎炎などにおける消化器機能異常（悪心・嘔吐・食欲不振・腹部膨満感）
商品名：プリンペラン®、エリーテン®、テルペラン®
剤　型：プリンペラン®…細粒2%、錠剤（5mg）、シロップ0.1%（1mg/mL）、アンプル注（10mg 2mL）

💊 使用上の注意点

　ドパミンは脳下垂体前葉においてプロラクチンの分泌を抑制する作用を持ち、メトクロプラミドはドパミンの受容体をブロックするため、プロラクチンの分泌に抑制が掛からなくなり、結果としてプロラクチンの分泌が増加する。このために高プロラクチン血症となって、それに伴う副作用（例えば乳汁流出）も起こり得る。このほか、母乳中にメトクロプラミドが移行し、授乳中の乳児に軟便を起こすこともある。

💊 使用方法

　1日2〜6錠（塩酸メトクロプラミドとして10〜30mg）を2〜3回に分けて食前に服用する。年齢、症状により適宜増減する。

助産師はここを押さえるべし！

　過去の報告では、妊娠第1三半期での使用で大奇形、自然流産、低出生体重児の発生率は増加しないとされており、つわりによる消化器症状の軽減のために処方されることもある薬剤である。

解説は34ページを参照

執筆：住江正大

妊娠期のマイナートラブル⑤ 胃炎

ひとことで言うと、こんな"くすり"！
胃酸分泌をコントロールするのではなく、胃粘膜の防御機構を回復させる

代表的な商品名：ムコスタ®
一般名：レバミピド

- 適　応：胃潰瘍、急性胃炎、慢性胃炎の急性増悪期における胃粘膜病変（びらん、出血、発赤、浮腫）
- 商品名：ムコスタ®、レバミピド
- 剤　型：錠剤（100mg）、顆粒20%（200mg/g）

使用上の注意点

強い作用はないが、副作用もほとんどない。そのためこの部類で一番よく処方されており、胃炎や胃潰瘍の治療に広く用いられている。鎮痛薬など他の薬剤による胃の荒れを予防する目的で同時に処方されることも多い。

使用方法

1回1錠または顆粒0.5g（レバミピドとして100mg）、1日3回、朝夕および就寝前に服用する。

助産師はここを押さえるべし！

某サイトの医師会員を対象に、消化性潰瘍や胃炎の治療に使用される防御因子増強薬のうち最も処方頻度の高いものを聞いたところ、第1位はレバミピドであった。2位のテプレノン（セルベックス）の17.7％、3位のアズレンスルホン酸ナトリウム水和物（アズノール）5.7％とは大差をつけ、医師の61.8％がレバミピドを挙げていた。

解説は34ページを参照

執筆：住江正大

妊娠期のマイナートラブル⑤ 胃炎

ひとことで言うと、こんな"くすり"！
「ガスター10」のCMで有名、胃酸の分泌を抑えるくすり

代表的な商品名：ガスター®
一般名：ファモチジン

- 適　応：胃潰瘍、十二指腸潰瘍、吻合部潰瘍、上部消化管出血（消化性潰瘍、急性ストレス潰瘍、出血性胃炎による）、逆流性食道炎、Zollinger-Ellison症候群、急性胃炎、慢性胃炎の急性増悪期における胃粘膜病変（びらん、出血、発赤、浮腫）
- 商品名：ガスター®、ファモチジン、チオスター®、ブロスター®M、ストマルコン®D
- 剤　型：散2%（20mg/g）10%（100mg/g）、錠剤（10mg、20mg）、D錠（10mg、20mg）、アンプル注（10mg、20mg）

使用上の注意点

症状、年齢、製剤によって飲み方が異なる。症状が重ければ多めに、軽ければ半量にする。夜間の胃酸分泌による潰瘍生成を防ぐため、寝る前に服用することも多い。潰瘍に非常によい効果を発揮する反面、やめると再発しやすいという欠点がある。

ヒスタミンH_2受容体は心筋などにも存在し、H_2受容体拮抗薬は心筋の受容体にも影響を及ぼすため、不整脈など心臓に異常を来すことがあり、特に心臓病患者への投与は注意を要する。

使用方法

ファモチジンとして1回10mgを1日2回（朝食後、夕食後または就寝前）服用する。1回20mgを1日1回（就寝前）服用することもできる。年齢・症状により適宜増減する。上部消化管出血の場合には注射で治療を開始し、内服可能になった後は経口投与に切り替える。

助産師はここを押さえるべし！

急にやめると反発的に胃酸の分泌が増え、潰瘍が悪化したり再発する恐れがあるため、中止するときは医師の判断で徐々に減量する必要がある。ガスターは市販されており、医師の処方なしでも購入できるため自己調節しがちな薬剤であるが、上記の点も含めて医師または薬剤師に相談して内服量および期間を決定することが重要である。

解説は34ページを参照

妊娠期のマイナートラブル⑤胃炎／⑥皮膚疾患

執筆：住江正大

> ひとことで言うと、こんな"くすり"！
> 皮膚の赤みやかゆみをとるくすり

妊娠期のマイナートラブル⑥皮膚疾患

代表的な商品名：ロコイド®
一般名：ヒドロコルチゾン酪酸エステル

適　応：湿疹・皮膚炎群（進行性指掌角皮症、ビダール苔癬、脂漏性皮膚炎を含む）、痒疹群（蕁麻疹様苔癬、ストロフルス、固定蕁麻疹を含む）、乾癬、掌蹠膿疱症
商品名：ロコイド®
剤　型：軟膏・クリーム0.1％（5g、10g、100g、500g）

🔖 使用上の注意点

　外用薬なので1〜2週間使う程度であればほとんど副作用はないが、まれに接触皮膚炎（かぶれ）を起こすことがある。また、細菌・真菌やウイルスが原因の皮膚炎の場合はかえって悪化する場合がある。症状が改善しないまま漫然と続けることは好ましくない。
　目に大量に入ると眼圧が上昇し緑内障を引き起こす恐れがあり、顔面（特に目の周囲）に使用する場合は注意が必要である。

🔖 使用方法

　適量を1日1〜数回患部に塗布する。症状により適宜増減する。

助産師はここを押さえるべし！

　5段階のⅣ群（medium）に属するステロイド外用薬である。一般的な用法・用量であれば、体内への吸収量は無視できるほどで、胎児に影響することはない。万全を期すのであれば、長期にわたる大量使用（数カ月以上両腕全体への使用あるいは1日に10gチューブを使い切るような量）は避けたほうが無難である。

解説は36ページを参照

> ひとことで言うと、こんな"くすり"！
> 市販もされている皮膚の赤みやかゆみをとるくすり

執筆：住江正大

妊娠期のマイナートラブル⑥皮膚疾患

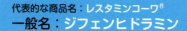

代表的な商品名：レスタミンコーワ®
一般名：ジフェンヒドラミン

適　応：蕁麻疹、湿疹、小児ストロフルス、皮膚掻痒症、虫刺され
商品名：レスタミンコーワ®、ジフェンヒドラミン
剤　型：クリーム1％（500g、1kg）

🔖 使用上の注意点

　炎症症状が強い滲出性の皮膚炎の場合には、適切な外用薬の使用によってその炎症が軽減した後もかゆみが残る場合に用いる。目の周りには使用しない。
　保管上の注意として、夏季には内容物が溶けて不均一になることもあるが、かき混ぜて使用すれば効果に変わりはない。

🔖 使用方法

　症状に応じて適量を1日数回患部に塗布または塗擦する。

助産師はここを押さえるべし！

　1952年に発売開始されたレスタミンコーワ®は歴史もあり、有効性と安全性が確立されている。体内のアレルギー反応などを引き起こす物質であるヒスタミンの作用を抑制すること（抗ヒスタミン作用）によりかゆみや赤み、膨らみなどの皮膚症状を和らげる効果がある。ステロイドは含まれておらず、赤ちゃんや小さい子どもにも安心して使用できる。市販されている新レスタミンコーワ軟膏は1g中にジフェンヒドラミンが20mg（レスタミンコーワは10mg）含まれている。

解説は36ページを参照

執筆：住江正大

妊娠期のマイナートラブル⑥ 皮膚疾患

ひとことで言うと、こんな"くすり"！ 妊婦に限らず女性に人気のある保湿剤

代表的な商品名：ヒルドイド®
一般名：ヘパリン類似物質

適　応：皮脂欠乏症、進行性指掌角皮症、凍瘡、肥厚性瘢痕・ケロイドの治療と予防、血行障害に基づく疼痛と炎症性疾患（注射後の硬結ならびに疼痛）、血栓性静脈炎（痔核を含む）、外傷（打撲、捻挫、挫傷）後の腫脹・血腫・腱鞘炎・筋肉痛・関節炎
商品名：ヒルドイド®、ヒルドイド®ソフト
剤　型：ヒルドイド®…クリーム0.3％（25g、50g、100g、500g）、ゲル、ローション0.3％（25g、50g）
ヒルドイド®ソフト…軟膏0.3％（25g、50g、100g、500g）

使用上の注意点

炎症症状が強い滲出性の皮膚炎の場合には、適切な外用薬の使用によってその炎症が軽減した後もかゆみが残る場合に用いる。目の周りには使用しない。
保管上の注意として、夏季には内容物が溶けて不均一になることもあるが、かき混ぜて使用すれば効果に変わりはない。

使用方法

症状に応じて適量を1日数回患部に塗布または塗擦する。

助産師はここを押さえるべし！

肌が乾燥するとかゆみを引き起こすため、皮膚の保湿を行うことはかゆみ対策には欠かせない。乾燥肌のかゆみ対策には、保湿剤を塗って皮膚の乾燥を防ぐことが基本である。保湿剤を塗ると皮膚の表面に人工的な膜が作られ、皮膚から逃げる水分を防ぐことで皮膚に潤いを与える。同時に皮膚のバリア機能を修復し、角層まで伸びたC-線維の過敏な状態を改善する。特に冬季は乾燥しやすい場所を中心に保湿剤を塗ることが大切である。

解説は36ページを参照

執筆：永松　健

不育症、習慣流産

ひとことで言うと、こんな"くすり"！ 胎盤の血流を改善し習慣流産を予防する

代表的な商品名：バイアスピリン®
一般名：低用量アスピリン

適　応：血小板凝集・血液凝固の異常が原因と考えられる不育症
商品名：バイアスピリン®、バファリン配合錠A81
剤　型：バイアスピリン®、アスピリン…錠剤（100mg：アスピリン含有量として100mg）
バファリン配合錠A81（81mg）

使用上の注意点

妊娠28週までの使用、もしくは必要に応じて患者への説明同意に基づき分娩1週間前程度までの使用が一般的である。長期使用では消化管潰瘍の発生に気を付ける。妊娠の時期によらず、内服による胎児への影響はないとされている。分娩の直前まで内服している場合は、分娩時出血の増加に注意が必要である。

使用方法

1日1回1錠を内服する。

助産師はここを押さえるべし！

不育症の女性に対してよく使用されている、母児にとって比較的安全な薬だが、内服を開始する場合には喘息の既往について確認が必要である。特にアスピリンによる喘息既往がある場合には使用できない。出血のリスクを考慮し、通常は分娩の1週間程度前には服用を終える。

解説は38ページを参照　　　　　　　　　　　　　　　　　　　　　　　　文献は39ページを参照

妊娠期のマイナートラブル⑥皮膚疾患／不育症、習慣流産／切迫流産

執筆：永松 健

不育症、習慣流産

ひとことで言うと、こんな"くすり"！
胎盤の血流を改善し流産・死産を予防する

代表的な商品名：ヘパリンカルシウム皮下注5千単位/0.2mLシリンジ「モチダ」
一般名：ヘパリンカルシウム

適　応：抗リン脂質抗体陽性や血液凝固の異常が原因と考えられる不育症
商品名：ヘパリンカルシウム皮下注5千単位/0.2mLシリンジ「モチダ」
剤　型：プレフィルドシリンジ（1本あたり5,000単位/0.2mL）

💊 使用上の注意点

1回の投与量はシリンジ1本分（5,000単位）で使用することが多い。ただし、血栓塞栓症のリスクが高い不育症の場合には、APTTが投与前の最大1.5～2倍程度までの延長となるように1回量を増量して使用する場合もある。

💊 使用方法

1日2回、12時間ごとに自己皮下注を行う。

助産師はここを押さえるべし！

一部の不育症や血栓性素因を有する妊婦では、流死産や血栓塞栓症を防止するために必要な薬剤である。外来での自己皮下注射での使用が多いため、患者自身が適切な手順で行うことができるように指導することが大切である。また、注射部位の皮膚のトラブルも出やすいので注意する。ヘパリン起因性血小板減少症という重篤な副作用が出現する可能性を念頭に置き、血栓症を疑う症状の出現に目を配ることが重要である。

解説は38ページを参照　　　　　　　　　　　　　　　　　文献は39ページを参照

執筆：永松 健

切迫流産

ひとことで言うと、こんな"くすり"！
子宮筋の弛緩を促し子宮収縮を抑制する

代表的な商品名：ウテメリン®
一般名：リトドリン塩酸塩

適　応：切迫流早産に伴う子宮収縮の抑制
商品名：ウテメリン®、ウテロン®、ルテオニン®、リトドリン、リトドリン塩酸塩、リトドール
剤　型：錠剤（5mg）、アンプル注（50mg 5mL）

💊 使用上の注意点

継続使用中には定期的な採血によりクレアチニンキナーゼ、白血球数、血小板数、肝酵素、血糖値を確認し、重篤な副作用が出現していないことを確認する。内服での使用では過量にならないよう注意する。流産を生じる原因が改善しない限り、薬剤のみでは流産発生を抑制できないことを念頭に置き、必要最低限の使用に留める。心臓機能の異常、甲状腺機能亢進症、糖尿病が重篤な妊婦は禁忌。

💊 使用方法

内服…1回1錠5mgを1日3回内服
点滴…5％ブドウ糖注射液500mLまたは10％マルトース注射液500mLに希釈し、毎分50μgから開始。子宮収縮の状態に応じて増減し、毎分200μgを超えない。高用量での開始や急激な増量は頻脈が強くなり、母体苦痛を生じやすいので注意が必要である。毎分200μgを超えると副作用の頻度が高くなるため危険。

助産師はここを押さえるべし！

切迫流産、切迫早産の妊婦に広く使用されている薬剤で、妊娠16週以降に使用することができる。点滴での使用では重篤な副作用が発生する可能性があるので、血液検査を定期的に行って確認する。長期使用後の減量では、逆に子宮収縮を生じることがあることにも注意が必要である。

解説は40ページを参照　　　　　　　　　　　　　　　　　文献は41ページを参照

執筆：永松 健

切迫流産

代表的な商品名：ズファジラン®

一般名：イソクスプリン塩酸塩

> **ひとことで言うと、こんな"くすり"！**
> 子宮筋の弛緩を促し子宮収縮を抑制する

適　応：切迫流産に伴う子宮収縮の抑制
商品名：ズファジラン®
剤　型：錠剤（10mg）

使用上の注意点

切迫早産に伴う子宮収縮を抑制するために用いられる薬で、リトドリン塩酸塩の使用が16週以降であるため、妊娠12週以降16週未満の期間に使用できることが特徴である。妊娠12週未満での使用は避ける。リトドリン塩酸塩と同様、流産を生じる原因が改善しない限り、薬剤のみでは流産発生を抑制できないことを念頭に置き、必要最低限の使用に留める。

使用方法

1日30〜60mg（3〜6錠）を3〜4回に分けて内服する。

助産師はここを押さえるべし！

妊娠16週未満にリトドリン塩酸塩の代替として使用されることが多い。重篤な副作用の発生はまれではあるが、過量な内服とならないよう注意する。

解説は40ページを参照　　　　　　　　　　　　　　　　　　　　　　　　　　　　文献は41ページを参照

執筆：塩﨑有宏・齋藤 滋

切迫早産、早産予防①黄体ホルモン

代表的な商品名：プロゲデポー

一般名：ヒドロキシプロゲステロンカプロン酸エステル

> **ひとことで言うと、こんな"くすり"！**
> 子宮筋の収縮を抑制しオキシトシンに対する感受性を低下させる

適　応：切迫流早産、習慣性流早産、無月経、機能性子宮出血、黄体機能不全による不妊症
商品名：プロゲデポー
剤　型：アンプル筋注（125mg 1mL）

使用上の注意点

- 筋肉内注射にのみ使用し、血管内投与を行わない
- 神経走行部位を避ける
- 左右交互に注射するなど、注射部位を変える
- 注射器の内筒を軽くひき、血液の逆流がないことを確かめてから注射する

使用方法

ヒドロキシプロゲステロンカプロン酸エステルとして65〜125mg（1/2A〜1A）を、週1回、筋肉内注射する。

助産師はここを押さえるべし！

海外では250mg/週が標準治療量であるが、日本では125mg/週までしか保険適用がない。

解説は42ページを参照　　　　　　　　　　　　　　　　　　　　　　　　　　　　文献は43ページを参照

切迫流産／切迫早産、早産予防①黄体ホルモン／②子宮収縮抑制薬

執筆：大路斐子

切迫早産、早産予防②子宮収縮抑制薬

ひとことで言うと、こんな"くすり"！
「老舗の」子宮収縮抑制薬だが副作用に要注意

代表的な商品名：ウテメリン®
一般名：リトドリン塩酸塩

適　応：切迫流産（16週以降）・切迫早産
商品名：ウテメリン®、ルテオニン®、ウテロン、リトドリン塩酸塩
剤　型：錠剤（5mg）、アンプル注（50mg 5mL）

使用上の注意点

妊娠16週以前の使用では安全性および有効性が確立されていないため投与できない。使用中に過度の頻脈が出現する場合は減量、中止するなど適切な処置を行う。

使用方法

内服…1回1錠（5mg）を3錠／日を食後に内服する。
静注…1アンプル（5mL）を5%ブドウ糖注射液または10%マルトース注射液500mLに希釈し、リトドリン塩酸塩として毎分50μgから点滴静注を開始する。子宮収縮抑制状況および母体心拍数などを観察しながら適宜増減する。子宮収縮の抑制後は症状を観察しながら漸次減量し、毎分50μg以下の速度を維持して収縮の再発が見られないことが確認された場合には投与を中止する。通常、有効用量は毎分50～150μgである。なお、注入薬量は毎分200μgを越えないようにする（30mL／時が50μg／分に相当する）。

助産師はここを押さえるべし！

重大な副作用として、肺水腫や横紋筋融解症、汎血球減少の可能性があるため、副作用の出現に留意した全身状態、バイタルの管理が必要である。

解説は44ページを参照　　　　　　　　　　　　　　　　　　　　　文献は45ページを参照

執筆：大路斐子

切迫早産、早産予防②子宮収縮抑制薬

ひとことで言うと、こんな"くすり"！
切迫早産にも子癇発作の治療にも有効なくすり

代表的な商品名：マグネゾール®
一般名：硫酸マグネシウム・ブドウ糖配合

適　応：切迫早産、重症妊娠高血圧症候群における子癇発作の発症抑制及び治療
商品名：マグネゾール®、マグセント®
剤　型：静注用（20mL）、注シリンジ（40mL）、注（100mL）

使用上の注意点

血中マグネシウム濃度をモニターしながら副作用に注意して使用する。

濃度（mg/gL）	症　状
4～7.5	切迫早産の治療域
8.4～12	膝蓋腱反射の消失
12～14.4	呼吸抑制
14.4以上	呼吸麻痺、呼吸停止、不整脈（房室ブロック、伝導障害）

使用方法

切迫早産における子宮収縮の抑制…初回量として40mL（MgSO₄として4g）を20分以上かけて静脈内投与した後、毎時10mL（1g）より持続静脈内投与を行う。子宮収縮が抑制されない場合は毎時5mL（0.5g）ずつ増量し、最大投与量は毎時20mL（2g）まで。子宮収縮抑制後は症状を観察しながら漸次減量し、子宮収縮の再発が見られないことが確認された場合には中止する。持続注入ポンプを用いて投与すること。
重症妊娠高血圧症候群における子癇の発症抑制及び治療…初回量として40mL（MgSO₄として4g）を20分以上かけて静脈内投与した後、毎時10mL（1g）より持続静脈内投与を行う。症状に応じて毎時5mL（0.5g）ずつ増量し、最大投与量は毎時20mL（2g）まで。本剤は初回量投与の場合を除き、持続注入ポンプを用いて投与すること。

助産師はここを押さえるべし！

マグネシウム中毒の早期発見のため表に挙げた症状に注意し、尿量の管理が大切である。

解説は44ページを参照　　　　　　　　　　　　　　　　　　　　　文献は45ページを参照

執筆：大路斐子

切迫早産、早産予防② 子宮収縮抑制薬

ひとことで言うと、こんな"くすり"！
副作用の少ないこれからの子宮収縮抑制薬

代表的な商品名：アダラート®
一般名：**カルシウム拮抗薬**

- 適　応：妊娠20週以降の本態性高血圧症、腎性高血圧症、狭心症
- 商品名：アダラート®、セパミット®、ヘルラート®L
- 剤　型：カプセル（5mg、10mg）、細粒1%

🔵 使用上の注意点
　副作用は少ないが、血管拡張作用による一時的な頭痛、嘔吐に加え、低血圧が見られることがある。

🔵 使用方法
　20～30mgを負荷投与し、10～20mgを4～8時間ごとに経口投与。

助産師はここを押さえるべし！
　少ないながらも母体の低血圧、それによる胎盤機能不全の報告例もあるため、母体の血圧管理に注意する。

解説は44ページを参照　　　　　　　　　　　　　　　　　　　　　　　　　　　文献は45ページを参照

執筆：永井立平

切迫早産、早産予防③ 胎児肺成熟促進薬

ひとことで言うと、こんな"くすり"！
未熟児への万能薬 あらゆる治療効果を高める魔法のくすり

代表的な商品名：リンデロン®
一般名：**ベタメタゾン**

- 適　応：早産が予想される妊娠24週0日～33週6日の妊婦（22週0日～23週6日の超早産、34週0日～36週6日までの後期早産への適応を示唆するデータもあり）
- 商品名：リンデロン®
- 剤　型：アンプル注0.4%（2mg、4mg、20mg）12mg使用

🔵 使用上の注意点
　ステロイドの作用で高血糖を来すため、DM合併妊婦では血糖値の推移に留意する。リトドリン塩酸塩や硫酸マグネシウムなどの子宮収縮抑制薬を併用している場合には急激な呼吸困難や肺水腫を来すことがあり、投与後少なくとも24時間は妊婦の呼吸状態に注意する。胃酸分泌過多を来すため、消化管の違和感、腹痛があり、消化性潰瘍の発生に留意した管理を行う。投与当日と翌日あたりは眠気に乏しく、夜間覚醒しがちである。

🔵 使用方法
　ベタメタゾンとして1回12mgを24時間ごとに計2回、筋肉内注射する。反復投与を行うかは施設により異なるが、保険適用は1コースのみ。後期早産（34週0日～36週6日）での投与についても施設ごとに検討が必要。

助産師はここを押さえるべし！
　ステロイド投与は非常に有用な治療方法だが抵抗のある人は多く、医師の説明を聞いてはいても、理解することは難しい場合も多い。不安を解消しながら必要な情報を伝えるには、妊婦のメンタル面を意識した産科スタッフのチームワークが必要になる。副作用も決して少なくない薬剤であり、起こり得る症状を十分理解してもらうためにも、どのような情報が患者に入り、どのように理解しているかを確認しながら、薬の効果を最大限発揮できるよう管理を行う必要がある。

解説は46ページを参照　　　　　　　　　　　　　　　　　　　　　　　　　　　文献は47ページを参照

切迫早産、早産予防②子宮収縮抑制薬／③胎児肺成熟促進薬／前期破水

執筆：池ノ上 学

ひとことで言うと、こんな"くすり"
前期破水の患者に投与し児の絨毛膜羊膜炎や新生児感染症を予防する

前期破水
代表的な商品名：ビクシリン®
一般名：アンピシリン水和物

適　　応：妊娠37週未満の前期破水
　　　　　妊娠37週以降の前期破水で、破水から12時間以上経過した場合
商 品 名：ビクシリン®
剤　　型：バイアル注（0.25g、0.5g、1g、2g）

💊 使用上の注意点
　ペニシリン系抗生物質に対し過敏症の既往歴のある患者には使用しない。セフェム系抗生物質に対し過敏症の既往のある患者には慎重投与を要する。初回投与時にアナフィラキシーショックを起こす可能性があり、特に投与開始直後は注意深い観察が必要である。アナフィラキシーショックを予知することは困難であるため、事前に既往歴やアレルギー歴などについて十分な問診を行う。

💊 使用方法
　アンピシリンとして初回は2gを、以降4〜6時間ごとに1gを1回に1〜2時間かけて点滴注射する。バイアルを日局生理食塩液または日局ブドウ糖注射液に溶解し点滴静注する。

助産師はここを押さえるべし！
　初回投与時にアナフィラキシーショックを起こす可能性があり、特に投与開始直後は注意深く観察する。事前に既往歴やアレルギー歴などについて十分な問診を行う必要がある。臨床的絨毛膜羊膜炎を来した場合は、抗菌薬を投与しながら分娩誘発、あるいは緊急帝王切開を行う。

解説は48ページを参照　　　　　　　　　　　　　　　　　　　　　　　　　文献は49ページを参照

執筆：池ノ上 学

ひとことで言うと、こんな"くすり"
前期破水の患者に投与し児の絨毛膜羊膜炎や新生児感染症を予防する

前期破水
代表的な商品名：エリスロシン®
一般名：エリスロマイシンエチルコハク酸エステル

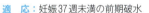

適　　応：妊娠37週未満の前期破水
　　　　　妊娠37週以降の前期破水で、破水から12時間以上経過した場合
商 品 名：エリスロシン®
剤　　型：バイアル注（点滴静注用500mg）

💊 使用上の注意点
　エリスロシン®5％溶液調製の際は生理食塩液あるいは無機塩類を含有する溶液を使用しない。一方、5％溶液をさらに希釈する際には注射用水を使用しない（低張液になる）。5％溶液は冷蔵庫内で2週間は安定である。

💊 使用方法
　エリスロマイシンとして250mgを、6時間ごとに、1回2時間以上かけて点滴静注する。バイアルを注射用水で溶解し、これをブドウ糖注射液や生理食塩液などで希釈して点滴静注する。

助産師はここを押さえるべし！
　妊娠37週未満の前期破水、あるいは妊娠37週以降の前期破水で、破水から12時間以上経過した場合は抗菌薬を投与する。ペニシリンアレルギーを有する例ではエリスロマイシン単剤投与を行う。1週間を超える抗菌薬の長期投与の効果は不明である。臨床的絨毛膜羊膜炎を来した場合は、抗菌薬を投与しながら分娩誘発、あるいは緊急帝王切開を行う。

解説は48ページを参照　　　　　　　　　　　　　　　　　　　　　　　　　文献は49ページを参照

第2部 くすりカタログ／第1章 妊娠期のくすり

ペリネイタルケア 2019 新春増刊　183

執筆：成瀬勝彦

ひとことで言うと、こんな"くすり"！
確実に降圧でき どの科でもみんな知ってる 内服薬

妊娠高血圧症候群

代表的な商品名：アダラート®CR
一般名：**ニフェジピン徐放剤**

- 適　応：高血圧症、腎実質性高血圧症、腎血管性高血圧症、狭心症、異型狭心症
- 商品名：アダラート®CR、ニフェランタン®CR、ニフェジピン®CR
- 剤　型：錠剤（10mg、20mg、40mg）

使用上の注意点

妊娠中（DI上は20週以降）の使用では血圧の下がり過ぎにより胎盤血流低下から胎児機能不全に陥ることがあるので十分注意する。子宮筋弛緩作用があるものの、微弱陣痛になることはあまりないが、産後の弛緩出血には厳重に注意する。

使用方法

10mg/日から開始し、効果を見ながら20〜40mg/日（2回に分服、朝・夕食後）へと増量していく。ここでは徐放型のCR錠のみを示したが、効果が早く短いL錠、カプセルも存在する。しかし、効果の短い降圧薬には血圧再上昇による脳血管障害のリスクがあり、用いないほうがよい。また、以前行われていたカプセル内容液の舌下投与は現在禁忌である。

助産師はここを押さえるべし！

おそらくはどこの病院でも、どこの科でも処方可能な基本的降圧薬である。産後の投与にもよく、授乳にも問題はない。頭痛の副作用がやや多いのと、血圧が下がるまでは確実に内服することが重要であり、中途半端な中止はむしろ脳血管障害を発症させる危険があるため、服薬の指導と確認が必要である。

解説は50ページを参照　　　文献は51ページを参照

執筆：成瀬勝彦

ひとことで言うと、こんな"くすり"！
世界的にはほぼ引退も日本の産科ではまだまだ活躍する大ベテラン

妊娠高血圧症候群

代表的な商品名：アプレゾリン®
一般名：**ヒドララジン塩酸塩**

- 適　応：本態性高血圧症、妊娠高血圧症候群による高血圧
- 商品名：アプレゾリン®
- 剤　型：錠剤（10mg、25mg、50mg）、アンプル注（20mg）

使用上の注意点

カルシウム拮抗薬に比し、血圧の降下作用が用量依存的でなく、「下げ足りない」もしくは「下げ過ぎ」になりやすいため、慎重な増減が必要である（特に注射薬）。頭蓋内出血急性期には禁忌とされており、子癇発作で出血が否定できない場合にも用いにくい。

使用方法

内服は30mg〜200mg/日を3〜4回に分服。注射薬は1アンプル（20mg、1mLの注射用水または生理食塩水に溶解）を筋注する方法もあるが、一般的には生理食塩水200mLに1アンプルを溶解し1時間かけて点滴静注、もしくは持続静注（最初に5〜10mgを静注する方法もある）。

助産師はここを押さえるべし！

妊婦の禁忌が昔からなく、長く使われてきた歴史があるが、注射薬は後述のニカルジピン塩酸塩に代わっていくであろう。永年の経験からヒドララジン塩酸塩を選択する医師も多いが、やや血圧コントロールが不安定なため、使用する施設では医師に用法を事前に確認する。特に高血圧緊急症の際には注意する。

解説は50ページを参照　　　文献は51ページを参照

妊娠高血圧症候群

執筆：成瀬勝彦

ひとことで言うと、こんな"くすり"！
緩やかに効いて安心 母児にやさしい 妊娠中の第一選択薬

妊娠高血圧症候群
代表的な商品名：アルドメット®
一般名：メチルドパ水和物

適　応：高血圧症（本態性、腎性等）、悪性高血圧
商品名：アルドメット®、メチルドパ
剤　型：錠剤（125mg、250mg）

使用上の注意点
　中枢性に効果を示すため「効き過ぎ」にならず、胎盤血流を低下させない理想の薬剤であるが、効果発現までに24時間以上かかるため、急を要する場合には使用できない。また短時間での用量アップによるコントロールにも不向きである。

使用方法
　1日250～750mg（1～3回に分服）から始め、適当な降圧効果が得られるまで数日以上の間隔をおいて1日250mgずつ増量する。維持量は1日250～2,000mg。

助産師はここを押さえるべし！
　外来で用いられることが多く、また高血圧合併妊娠でも初期から頻用されるが、確実な用量の決定に必要なのは家庭血圧の測定である。測定習慣をつけてもらい、データを医師にフィードバックできるよう心がける。

解説は50ページを参照　　　　　　　　　　　　　　　文献は51ページを参照

執筆：成瀬勝彦

ひとことで言うと、こんな"くすり"！
難治性の高血圧に威力を発揮、ただ赤ちゃんへの影響には注意

妊娠高血圧症候群
代表的な商品名：トランデート®
一般名：ラベタロール塩酸塩

適　応：本態性高血圧症、褐色細胞腫による高血圧症
商品名：トランデート®、レスポリート®、ラベタロール塩酸塩
剤　型：錠剤（50mg、100mg）

使用上の注意点
　海外では注射薬もあり、使用経験が豊富な降圧薬だが、気管支喘息などの禁忌に注意が必要である。また、胎児徐脈が起こりやすいため、NICUのある高次施設での処方が勧められる。しかし「これでしか下がらない高血圧」が存在するため、内科との十分な連携で用いれば非常に有用な薬剤である。

使用方法
　1日150mg（3回に分服）より投与を開始し、効果不十分な場合には1日450mgまで漸増。

助産師はここを押さえるべし！
　筆者の経験では、高アルドステロン血症のある高血圧など、ほかの降圧薬でコントロールに難渋する例で内科から処方してもらうことが多い。高血圧の原因について十分理解することと、α・β阻害作用によって起こりうる副作用（母体・胎児徐脈や尿閉など）を確認しておく。

解説は50ページを参照　　　　　　　　　　　　　　　文献は51ページを参照

第2部 くすりカタログ
第1章 妊娠期のくすり

執筆：成瀬勝彦

ひとことで言うと、こんな"くすり"！
産科の現場で高血圧のピンチを救う「抑えの切り札」

妊娠高血圧症候群

代表的な商品名：ペルジピン®
一般名：ニカルジピン塩酸塩

適　応：手術時の異常高血圧の救急処置、高血圧性緊急症、急性心不全（慢性心不全の急性増悪を含む）
商品名：ペルジピン®、ニカルジピン塩酸塩
剤　型：アンプル注（2mg 2mL、10mg 10mL、25mg 25mL）

使用上の注意点

用量依存性、即効性、メインの輸液ルートがあれば原液使用可など、よいことずくめの降圧薬だが、それはつまり正しく使わなければ重大な問題を起こすということでもある。シリンジポンプを正しく使えるかどうかという基本にかかっている。一部の輸液に配合禁忌があるので注意する（筆者の病院ではそのためだけにメイン輸液を変更した）。内服錠もあるが、妊婦禁忌。

使用方法

メイン輸液ルート側管から0.5mL/時にて開始し、血圧が重症域を脱しない場合、おおむね15分おきに0.5mL/時ずつ増量する。輸液内に溶解する方法については添付文書を参照のこと。

助産師はここを押さえるべし！

当院では助産師が日本妊娠高血圧学会の治療指針をもとに、現場で医師の詳細な指示を待たずニカルジピンを開始できるスライディングスケールを運用している。母体死亡の2番目の原因である脳血管障害を防ぐため、今後は分娩室に常備しておくべき薬剤として周知されるであろう。

解説は50ページを参照　　　　　　　　　　　　　　　　　　　　　　　　文献は51ページを参照

執筆：田中幹二・平山紗衣

ひとことで言うと、こんな"くすり"！
重症妊娠高血圧症候群の血圧を下げる注射薬

HELLP症候群

代表的な商品名：ペルジピン®
一般名：ニカルジピン塩酸塩

適　応：妊娠高血圧症候群における降圧
商品名：ペルジピン®、ニカルジピン塩酸塩
剤　型：散、錠（10mg、20mg）、注射液（2mg 2mL、10mg 10mL、25mg 25mL）、徐放カプセル（20mg、40mg）

使用上の注意点

妊娠中は過度な降圧は避け、収縮期血圧155～160mmHgを超えないこと、また拡張期血圧90～100mmHg程度を目標とするのが一般的である[6]。妊婦の場合、添付文書上の最小開始量である1分間に体重1kgあたり0.5μg（体重50kgの場合1.5mL/時）でも過度な降圧を招くことがあるので注意が必要である[7]。分娩後は140/90mmHg未満が推奨されている。

使用方法

血圧160/110mmHg以上のとき、生理食塩水や5%ブドウ糖液などで血管を確保し、ペルジピン原液（1mg/mL）をシリンジポンプで側管から0.5mL/時より開始。30分後に160/110mmHg以上の場合は0.5mL/時増量し、180/120mmHg以上の場合は1.0mL/時増量。140/90mmHg以下の場合は1.0mL/時減量し、120/80mmHg以下の場合は中止する[7]。

助産師はここを押さえるべし！

ニカルジピンは調節性と作用効果が高く胎盤移行もほとんどない。また血管選択性も高く子宮筋への影響も少ないので分娩時も使用しやすい。中には降圧注射薬としてヒドララジンを用いる医師もいるが、効果発現が遅いため目標血圧まで降圧後さらに降圧してしまうこともある[1, 7]。いずれの薬剤を用いるにしても、血圧下降による胎児胎盤循環不全の早期発見のため、降圧開始時は必ず胎児モニタリングを行う。

解説は52ページを参照　　　　　　　　　　　　　　　　　　　　　　　　文献は53ページを参照

妊娠高血圧症候群／HELLP症候群

執筆：田中幹二・平山紗衣

ひとことで言うと、こんな"くすり"！
子癇を予防し治療する

HELLP症候群
代表的な商品名：マグセント®
一般名：硫酸マグネシウム・ブドウ糖配合

- **適 応**：妊娠高血圧症候群における子癇の発症抑制および治療
- **商品名**：マグセント®、マグネゾール®
- **剤 型**：マグセント®注…100 mL（100 mL 中に $MgSO_4$ 10 g）
  マグネゾール®静注用…20 mL（20 mL 中に $MgSO_4$ 2 g）

使用上の注意点
　子癇に対し自然滴下で投与して過剰投与となり、高マグネシウム血症を来して呼吸停止に陥った症例[8]や、逆に標準的投与量に比べて過小量で投与され結果的に救命し得なかった症例[9]の報告があるので、定められた使用量をきちんと守る。

使用方法
　マグセント®は点滴静注、マグネゾール®はシリンジポンプでの持続静注。初回量として40 mL（$MgSO_4$ 4 g）を20分以上かけて静脈内投与した後、毎時10 mLより持続静脈内投与。症状に応じて毎時5 mLずつ増量し、最大投与量は毎時20 mL（$MgSO_4$ 2 g）まで。初回量投与の場合を除き、持続注入ポンプを用いて投与する。

助産師はここを押さえるべし！
　HELLP症候群には子癇が4〜9％合併するといわれている。硫酸マグネシウムの持続静注は、子癇発作の予防と全身の血管抵抗の低下を目的としており、少なくとも分娩後24時間までは持続静注投与を行う。

解説は52ページを参照　　　　　　　　　　　　　　　　　　　　　文献は53ページを参照

執筆：田中幹二・平山紗衣

ひとことで言うと、こんな"くすり"！
胎児の肺成熟促進と頭蓋内出血予防のくすり

HELLP症候群
代表的な商品名：リンデロン®
一般名：ベタメタゾン

- **適 応**：34週未満の早産が予期される場合
- **商品名**：リンデロン®
- **剤 型**：注射剤0.4％（2 mg、4 mg、20 mg）、2％（20 mg 1 mL、100 mg 5 mL）

使用上の注意点
　妊娠22週以降、24週未満での投与の有効性についてはまだエビデンスが低い。34週以降36週までの投与については新生児の呼吸障害を減少させたとの報告があり、米国のように推奨している国もある。

使用方法
　母体投与による新生児呼吸窮迫症候群の発症抑制に用いる場合、早産が予期される妊娠34週までの妊婦に対し、ベタメタゾンとして1回12 mgを24時間ごとに計2回、筋肉内注射する。

助産師はここを押さえるべし！
　HELLP症候群の最終的な治療法は妊娠終結である。したがって、いつ娩出させるかの判断を迫られることになるが、その際は母体の重症度と胎児発育を総合的に勘案して決定する。34週未満での娩出が必要な場合には、児の肺成熟や頭蓋内出血予防を目的としてベタメタゾンを投与すべきである。

解説は52ページを参照　　　　　　　　　　　　　　　　　　　　　文献は53ページを参照

第2部 くすりカタログ
第1章 妊娠期のくすり

執筆：田中幹二・平山紗衣

HELLP症候群

ひとことで言うと、こんな"くすり"！
HELLP症候群の合併症を予防し回復させてくれるかも？

代表的な商品名：デカドロン®
一般名：デキサメタゾンリン酸エステルナトリウム

静注

適 応：HELLP症候群における重症化予防、回復
商品名：デカドロン®、オルガドロン®、ソルコート、デキサート®
剤 型：デカドロン®注射液（1.65mg 0.5mL、3.3mg 1mL、6.6mg 2mL）

使用上の注意点
いったん発症した血小板低下が10万/μLまで改善したら中止する。

使用方法
分娩前は12時間ごとに10mg静注。分娩後は直後10mg、12時間後10mg、24時間後5mg、36時間後5mg静注[4]。

助産師はここを押さえるべし！
HELLP症候群そのものに対するステロイド療法についてはまだ議論があるが、母体の重篤な合併症予防という見地から考慮してよいと思われる。この方法で管理した190症例において、母体死亡・脳出血・肝破裂といった重篤な合併症は一例もなかったという報告があり[4]、今後国内でのデータの蓄積が必要である。

解説は52ページを参照   文献は53ページを参照

執筆：池ノ上 学

Rh（D）陰性妊娠

ひとことで言うと、こんな"くすり"！
母体血液中での抗Rh（D）抗体の産生を抑制する

代表的な商品名：抗D人免疫グロブリン筋注用1000倍「JB」
一般名：乾燥抗D（Rho）人免疫グロブリン

筋注

適 応：RhD（陰性）妊婦で抗Rh（D）抗体陰性例において、妊娠28週および分娩後72時間以内に投与する
商品名：抗D人免疫グロブリン筋注用1000倍「JB」
　　　　抗Dグロブリン筋注用1000倍「ニチヤク」
剤 型：バイアル注（2mLの注射用水で溶解）

使用上の注意点
必ず母体の抗Rh（D）抗体の有無を確認し、抗Rh（D）抗体陰性の場合に投与を行う。すでにRh（D）因子で感作され、抗Rh（D）抗体を持っている妊婦およびRh（D）陰性の新生児を分娩した妊婦には、本剤投与による予防は無効であるため、投与しない。ただし、分娩前に本剤を投与することで受動的に抗Rh（D）抗体陽性となるため、本剤の投与前に抗Rh（D）抗体の有無を確認することが必要である。

使用方法
1バイアルを添付の注射用水2mLに溶解し、筋注する。

助産師はここを押さえるべし！
妊娠28週前後および分娩後に抗Rh（D）抗体の有無を確認し、妊婦が抗Rh（D）抗体陰性の場合に投与する。投与は妊娠28週前後と分娩後72時間以内に行う。すでにRh（D）因子で感作され、抗Rh（D）抗体を持っている妊婦およびRh（D）陰性の新生児を分娩した妊婦には、本剤投与による予防は無効であるため、投与しない。ただし、分娩前に本剤を投与することで受動的に抗Rh（D）抗体陽性となるため、本剤の投与前に抗Rh（D）抗体の有無を確認することが必要である。

解説は54ページを参照

糖代謝異常合併妊娠

執筆：成瀬勝彦

ひとことで言うと、こんな"くすり"!
多くの人を救ってきた神の手　妊娠中も胎盤を通過しない奇跡のくすり

代表的な商品名：**ノボラピッド®、ヒューマログ®**
一般名：**インスリン製剤**

- **適　応**：インスリン療法が適応となる糖尿病
- **商品名**：超速効型…ノボラピッド®、ヒューマログ®、アピドラ®　速効型…ノボリン®R、ヒューマリン®R
  持効型溶解…トレシーバ®、レベミル®、ランタス®など　中間型…ノボリン®N、ヒューマリン®N
- **剤　型**：いずれも1単位＝0.01mLと規定、CSⅡでは専用機器のため省略
  ペン型注射器用カートリッジ：300単位/3mL　バイアル製剤：1,000単位/10mL

使用上の注意点
確実な血糖値自己測定と自己注射の指導が大切なのはもちろんだが、低血糖症発症時の対応について指導し、病院側でも受け入れ体制を確認しておくのが何よりも重要である。インスリン自己注射は内科医が管理する施設が大半であるが、産科医主導の施設もある。いずれであるかは問題ではなく、丁寧な指導と緊急時の体制が全てである。

使用方法
糖尿病のタイプや病状、妊娠時期によって大きく異なる。1型糖尿病やインスリン基礎分泌の悪い例では持効型と速効・超速効型の組み合わせ（あるいは血糖値によって増減、もしくはインスリンポンプでの自動管理）、GDMでは速効・超速効型を食前の1日3回から少量で開始して血糖値を見ながら投与量を変更していくことが多いだろう。

助産師はここを押さえるべし!
まずは妊婦の食事の状況をしっかり確認する。悪阻の軽重や食事の質・時間などを把握し、その上で自己測定・自己注射がきちんとできているかも確認する（針を家で捨てず病院に持ってきてもらうのには、医療廃棄物であること以外にもその意味がある）。低血糖を疑う症状と対処方法についてしっかり指導し、外来や電話を受けた際にそのサインを絶対見逃さない。わからないことは糖尿病看護認定看護師に教わる（もちろん自ら勉強して認定を取ってしまってもよい!）。

解説は56ページを参照　　　　　　文献は57ページを参照

執筆：成瀬勝彦

ひとことで言うと、こんな"くすり"!
どうしてもインスリンが使えないときに。妊娠前からの内服例も

糖代謝異常合併妊娠

代表的な商品名：**グラクティブ®、ジャヌビア®**
一般名：**DPP-4阻害薬**

- **適　応**：2型糖尿病
- **商品名**：グラクティブ®、ジャヌビア®、エクア®、ネシーナ®、トラゼンタ®、テネリア®、スイニー®、オングリザ®、ザファテック®、マリゼブ®（いずれも後発品ではない）
- **剤　型**：グラクティブ®、ジャヌビア®…錠剤12.5mg、25mg、50mg、100mg

使用上の注意点
妊娠時の使用経験が乏しいのは、妊婦の血糖値とインスリン分泌は日内・妊娠時期での変動が大きいため、内服では血糖コントロールが難しいのである。本剤に限らず、海外ではビグアナイド薬（メトホルミンなど）も妊婦禁忌ではないが、推奨はされていない。単剤では低血糖症の可能性は低いとされるものの、インスリン同様の注意が必要。

使用方法
非妊婦では通常50mg/日だが、妊娠中の使用量については経験が少なく、定まった方法はない。

助産師はここを押さえるべし!
経口血糖降下薬については、妊娠前から内服している2型糖尿病合併妊婦に出会うことがあるかもしれない（ビグアナイド薬は不妊治療でも用いられることがある）。胎児の形態異常についても気になるところだが、コントロールされていない高血糖はさらに危険であるため、絶対に慌てて内服を止めさせたり、自己判断で中止したりしてはならない。管理しながらのスムーズなインスリンへの移行をサポートする。

解説は56ページを参照　　　　　　文献は57ページを参照

執筆：川端伊久乃

甲状腺疾患合併妊娠

代表的な商品名：メルカゾール®
一般名：チアマゾール（MMI）

ひとことで言うと、こんな"くすり"！
バセドウ病治療の第一選択
ただし妊娠したら中止か
薬剤の変更が必要！

適　応：甲状腺機能亢進症（バセドウ病）
商品名：メルカゾール®
剤　型：錠剤（5mg）

使用上の注意点

　バセドウ病の第一選択薬であるが、妊娠初期は児の先天異常の報告があるため、妊娠判明後、妊娠16週までは休薬かプロピルチオウラシル（PTU）への変更を検討する。治療効果がPTUよりも高く、妊娠16週以降は本薬の再開が可能である。無顆粒球症・血管炎症候群・肝機能障害に注意する。10mg/日までの内服なら授乳はOK！

使用方法

　妊婦では初期量1日15〜30mgを3〜4回に分割経口投与。症状やTSHの値を見て2〜4週ごとに漸減し、維持量1〜5mg/日、1〜2回分割経口投与とする。2週間ごとに血液検査を行い、投与量は必要最低量とする。

助産師はここを押さえるべし！

　未治療または治療不十分な甲状腺機能亢進症合併妊娠では流早産、妊娠高血圧症候群、胎盤早期剥離、低出生体重児などの頻度が高くなる。したがって、服薬を中断しないよう指導する。チアマゾール内服中の妊娠希望女性には、プロピロチオウラシルへの薬剤変更も含め、計画的に妊娠するよう指導する。急な発熱・咽頭痛などの症状が出た場合、無顆粒球症など重篤な合併症が起こっている可能性があるので、血液検査の確認は怠らないこと。

解説は58ページを参照　　　　　　　　　　　　　　　　　　　　　　　　文献は61ページを参照

執筆：川端伊久乃

甲状腺疾患合併妊娠

代表的な商品名：プロパジール®
一般名：プロピルチオウラシル

ひとことで言うと、こんな"くすり"！
妊婦と妊娠を希望する
女性は、このくすり
への変更相談を！

適　応：甲状腺機能亢進症（バセドウ病）
商品名：プロパジール®、チウラジール®
剤　型：錠剤（50mg）

使用上の注意点

　バセドウ病患者ではチアマゾール（MMI）のほうが治療効果が高いため、非妊時は第一選択となるが、妊娠初期の奇形症候群との関連が報告されているので、妊娠初期には本剤が第一選択薬となる。妊娠が判明したらMMIの休薬か、本剤への変更を検討する。肝機能障害、ANCA血管炎、無顆粒球症などの副作用に注意する。300mg/日までの内服ならば授乳は問題ない。

使用方法

　妊婦では、初期量150〜300mg/日、3〜4回分割経口投与。症状の消失またはTSHの値により1〜4週ごとに漸減し、維持量50〜100mg/日を1〜2回に分割経口投与する。2週間ごとに血液検査を行い、投与量は必要最低量とする。

助産師はここを押さえるべし！

　未治療または不十分な治療の甲状腺機能亢進症合併妊娠では、流早産、妊娠高血圧症候群、胎盤早期剥離、低出生体重児などの頻度が高くなる。したがって、服薬をやめないよう指導する。MMI内服中の妊娠希望女性には、プロピルチオウラシル（PTU）への薬剤変更も含め、計画的に妊娠するよう指導する。急な発熱や咽頭痛などの症状が出た場合、無顆粒球症などの重篤な合併症が起こっている可能性があるので、血液検査の確認は怠らないこと。

解説は58ページを参照　　　　　　　　　　　　　　　　　　　　　　　　文献は61ページを参照

甲状腺疾患合併妊娠

ひとことで言うと、こんな"くすり"!

機能更新した甲状腺ホルモンを急速に是正するときの特効薬

執筆：川端伊久乃

甲状腺疾患合併妊娠

代表的な商品名：ヨウ化カリウム

一般名：ヨウ化カリウム

適　応：甲状腺機能亢進症を伴う甲状腺腫、慢性気管支炎・ぜんそくに伴う喀痰排出困難、第3期梅毒、放射性ヨードの甲状腺内部被曝の予防・低減
商品名：ヨウ化カリウム
剤　型：丸（50mg）

💊 使用上の注意点

甲状腺中毒症状（機能亢進症状）が強いときや流産などの治療が必要な場合、急速にホルモン値を下げる必要がある場合に用いられる。MMIと併用し、MMIの強い用量を減らす目的で用いられることもある。

💊 使用方法

丸（錠剤）あるいは末10〜50mg/日、1〜3回分割、経口投与。

助産師はここを押さえるべし！

未治療または不十分な治療の甲状腺機能亢進症合併妊娠では流早産、妊娠高血圧症候群、胎盤早期剥離、低出生体重児などの頻度が高くなる。抗甲状腺薬は効果が現れるまでに時間がかかることがあり、切迫流産や甲状腺中毒症状が強い場合に使用される。副作用が強いPTUに変更できず、やむを得ずMMIを使用する場合、MMIの使用量を減らす目的で用いられることもある。母乳移行率が高く、授乳により児の甲状腺機能低下症を引き起こす場合があるので、できれば授乳は避けるか、授乳する場合は児の甲状腺検査をまめに行う。

解説は58ページを参照　　　　　　　　　　　　　　　　　　　　文献は61ページを参照

ひとことで言うと、こんな"くすり"!

TSHの上昇のみの潜在性甲状腺機能低下症も適応となる

執筆：川端伊久乃

甲状腺疾患合併妊娠

代表的な商品名：チラーヂン®S

一般名：レボチロキシンナトリウム（T₄）水和物

適　応：クレチン症、甲状腺機能低下症、甲状腺腫、粘液水腫、下垂体性甲状腺機能低下症、原発政策甲状腺機能低下症
商品名：チラーヂン®S、レボチロキシンNa
剤　型：錠剤（12.5μg、25μg、50μg、75μg、100μg）

💊 使用上の注意点

甲状腺機能低下症の妊婦に適応。fT_4が正常であっても、TSHが2.5μU/mL以上の潜在性甲状腺機能低下症で、不妊症症例や抗TPO抗体陽性例では内服が推奨される。甲状腺機能低下症では流早産、妊娠高血圧症候群、児の精神神経発達障害との関連が知られており、きちんと内服を継続することが大切である。本剤内服中でも授乳に関して制限はない。

💊 使用方法

レボチロキシン25μg/日（自己抗体陽性例では50μg/日の場合もある）、1日1回内服から開始し、2〜4週ごとにTSHの値を見ながら用量の調節を行う。

助産師はここを押さえるべし！

実際のfT_4値が正常であっても、TSH値が高い場合は、潜在性甲状腺機能低下症として治療を行う場合がある。レボチロキシンは鉄剤や制酸剤と同時に内服する場合、その吸収が抑制される場合があるので、これらの薬と併用する場合は3〜4時間あけて内服することを指導する。

解説は58ページを参照　　　　　　　　　　　　　　　　　　　　文献は61ページを参照

第2部　くすりカタログ

第1章　妊娠期のくすり

ペリネイタルケア 2019 新春増刊

執筆：塩﨑有宏・齋藤　滋

ひとことで言うと、こんな"くすり"！
さまざまな疾患の治療に幅広く用いられている万能薬

自己免疫疾患

代表的な商品名：プレドニン®
一般名：プレドニゾロン

適　応：内分泌疾患、リウマチ疾患、膠原病、川崎病の急性期、腎疾患、心疾患、アレルギー性疾患、重症感染症、血液疾患、消化器疾患、重症消耗性疾患、肝疾患、肺疾患、結核性疾患、神経疾患、悪性腫瘍など
商品名：プレドニン®
剤　型：錠剤（5mg）

使用上の注意点

長期間使用している場合、急に止めるとさまざまな離脱症状が出現するため、時間をかけて徐々に減薬していく必要がある。多数の疾患に非常によく効くことがわかっている一方、多彩な副作用も報告されているので、使用する際には定期的に副作用のチェックを行う。

使用方法

1日5～60mgを1～4回に分服する。年齢、症状により適宜増減する。抗悪性腫瘍薬と併用しながら悪性リンパ腫に用いる場合、1日量として100mg/m^{2}まで投与可能である。川崎病の急性期に対しては、1日2mg/kg（最大60mg）を3回に分割して経口投与する。

助産師はここを押さえるべし！

妊婦または妊娠している可能性のある場合には、治療上の有益性が危険性を上回ると判断される場合にのみ投与する。母乳中への移行があるため、授乳中の褥婦では授乳を避けさせる。

解説は62ページを参照　　　　　　　　　　　　　　　　　　　　　　　　　　　　　文献は64ページを参照

執筆：塩﨑有宏・齋藤　滋

ひとことで言うと、こんな"くすり"！
腸内細菌により分解・吸収され腸の炎症を抑える

自己免疫疾患

代表的な商品名：サラゾピリン®
一般名：サラゾスルファピリジン

適　応：潰瘍性大腸炎、限局性腸炎、非特異性大腸炎
商品名：サラゾピリン®、アザルフィジン®EN
剤　型：錠剤（500mg）

使用上の注意点

本剤投与開始前には必ず血液学的検査（白血球分画を含む血液像）、肝機能検査および腎機能検査を行う。投与中は臨床症状を十分観察するとともに、定期的に（原則として、投与開始後最初の3カ月間は2週間に1回、次の3カ月間は4週間に1回、その後は3カ月ごとに1回）血液学的検査および肝機能検査を行う。腎機能検査についても定期的に行う。

使用方法

1日4～8錠（2～4g）を4～6回に分服する。症状により初回毎日16錠（8g）を用いても差しつかえない。3週間経過したら次第に減量し、1日3～4錠（1.5～2g）とする。ステロイド療法を長期間継続した症例については、サラゾピリン®4錠（2g）を併用しながら、徐々にステロイドを減量する。

助産師はここを押さえるべし！

妊婦または妊娠している可能性のある場合には投与しないことが望ましい（動物実験では催奇形作用は認められていないが、他のサルファ剤［スルファメトピラジンなど］では催奇形作用が認められている。また、本剤の代謝物の胎盤通過により新生児に高ビリルビン血症を起こすことがあるため）。また、母乳への移行があるため、授乳中の褥婦には投与しないことが望ましい。

解説は62ページを参照　　　　　　　　　　　　　　　　　　　　　　　　　　　　　文献は64ページを参照

自己免疫疾患

執筆：塩﨑有宏・齋藤 滋

ひとことで言うと、こんな"くすり"！
免疫に関与するT細胞に作用し炎症を抑制する

自己免疫疾患
代表的な商品名：プログラフ®
一般名：タクロリムス水和物

適 応：腎・肝・心・肺・膵・小腸の臓器移植における拒絶反応の抑制。骨髄移植における拒絶反応および移植片対宿主病の抑制。重症筋無力症。既存治療で効果不十分な関節リウマチ。ステロイド剤の投与が効果不十分、または副作用により困難なループス腎炎。難治性の活動期（中等症～重症に限る）潰瘍性大腸炎
商品名：プログラフ®
剤 型：カプセル（0.5mg、1mg、5mg）、錠剤（0.5mg、1mg、1.5mg、2mg、3mg）

使用上の注意点
本剤の経口投与時の吸収量には個人差があり、血中濃度の高い場合の副作用ならびに血中濃度が低い場合の拒絶反応および移植片対宿主病の発現を防ぐため、血中濃度を測定し、トラフ濃度を参考にして投与量を調節する。特に移植直後や投与開始直後は頻回に血中濃度測定を行うことが望ましい。血中トラフ濃度が20ng/mLを超える期間が長い場合、副作用が発現しやすいので注意する。

使用方法
臓器移植の場合…移植前後に1回0.03～0.15mg/kgを1日2回経口投与。以後、症状に応じて適宜増減し、安定後は徐々に減量し、有効最少量で維持。
重症筋無力症・関節リウマチ・ループス腎炎の場合…3mgを1日1回夕食後に経口投与。
潰瘍性大腸炎の場合…1回0.025mg/kgを1日2回朝食後および夕食後に経口投与。以後血中トラフ濃度をモニタリングしながら投与量を調節。

助産師はここを押さえるべし！
感染しやすくなるので、手洗いやうがいを励行し、規則正しい生活を心がけるように指導する。妊娠中に本剤を投与された女性において、早産および児への影響（低出生体重、先天奇形、高カリウム血症、腎機能障害）の報告があることに留意する。母乳中への移行があるため、授乳を避けさせる。

解説は62ページを参照　　文献は64ページを参照

ひとことで言うと、こんな"くすり"！
免疫異常の原因とされているTNFαの働きを抑制する

自己免疫疾患
代表的な商品名：レミケード®
一般名：インフリキシマブ（遺伝子組換え）

適 応：既存治療で効果不十分な関節リウマチ、尋常性乾癬、関節症性乾癬、膿疱性乾癬、乾癬性紅皮症。また、既存治療で効果不十分なクローン病の中等度から重度の活動期にある患者、外瘻を有する患者。既存治療で効果不十分な中等症から重症の潰瘍性大腸炎
商品名：レミケード®
剤 型：点滴静注用（100mg）

使用上の注意点
免疫反応を減弱し、正常な免疫応答に影響を与える可能性があるので、感染症に注意する。結核症状の発現に十分注意する。B型肝炎ウイルスキャリアの患者または既往感染者に本剤を投与する場合は、肝機能検査値や肝炎ウイルスマーカーの検査を適宜行い、B型肝炎ウイルスの再活性化の徴候や症状の発現に注意する。脱髄疾患発現の恐れがあるため、適宜画像診断等の検査を行う。

使用方法
適応症により若干異なる。代表的な適応疾患の一つである関節リウマチでの使用法を以下に示す。
- 3mg/kgを1回の投与量とし、点滴静注する
- 初回投与後、2週、6週に投与し、以後8週間の間隔で投与する
- 本剤は、メトトレキサート製剤による治療に併用して用いる

助産師はここを押さえるべし！
妊婦または妊娠している可能性のある女性では、治療上の有益性が危険性を上回ると判断される場合にのみ投与する。本剤の投与を受けた患者からの出生児において、感染のリスクが高まる可能性があるため、生ワクチンを接種する際には注意する。授乳中の投与に関する安全性は確立していないので授乳は中止。

解説は62ページを参照　　文献は64ページを参照

執筆：塩﨑有宏・齋藤　滋

ひとことで言うと、こんな"くすり"！
インターロイキン6の働きを抑制し炎症を抑える

自己免疫疾患

代表的な商品名：アクテムラ®

一般名：トシリズマブ（遺伝子組換え）

適　応：既存治療で効果不十分な関節リウマチ、多関節に活動性を有する若年性特発性関節炎、全身型若年性特発性関節炎。またリンパ節の摘除が適応とならないキャッスルマン病患者における諸症状および検査所見（C反応性タンパク高値、フィブリノーゲン高値、赤血球沈降速度亢進、ヘモグロビン低値、アルブミン低値、全身倦怠感）の改善
商品名：アクテムラ®
剤　型：点滴静注用（80mg、200mg、400mg）

使用上の注意点

IL-6は急性期反応（発熱、CRP増加など）を引き起こすサイトカインである。この薬剤はIL-6の作用を抑制するため、投与後に急性期反応が抑制される。感染症に伴う症状が抑制され、感染症の発見が遅れる結果、重篤化することがある。症状が軽微であり急性期反応が認められない場合でも、白血球数、好中球数の変動に注意し、感染症が疑われる場合には、適宜検査を実施し、適切な処置を行う。

使用方法

関節リウマチ、多関節に活動性を有する若年性特発性関節炎では、トシリズマブとして1回8mg/kgを4週間隔で点滴静注する。
全身型若年性特発性関節炎、キャッスルマン病では、トシリズマブとして1回8mg/kgを2週間隔で点滴静注する。なお、症状により1週間まで投与間隔を短縮できる。

助産師はここを押さえるべし！

- 妊婦または妊娠している可能性のある女性では、治療上の有益性が危険性を上回ると判断される場合にのみ投与。授乳中の投与に関する安全性は確立していないため、授乳婦に投与する場合には授乳は中止。

解説は62ページを参照　　　　　　　　　　　　　　　　　　　　　　　　　文献は64ページを参照

執筆：川端伊久乃

ひとことで言うと、こんな"くすり"！
気管支喘息の発作が出たらまずはコレを吸入　使いすぎに注意！

気管支喘息

代表的な商品名：サルタノール®

一般名：短時間作用型β₂刺激薬（SABA）

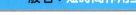

適　応：気管支喘息の急性発作時
商品名：サルタノール®、ベネトリン®、メプチン®、ベロテック®
剤　型：エアゾールは1回1～2噴霧、1日3～4回まで
　　　　　ベネトリン®吸入液は1回1.5～2.5mg、メプチン®吸入液は1回30～50μgをネブライザーを用いて吸入

使用上の注意点

気管支拡張効果がすぐに現れるので便利である一方、依存性や過剰投与となりやすい。副作用として頭痛、動悸、頻脈、嘔気などがあり、副作用が出ても発作が収まらないときはすぐに受診するよう指導する。SABAを頻回に使用するということは喘息がコントロールできていない状態であり、吸入ステロイド薬などの使用を検討する。

使用方法

発作が出たら軽いうちに使用する。吸入薬は1回1～2回吸入で1日3～4回まで。吸うと同時に吸入器を押し、ゆっくり深く吸う。その後約5～10秒間息を止める。終わった後はうがいをする。

助産師はここを押さえるべし！

- 喘息発作時は胎児が低酸素状態になりやすい。SABAで素早く発作を抑え、胎児心拍数陣痛図で胎児のモニタリングも行う。妊娠中の薬の使用を気にして、これまで使用していた吸入ステロイドを自己判断で中止し、発作時にだけSABAを使用しようとする妊婦もいる。喘息発作はコントロールして発症しないようにすることが大事であることを指導する。授乳に関しては問題ない。

解説は65ページを参照　　　　　　　　　　　　　　　　　　　　　　　　　文献は69ページを参照

自己免疫疾患／気管支喘息／不整脈

執筆：川端伊久乃

ひとことで言うと、こんな"くすり"!
喘息コントロールの必需品
自己中断はいけません

気管支喘息
代表的な商品名：パルミコート®
一般名：吸入ステロイド（ICS）

適　応：気管支喘息
商品名：パルミコート®、フルタイド®、キュバール™
剤　型：吸入（加圧式定量吸入器：pMDI、ドライパウダー：DPI）

💊 使用上の注意点
持続する喘息のある症例の長期コントロールに用いる。喘息の重症度は発作の頻度と呼吸機能とに基づき分類される。ステロイドの全身投与と異なり全身に対する副作用はほとんどないが、口腔内の不快感、口腔・咽頭痛、口腔・呼吸器のカンジダが出ることがある。局所の副作用を抑えるため吸入後は必ずうがいをする。授乳に関しては問題ない。

💊 使用方法
pMDIは息を吸い込むと同時にボンベの底を押し、薬剤をゆっくり吸入する。吸入のタイミングを合わせることを指導する。DPIは粉状の薬剤をある程度勢いよく深く吸い込む。

助産師はここを押さえるべし！
投与方法と量は薬剤や重症度に応じて異なるため、医師の指示を確認する。喘息発作時は胎児が低酸素状態になりやすい。SABAで素早く発作を抑え、胎児心拍数陣痛図で胎児のモニタリングも行う。頻回の喘息発作は胎児の発育不全や流早産を引き起こすこともある。妊娠したからといって吸入ステロイドを自己中断してしまい、頻回にSABAを使用するようなことがないよう指導する。吸入ステロイドとβ₂刺激薬の配合剤（アドエア®、シムビコート®、フルティフォーム®）などを用いていることもある。過剰投与にならないよう、1回の使用量を十分に確認する。

解説は65ページを参照　　　　　　　　　　　　　　　　　　　　　　文献は69ページを参照

執筆：椎名由美

ひとことで言うと、こんな"くすり"!
上室性不整脈および心室性不整脈に対するファーストチョイス

不整脈
代表的な商品名：メインテート®、アーチスト®
一般名：ビソプロロールフマル酸塩／カルベジロール

適　応：上室性不整脈、心室性不整脈、QT延長症候群の一部
商品名：ビソプロロールフマル酸塩…メインテート®
　　　　カルベジロール…アーチスト®
剤　型：メインテート®…錠剤（0.625mg、2.5mg、5.0mg）
　　　　アーチスト®…錠剤（1.25mg、2.5mg、10mg、20mg）

💊 使用上の注意点
妊娠初期の内服はおそらく安全だと考えられるが、中・後期の内服は胎児体重、胎盤重量の減少、IUGR、徐脈、低血糖の可能性がある。
抗不整脈作用はビソプロロール＞カルベジロール、抗心不全作用はカルベジロール＞＞ビソプロロール。

💊 使用方法
ビソプロロールは不整脈の頻度に応じて1〜3回／日、最大投与量10mg／日。カルベジロールは不整脈の頻度に応じて1〜2回／日、抗心不全薬としては最大投与量20mg／日。

助産師はここを押さえるべし！
ビソプロロールおよびカルベジロールの降圧作用は強くないが、血圧の低下に注意する。βブロッカーに関しては母体が徐脈傾向になることがあるが、まれである。胎児への影響を恐れて自己中断する妊婦に時々遭遇するが、「不整脈の頻度が減り、母体の心臓への負担が少ないほうが胎児はすくすく成長します。不整脈でお母さんの心臓が苦しいときは赤ちゃんにも十分な血液が行き渡りにくくなるので、処方された抗不整脈薬はしっかり飲みましょう」との説明が必要である。

解説は73ページを参照　　　　　　　　　　　　　　　　　　　　　　文献は75ページを参照

執筆：谷村憲司・山田秀人

> **ひとことで言うと、こんな"くすり"！**
> お腹の赤ちゃんをトキソプラズマから守るゴールキーパー

感染症① トキソプラズマ

代表的な商品名：スピラマイシン
一般名：スピラマイシン

適 応：抗体検査、問診などで妊娠成立後のトキソプラズマ初感染が疑われる場合。「トキソプラズマIgM陽性」「トキソプラズマIgG抗体の陽転化」「トキソプラズマIgG avidity index低値」があれば初感染が疑われる
商品名：スピラマイシン
剤 型：錠剤（150万単位）

💊 使用上の注意点

本剤によると思われる副作用が出現した場合には投与を中止し、適切な処置を行う。「妊娠中の羊水中トキソプラズマ-DNA PCR陽性」「先天性トキソプラズマ症を疑わせる画像所見を認める」など、すでに胎児感染が成立している疑いがある場合には無効であり、本剤の投与の適否を慎重に検討する。授乳中の女性への投与は避ける。やむを得ず投与する場合には授乳を中止させる。

💊 使用方法

1回2錠、1日3回（900万単位／日）、毎食後、内服。初感染が疑われた時点で速やかに内服を開始する。胎児感染が確認されない場合には分娩まで内服を継続する。

助産師はここを押さえるべし！

本剤の胎児感染予防効果については限定的との意見もある。産科医師に十分なカウンセリングを受け、納得した上で内服すべきである。内服する場合には、きっちりと定期内服し、赤ちゃんに異常がないかを妊婦健診でしっかりチェックを受けるよう指導する。また、副作用が出た場合や赤ちゃんについて心配になった場合にはいつでも相談するよう伝える。

解説は76ページを参照　　　　文献は77ページを参照

執筆：谷村憲司・山田秀人

> **ひとことで言うと、こんな"くすり"！**
> お腹の赤ちゃんをトキソプラズマから守るゴールキーパー

感染症① トキソプラズマ

代表的な商品名：アセチルスピラマイシン
一般名：スピラマイシン酢酸エステル

適 応：トキソプラズマの胎児感染予防を目的とした使用は適応外であり、保険適用はない（2018年8月までスピラマイシンが国内未承認であったために長年にわたり本剤がトキソプラズマの胎児感染予防目的で適応外使用されてきた経緯がある）
商品名：アセチルスピラマイシン
剤 型：錠剤（100mg、200mg）

💊 使用上の注意点

本剤によると思われる副作用が出現した場合には投与を中止し、適切な処置を行う。「妊娠中の羊水中トキソプラズマ-DNA PCR陽性」「先天性トキソプラズマ症を疑わせる画像所見を認める」など、すでに胎児感染が成立している疑いがある場合には無効であり、本剤の投与の適否を慎重に検討する。授乳中の女性への投与は避ける。やむを得ず投与する場合には授乳を中止させる。

💊 使用方法

アセチルスピラマイシン錠（100mg）を1回3錠、1日4回（1,200mg／日）、毎食後と就寝前、3週間内服、2週間休薬を分娩まで。

助産師はここを押さえるべし！

本剤の胎児感染予防効果については限定的との意見もある。産科医師に十分なカウンセリングを受け、納得した上で内服すべきである。内服する場合には、きっちりと定期内服し、赤ちゃんに異常がないかを妊婦健診でしっかりチェックを受けるよう指導する。また、副作用が出た場合や赤ちゃんについて心配になった場合にはいつでも相談するよう伝える。

解説は76ページを参照　　　　文献は77ページを参照

執筆：長谷川潤一

> ひとことで言うと、こんな"くすり"！
> 水痘にかからないよう予防のためのワクチン

感染症②水痘

代表的な商品名：乾燥弱毒生水痘ワクチン「ビケン」

一般名：乾燥弱毒生水痘ワクチン

- **適　応**：水痘感染の既往歴またはワクチン接種歴のない者
- **商品名**：乾燥弱毒生水痘ワクチン「ビケン」
- **剤　型**：注射剤（一人分、注射用水0.7mL付）

💊 使用上の注意点

　妊娠可能な女性においてはあらかじめ約1カ月間避妊をした後に接種し、接種後は約2カ月間避妊する。ただし、妊娠がわかる前3カ月以内あるいは妊娠初期にワクチン接種が行われた場合も先天性水痘症候群は報告されていない[1, 3]。授乳期における水痘ワクチンの接種は可能である。

💊 使用方法

　白色の乾燥製剤を添付の溶剤（日本薬局方注射用水）0.7mLで溶解し、その0.5mLを1回皮下に注射する。

助産師はここを押さえるべし！

　妊娠にあたり、妊婦の水痘に対する免疫情報（水痘感染の既往またはワクチン接種歴）を明らかにしておくことが勧められており、免疫のない者には妊娠前に予防接種が考慮される[4]。既往がわからない場合は水痘のIgGを確認することでも知ることができる[2]。

解説は78ページを参照　　　　　　　　　　　　　　　　　　　　　　　　　文献は79ページを参照

執筆：長谷川潤一

> ひとことで言うと、こんな"くすり"！
> 免疫力を高めるくすり　保険適用がないので同意を得て投与

感染症②水痘

代表的な商品名：献血ヴェノグロブリンIH®

一般名：ヒト免疫グロブリン

- **適　応**：水痘患者と濃厚接触した、水痘に対する免疫を持たない妊婦（保険適用はない）
- **商品名**：献血ヴェノグロブリンIH®、献血グロベニン-I®、献血ポリグロビンN®、サングロポール®、ガンマガード、献血ベニロン-I®
- **剤　型**：献血グロベニン-I®…静注用（2.5g 50mL、5g 100mL）

💊 使用上の注意点

　水痘患者と濃厚接触した、水痘に対する免疫を持たない妊婦には水痘免疫グロブリン（VZIG）を速やかに（遅くとも接触後10日までは効果がある）投与することが勧められている[5]が、わが国では入手困難であることから、静注用ガンマグロブリン（IVIG）を用いる。母体の水痘の発症予防や症状軽減、先天性水痘症候群の発症予防に寄与する可能性があることを説明し投与する。

💊 使用方法

　2.5〜5gを添付の日局注射用水に溶解し、点滴静注又は直接静注する。直接静注する場合は極めて緩徐に行う。

助産師はここを押さえるべし！

　分娩前21〜6日に母体が水痘感染し、生後0〜4日の新生児に水痘が発症しても、母体からの移行抗体のために軽症で済む。しかし、分娩前5日〜分娩後2日の罹患では30〜40％の新生児が生後5〜10日に水痘を発症し重症化することがあり、死亡率は30％と報告されている[6]。このため、この期間に罹患した母体から生まれた新生児へは、水痘感染の重症化を避けるために、出生直後のIVIG（200mg/kg以上）投与を行う。さらに、水痘を発症した場合はアシクロビル投与が勧められる[6]。

解説は78ページを参照　　　　　　　　　　　　　　　　　　　　　　　　　文献は79ページを参照

執筆：長谷川潤一

感染症② 水痘

代表的な商品名：ゾビラックス®
一般名：アシクロビル

ひとことで言うと、こんな"くすり"！
水痘にかかった場合に増悪を予防するくすり

適　応：水痘を発症した妊産褥婦
商品名：ゾビラックス®、アシクロビル、アクチオス®
剤　型：錠剤（200mg、400mg）

使用上の注意点
特になし。

使用方法
成人にはアシクロビルとして1回200mgを1日5回経口投与する。妊産褥婦が分娩前5日～分娩後2日の間に水痘を発症した場合、母体に経口アシクロビルを、新生児にガンマグロブリンを投与することが勧められている。妊娠中期以降に発疹の出た水痘感染妊婦には速やかに二次感染防止の措置・指導を行い、経口アシクロビルを投与して外来で経過観察する[4]。

助産師はここを押さえるべし！
妊婦へのアシクロビル投与に伴う胎児奇形の増加は認められておらず、妊娠初期においても使用が考慮できる。

解説は78ページを参照　　　　　　　　　　　　　　　　文献は79ページを参照

執筆：森川　守

感染症③ 性器ヘルペス

代表的な商品名：ゾビラックス®
一般名：アシクロビル

ひとことで言うと、こんな"くすり"！
妊婦のヘルペス感染にはまずこれを！胎児に安全で開始は速やかに

適　応：単純疱疹、帯状疱疹、造血幹細胞移植における単純ヘルペスウイルス感染症（単純疱疹）の発症抑制
商品名：ゾビラックス®、アシクロビル、ビルレクス®、アストリック®、アクチオス®、エアーナース®、ビクロックス®
剤　型：ゾビラックス®…顆粒40％（100g：1g中アシクロビル400mg）、錠剤（200mg、400mg）、点滴静注剤（250mg）、軟膏5％（5g）、クリーム5％（2g：1g中アシクロビル50g）、眼軟膏3％（ビルレクス®）

使用上の注意点
胎児への安全性は確立されていないが、本薬による胎児障害は報告されていない。妊婦への投与は「有益性投与」とされている。母子感染の完全な予防は困難ではあるが、分娩中、児へのウイルス曝露を極力少なくする努力が望まれる。新生児に対するアシクロビル投与の安全性はほぼ確立しているため、新生児ヘルペス感染が強く疑われる場合には、とりあえずアシクロビルを投与し、検査結果が陰性であればその時点で中止する。

使用方法
妊娠初期に感染した場合は病変部位へのアシクロビル軟膏塗布を行う。局所の安静を保つため性交を禁止する。
点滴：アシクロビルとして1回体重1kg当たり5mgを1日3回、8時間ごとに1時間以上かけて、7日間点滴静注する。
内服：単純疱疹では通常、200mg/回を1日5回、帯状疱疹では通常、800mg/回を1日5回、経口服用する。

助産師はここを押さえるべし！

性器ヘルペスと診断した場合には、できるだけ速やかに投与を開始する。分娩目的の入院時に外陰部にヘルペス病変を認める、あるいは強く疑われる場合には、帝王切開による分娩が推奨されている。これは入院時までに外陰部のヘルペス病変を早期診断・早期治療することによって回避できる可能性がある。妊婦への指導が重要である。

解説は80ページを参照　　　　　　　　　　　　　　　　文献は82ページを参照

感染症③性器ヘルペス

執筆：森川 守

ひとことで言うと、こんな"くすり"！
アシクロビルが不可な妊婦への代替薬
錠剤と顆粒のみが弱点

代表的な商品名：バルトレックス®
一般名：バラシクロビル塩酸塩

- **適 応**：免疫機能の低下した患者に発症した、単純ヘルペスウイルスおよび水痘・帯状疱疹ウイルスに起因する単純疱疹・水痘・帯状疱疹、脳炎・髄膜炎。また、新生児単純ヘルペスウイルス感染症
- **商品名**：バルトレックス®、バラシクロビル
- **剤 型**：錠剤（500mg）、顆粒50％（1g、50g：1g中バラシクロビル塩酸塩500mg/g）

使用上の注意点

胎児への安全性は確立されていないが、本薬による胎児障害は報告されていない。妊婦への投与は「有益性投与」とされている。母子感染の完全な予防は困難ではあるが、分娩中、児へのウイルス曝露を極力少なくする努力が望まれる。新生児に対するアシクロビル投与の安全性はほぼ確立しているため、新生児ヘルペス感染が強く疑われる場合には、とりあえずアシクロビルを投与し、検査結果が陰性であればその時点で中止する。

使用方法

単純疱疹では通常、500mg/回を1日2回、帯状疱疹では通常1,000mg/回を1日3回、経口投与する。性器ヘルペスの再発抑制では通常、500mg/回を1日1回経口投与する。

助産師はここを押さえるべし！

1日2回の内服でよいため簡便であるが、内服薬のみで軟膏や点滴がないため、「産婦人科診療ガイドライン：産科編2017」が推奨する治療方法に則るのは難しい。錠剤のサイズがやや大きく、薬価がやや高額であることも難点である。

解説は80ページを参照　　　文献は82ページを参照

感染症④尖圭コンジローマ

執筆：大井理恵

ひとことで言うと、こんな"くすり"！
唯一のコンジローマ治療薬、ただし腟内には使用不可！

代表的な商品名：ベセルナ
一般名：イミキモド

- **適 応**：尖圭コンジローマ（外性器または肛門周囲に限る）
- **商品名**：ベセルナクリーム5％（後発薬なし）
- **剤 型**：クリーム剤（1包、250mg中イミキモド12.5mg）

使用上の注意点

重度の炎症反応が局所に現れることがあるので、使用方法の定めを遵守する[1]。腟口および尿道口付近に塗布した場合、尿道口周囲の疼痛や浮腫が生じて排尿困難となることが報告されている[1]。正常皮膚に影響を与えないよう、病変部のみに塗布するよう注意する。
セックスパートナーに付着すると皮膚障害が生じる恐れがある。基剤に使用されている油脂成分がコンドームなどの避妊用ラテックスゴム製品を破損させる恐れもあるため、本剤を塗布した状態での性交渉は避ける[1]。

使用方法

疣贅部位に適量を1日1回、週3回、就寝前に塗布する。塗布後はそのままの状態を保ち、起床後に塗布した薬剤を、せっけんを用いて水または温水で洗い流す[1]。
外性器または肛門周囲にのみ用いる。塗布後6〜10時間を目安に洗い流す。月・水・金あるいは火・木・土の週3回、病変部だけに薄く塗る。塗布後は手指をせっけんでよく洗う。

助産師はここを押さえるべし！

使用法が煩雑であり、外科的治療か経過観察を選択する妊婦も多いことから、処方を受けた妊婦から相談を受ける機会はまだあまりないかもしれない。対応する場合は、性感染症の一種であること、使用上の注意が性交渉に関することにまで及ぶことなどに注意が必要だと言える。

解説は83ページを参照　　　文献は84ページを参照

ひとことで言うと、こんな"くすり"！
細菌性腟症の第一選択
常在菌は守りながら
治療効果を発揮する

執筆：小田上瑞葉

感染症⑤ 細菌性腟症
代表的な商品名：フラジール®
一般名：メトロニダゾール

適　応：細菌性腟症
商品名：フラジール®
剤　型：腟錠250mg、内服錠250mg

💊 使用上の注意点
治療上必要と判断する場合を除き、日本では妊娠3カ月以内の経口投与は禁忌とされている（催奇形性は否定的だが胎児への安全性は確立していないとされているため）。

💊 使用方法
フラジール®腟錠250mg…1回1錠、1日1回、7〜10日間　腟内挿入。
フラジール®内服錠250mg…1回1錠、1日3回、7日間内服。

助産師はここを押さえるべし！
安全性の高い薬ではあるが、妊娠初期の経口投与は禁忌とされているので注意が必要である。

解説は85ページを参照　　　　　　　　　　　　　　　　　　　　　　　　　　　　文献は85ページを参照

ひとことで言うと、こんな"くすり"！
細菌性腟症の第二選択
常在菌まで
殺菌してしまう

執筆：小田上瑞葉

感染症⑤ 細菌性腟症
代表的な商品名：クロマイ®
一般名：クロラムフェニコール

適　応：細菌性腟症
商品名：クロマイ®
剤　型：腟錠100mg

💊 使用上の注意点
クロラムフェニコール腟錠は血中に移行する量がごくわずかであり、妊娠中であっても通常用量の使用であれば、胎児や妊娠に影響する可能性は非常に低いと考えられる。

💊 使用方法
クロマイ®腟錠100mg…1回1錠、1日1回、6日間　腟内挿入。

助産師はここを押さえるべし！
クロラムフェニコールの腟錠は妊娠中も使用可能である。しかし妊娠後期から授乳期の内服薬・注射薬は、胎児・新生児への影響を考慮すべき薬であることを知っておく必要がある。

解説は85ページを参照　　　　　　　　　　　　　　　　　　　　　　　　　　　　文献は85ページを参照

感染症⑥ クラミジア

執筆：小畑聡一朗・青木　茂

ひとことで言うと、こんな"くすり"！
クラミジア頸管炎を1回で確実に治療する王道の治療薬

代表的な商品名：ジスロマック®
一般名：アジスロマイシン水和物

適　応：子宮頸管炎、尿道炎、骨盤腹膜炎など
商品名：ジスロマック®、ジスロマック®SR、アジスロマイシン
剤　型：ジスロマック®、アジスロマイシン…錠剤（250mg）
　　　　ジスロマック®SR…成人用ドライシロップ（2g）

使用上の注意点

　アジスロマイシン水和物による治療は剤型を問わず一度で治療するため、内服方法に注意する。ジスロマック®SR成人用ドライシロップのみ空腹時に内服する。クラミジアではパートナーの検査および治療も同時に行う必要があることにも留意する。
　妊娠中の使用に関しては添付文書上、治療上の有益性が危険性を上回ると判断される場合にのみ投与することとなっており、妊娠中のクラミジア感染症の治療に用いることができる。

使用方法

　ジスロマック®錠（250mg）、アジスロマイシン錠（250mg）は4錠を一度で内服する。
　ジスロマック®SR成人用ドライシロップ2gも同様に一度で内服する。

助産師はここを押さえるべし！
　頻度の多い副作用として下痢症状がある。また頻度は不明ではあるものの、重篤な副作用としてQT延長症候群や心室性頻拍がある。

解説は86ページを参照　　　　　　　　　　　　　　　　　　　　文献は87ページを参照

感染症⑥ クラミジア

執筆：小畑聡一朗・青木　茂

ひとことで言うと、こんな"くすり"！
併用注意の薬剤は多いが、歴史の古いクラミジアの治療薬

代表的な商品名：クラリス®
一般名：クラリスロマイシン

適　応：子宮頸管炎、尿道炎など
商品名：クラリス®、クラリスロマイシン
剤　型：錠剤（200mg）

使用上の注意点

　7日間の内服が必要であるため、内服コンプライアンスに注意する。また併用禁忌・注意の薬剤が多数あるため注意を要する。妊娠中の使用に関しては添付文書上、治療上の有益性が危険性を上回ると判断される場合にのみ投与することとなっており、妊娠中のクラミジア感染症の治療に用いることができるが、動物実験では高用量において心血管系の異常、口蓋裂、発育遅延などの胎児毒性の報告がある。

使用方法

　クラリス®錠、クラリスロマイシン錠ともに1日2錠、2回分服（朝・夕食後）、7日間。

助産師はここを押さえるべし！
　併用禁忌・注意の薬剤が多いので、併用薬がある場合は注意を要する。内服期間が7日間と長く、内服コンプライアンスに注意する。アジスロマイシンと同様にQT延長症候群、心室性頻拍といった重篤な合併症の報告もあるため注意する。

解説は86ページを参照　　　　　　　　　　　　　　　　　　　　文献は87ページを参照

執筆：山本ゆり子・青木　茂

ひとことで言うと、こんな"くすり"！
不快なかゆみを劇的に改善させる魔法のようなくすり

感染症⑦カンジダ
代表的な商品名：アデスタン®
一般名：イソコナゾール硝酸塩

適　応：カンジダ腟外陰炎
商品名：アデスタン®
剤　型：腟錠（300mg）、クリーム1％（10g）

使用上の注意点

　添付文章上は、妊娠3カ月までの妊婦または妊娠している可能性のある女性には、治療上の有益性が危険性を上回ると判断される場合にのみ使用することと記載されている。一方で、腟粘膜からの薬剤吸収は5～10％と推定され、血漿中の濃度は検出限界以下とのデータも掲載されており、妊婦、授乳婦ともに使用の際して危険性は低いと考えられる。

使用方法

　腟錠…1週1回600mgを腟深部に挿入する。効果が得られない場合は追加で600mgをさらに1回使用する。
　クリーム…1日2～3回患部に塗布する。

助産師はここを押さえるべし！

　妊婦は不快な症状を我慢していたり、羞恥心から医師に話しづらいと感じていたりすることもある。腟外陰部掻痒感は妊娠中に非常に多い症状で、原因によっては薬の使用で劇的に症状改善が期待できることを積極的に情報提供してほしい。

解説は88ページを参照　　　　文献は89ページを参照

執筆：山本ゆり子・青木　茂

ひとことで言うと、こんな"くすり"！
不快なかゆみを劇的に改善させる魔法のようなくすり

感染症⑦カンジダ
代表的な商品名：オキナゾール®
一般名：オキシコナゾール硝酸塩

適　応：カンジダ腟外陰炎
商品名：オキナゾール®
剤　型：腟錠（100mg、600mg）、クリーム1％（10g）

使用上の注意点

　添付文章上は、妊娠3カ月までの妊婦または妊娠している可能性のある女性には、治療上の有益性が危険性を上回ると判断される場合にのみ使用することと記載されている。一方で、皮膚にクリームを塗布した場合の血漿濃度は検出限界以下であり、オキシコナゾール硝酸塩は作用部位である皮膚角質層に大部分保持されていたとのデータがある。よって妊婦、授乳婦の使用の危険性は低いと考えられる。

使用方法

　腟錠…600mg製剤：1週1回600mgを腟深部に挿入する。効果が得られない場合は追加で600mgをさらに1回使用する。
　100mg製剤：1日1回1錠を腟深部に挿入し、6日間継続使用する。効果が得られない場合はさらに1日1回1錠を6日間継続使用する。
　クリーム…1日2～3回患部に塗布する。

助産師はここを押さえるべし！

　妊婦は不快な症状を我慢していたり、羞恥心から医師に話しづらいと感じていたりすることもある。外陰部掻痒感は妊娠中に非常に多い症状で、原因によっては薬の使用で劇的に症状改善が期待できることを積極的に情報提供してほしい。

解説は88ページを参照　　　　文献は89ページを参照

感染症⑧梅毒

一般名：アモキシシリン水和物

代表的な商品名：サワシリン®

> ひとことで言うと、こんな"くすり"！
> 病期にかかわらず日本の梅毒治療の第一選択薬！

執筆：大井理恵

- 適　応：梅毒、淋菌感染症、子宮内感染、子宮付属器炎を含む種々の感染症
- 商品名：サワシリン®、パセトシン®、アモキシシリン「NP」、アモリン®
- 剤　型：カプセル（アモキシシリン水和物として125mg、250mg）、錠（アモキシシリン水和物として250mg）

使用上の注意点

セフェム系抗生物質に対し過敏症の既往歴のある患者や、気管支喘息、発疹、蕁麻疹などのアレルギー症状を起こしやすい体質が本人または家族に見られる患者、腎機能低下患者では慎重に投与する。経口摂取不良の患者ではビタミンK欠乏症状が現れ、出血傾向を呈する恐れがある。梅毒治療においては、治療の初め頃の発熱（Jarisch-Herxheimer反応）と、投与8日目頃から起こりうる薬疹が、特に女性に起こりやすいことに留意する[4]。

使用方法

病期にかかわらず、アモキシシリン水和物として1回500mg、1日3回、4週間投与を基本とする[4]。

助産師はここを押さえるべし！

名前だけは有名な性感染症なので、診断名を告げられると動揺する妊婦も多いと思われる。誰から、いつ感染したのかではなく、分娩までにきちんと治療することが最も重要であると説明する。また多くの場合、自覚症状は乏しいため、長期の服薬がおろそかになりがちなことにも注意し、妊婦健診を服薬確認・治療継続励行の機会として活用することも重要である。

解説は90ページを参照　　　　文献は91ページを参照

感染症⑧梅毒

一般名：スピラマイシン酢酸エステル

代表的な商品名：アセチルスピラマイシン

> ひとことで言うと、こんな"くすり"！
> ペニシリン禁の妊婦に対する梅毒治療の有力なピンチヒッター！

執筆：大井理恵

- 適　応：梅毒を含む種々の感染症
- 商品名：アセチルスピラマイシン（後発薬なし）
- 剤　型：錠（アセチルスピラマイシン酢酸エステルとして100mg、200mg）

使用上の注意点

肝障害・腎障害の患者では薬物の体内貯留が延長する恐れがある。また、Jarisch-Herxheimer反応は、抗菌薬で破壊された梅毒トレポネーマによる生体反応であり、ペニシリン系薬剤に限らず、スピラマイシンでも起こりうることに注意する。

使用方法

病期にかかわらず、アセチルスピラマイシン酢酸エステルとして1回200mg、1日6回、4週間投与を基本とする[4]。

助産師はここを押さえるべし！

先天性トキソプラズマ症の予防薬としてのほうがなじみ深いかもしれないが、ペニシリン禁の妊婦に対しては梅毒治療の唯一の代替薬剤であることも忘れてはならない。トキソプラズマ対策としての服薬法（400mg、1日3回、3週間内服・2週間休薬を分娩まで反復）との違いも確実に押さえておくべきポイントだが、性感染症と診断されたことに対する抵抗感や、治療期間が長いため服用中断の恐れがあることなどに関して、妊婦へのきめ細かいサポートも望まれる。

解説は90ページを参照　　　　文献は91ページを参照

執筆：森川　守

> ひとことで言うと、こんな"くすり"！
> 抗HIV薬の主役にして母児感染予防の切り札　必ず他の抗HIV薬と併用

感染症⑨ HIV

代表的な商品名：レトロビル®

一般名：ヌクレオシド系逆転写酵素阻害薬

適　応：HIV感染
商品名：レトロビル®、エプジコム®、ツルバダ®、ビリアード®、エピビル®
剤　型：AZT：レトロビル®…カプセル（100mg）（点滴静注用とシロップは国内未承認）
　　　　ABC/3TC：エプジコム®配合錠…錠剤　　TDF/FTC：ツルバダ®配合錠…錠剤
　　　　TDF：ビリアード®…錠（300mg）＋3TC：エピビル®…錠（150mg、300mg）

🔖 使用上の注意点

　どれか1種類を選択する。必ず他の抗HIV薬（HIVプロテアーゼ阻害薬またはHIVインテグラーゼ阻害薬）と併用する。
　AZTでは嘔気、貧血、血小板減少、頭痛の出現に注意する。EZC（ABC/3TC）では発疹、過敏症、中止によるB型慢性肝炎の悪化の出現に注意する。TVD（TDF/FTC）ならびにTDFでは腹部膨満感、腎機能障害、骨密度低下、中止によるB型慢性肝炎の悪化の出現に注意する。3TCでは中止によるB型慢性肝炎の悪化の出現に注意する。
　妊娠中の投与は、催奇形性は低く比較的安全または有益性投与とされている。母子感染予防を目的に、人工栄養による哺育が推奨されている。

🔖 使用方法

- AZT…500～600mg/日を2～6回に分けて内服（食間 or 空腹時）。分娩時の母子感染予防では、点滴静注を目安として分娩の3時間前から開始、最初の1時間は2mg/kg/時、その後は1mg/kg/時で児娩出まで続ける。新生児へはシロップを目安として生後6時間後から開始、1回4mg/kgを12時間ごと投与、内服できない場合には3mg/kgを12時間ごと点滴静注する。
- ABC/3TCならびにTDF/FTC…1回1錠、1日1回内服（食間 or 空腹時）。
- TDF＋3TC…TDFは1回300mgを1日1回内服、3TCは300mg/日を1日1回または2回（150mg×2）に分けて内服（食間 or 空腹時）。

助産師はここを押さえるべし！

　妊娠中のAZTによる治療ではHIVプロテアーゼ阻害薬またはHIVインテグラーゼ阻害薬の併用が必要である。食間または空腹時に内服する点に留意する。副作用に嘔気があり、妊娠悪阻の際に内服継続できるかが一つのポイントになる。

解説は92ページを参照　　　　　　　　　　　　　　　　　　　　　　　　　　　　　　　　文献は94ページを参照

執筆：森川　守

> ひとことで言うと、こんな"くすり"！
> 抗HIV薬の準主役、必ず主役のヌクレオシド系逆転写酵素阻害薬と併用

感染症⑨ HIV

代表的な商品名：アイセントレス®

一般名：HIVインテグラーゼ阻害薬（ラルテグラビルカリウム）

適　応：HIV感染
商品名：アイセントレス®
剤　型：錠剤（400mg、600mg）

🔖 使用上の注意点

　頭痛の出現に注意する。妊娠中の投与は有益性投与とされている。母子感染予防を目的に、人工栄養による哺育が推奨されている。

🔖 使用方法

　必ずヌクレオシド系逆転写酵素阻害薬と併用する。600mg錠を1日1回、1回2錠（1,200mg）または400mg錠を1日2回、1回1錠（800mg）を食間または空腹時に内服する。

助産師はここを押さえるべし！

　ヌクレオシド系逆転写酵素阻害薬との併用が必要である。食間または空腹時に内服する点に留意する。妊娠28週以降にHIV RNA量が10万copies/mL以上のHIV感染が判明した場合は、直ちにRALを含む3～4剤のレジメンが望ましく、陣痛が始まってからもRALを含むレジメンとしてAZT静注を行う。

解説は92ページを参照　　　　　　　　　　　　　　　　　　　　　　　　　　　　　　　　文献は94ページを参照

感染症⑨HIV／花粉症などアレルギー

執筆：森川　守

> ひとことで言うと、こんな"くすり"！
> 抗HIV薬の準主役、必ず主役のヌクレオシド系逆転写酵素阻害薬と併用

感染症⑨HIV

代表的な商品名：レイアタッツ®＋ノービア®

一般名：HIVプロテアーゼ阻害薬

- 適　応：HIV感染
- 商品名：レイアタッツ®＋ノービア®、プリジスタ®、プリジスタナイーブ®＋ノービア®
- 剤　型：ATV：レイアタッツ®…カプセル（150mg、200mg）
  DRV：プリジスタ®…錠（600mg）、プリジスタナイーブ®…錠（800mg）
  RTV：ノービア®…錠（100mg）、内容液8％（80mg/mL）

使用上の注意点

ATVでは発疹、嘔気、下痢、高ビリルビン血症、黄疸、腎・尿路結石の出現に注意する。DRVでは発疹、嘔気、下痢の出現に注意する。RTVでは嘔気、下痢の出現に注意する。

妊娠中の投与は催奇形性は低く、比較的安全または有益性投与とされている。母子感染予防を目的に、人工栄養による哺育が推奨されている。

使用方法

必ずヌクレオシド系逆転写酵素阻害薬と併用する。抗HIV薬による治療経験のない患者は、ATV300mgとRTV100mgをそれぞれ1日1回併用投与またはATV400mgを1日1回投与。抗HIV薬による治療経験のある患者は、ATV300mgとRTV100mgをそれぞれ1日1回併用投与。

助産師はここを押さえるべし！

抗HIV薬による治療経験の有無や薬剤耐性の有無によって投与法が異なり煩雑なので注意する。食中または食後の内服であり、併用薬と内服のタイミングが異なることに注意する。副作用に嘔気があり、妊娠悪阻の際に内服継続できるかが一つのポイントになる。

解説は92ページを参照　　　　　　　　　　　　　　　　　　　　　　　　　　　　文献は94ページを参照

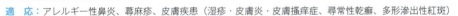

執筆：永井立平

> ひとことで言うと、こんな"くすり"！
> 即効性あり！くしゃみ、鼻水、ムズムズに効っく〜

花粉症などアレルギー

代表的な商品名：アレロック®

一般名：オロパタジン塩酸塩

- 適　応：アレルギー性鼻炎、蕁麻疹、皮膚疾患（湿疹・皮膚炎・皮膚掻痒症、尋常性乾癬、多形滲出性紅斑）
- 商品名：アレロック®、オロパタジン塩酸塩
- 剤　型：顆粒0.5％、OD錠（2.5mg、5mg）、錠剤（2.5mg、5mg）

使用上の注意点

眠気を催すことがあるので、内服後数時間は車の運転など危険を伴う機械の操作には従事させないように十分注意する。小児ではあるが痙攣発作の報告もあるため初めての内服の際には注意する。季節性の患者に投与する場合（花粉症など）は、好発時季の直前から開始し、好発時季終了時まで続けることが望ましい。ただし妊娠初期の投与には注意を要する。効果が認められない場合には漫然と長期にわたり投与しない。

使用方法

1回につきオロパタジン塩酸塩として5mgを朝および就寝前の1日2回、経口投与する。なお、年齢、症状により適宜増減する。

助産師はここを押さえるべし！

主な症状が何であるかによって適応に注意する必要がある。例えば症状が鼻汁、鼻づまりだけであれば局所点鼻薬の使用だけで済むかもしれない。また、問診で妊娠前から同様の症状があったかどうかを確認し、もし妊娠前から同様の症状があり抗ヒスタミン薬を内服した既往がある場合には局所治療薬だけでは対応困難な場合が多い。初発であれば局所治療で十分対応可能な場合がある。

解説は98ページを参照　　　　　　　　　　　　　　　　　　　　　　　　　　　　文献は99ページを参照

第2部　くすりカタログ

第1章　妊娠期のくすり

執筆：永井立平

花粉症などアレルギー

ひとことで言うと、こんな"くすり"！
シュッとしてスッ！ステロイド入り点鼻薬

代表的な商品名：ナゾネックス®

一般名：モメタゾンフランカルボン酸エステル水和物

適　応：アレルギー性鼻炎
商品名：ナゾネックス®、アズマネックス®ツイストヘラー®
剤　型：定量噴霧式懸濁液

💊 使用上の注意点

ステロイドによる免疫抑制作用があり、細菌や真菌、ウイルスなどの感染症が疑われる場合には症状を増悪させる可能性があるため慎重に投与する。また鼻出血を繰り返す場合も出血が増悪することがあり、慎重に投与する。ステロイド薬は創傷治癒を抑制する作用があるため、鼻中隔潰瘍のある患者、鼻の手術を受けた患者、あるいは鼻外傷のある患者には、患部が治癒するまで本剤を投与しない。

💊 使用方法

各鼻腔に2噴霧ずつ1日1回投与する（モメタゾンフランカルボン酸エステルとして1日200μg）。鼻汁が多い場合には鼻をかんでから使用する。

助産師はここを押さえるべし！

「ステロイドはよくない」と思っている人は意外に多く、症状があるのに自己判断で休薬する場合が見られる。局所使用であれば母体血中濃度が上昇することはまずないため、妊婦でも安全に使用できることを伝える。特に季節性の疾患に対しては好発時季の直前からの使用が推奨され、既往に花粉症がある場合などは早めに情報提供するとよい。

解説は98ページを参照　　　　　　　　　　　　　　　　　　　　　　　文献は99ページを参照

執筆：米田徳子・齋藤　滋

インフルエンザ

ひとことで言うと、こんな"くすり"！
抗インフルエンザ薬の定番！妊婦、授乳婦も安心して使える

代表的な商品名：タミフル®

一般名：オセルタミビルリン酸塩

適　応：A型またはB型インフルエンザウイルス感染症の治療およびその予防
商品名：タミフル®、オセルタミビルカプセル「サワイ」
剤　型：カプセル（75mg）、ドライシロップ3％

💊 使用上の注意点

治療に用いる場合には、インフルエンザ様症状の発現から2日以内に投与を開始する。予防に用いる場合は、インフルエンザウイルス感染症患者に接触後2日以内に投与を開始する。予防効果は本剤を連続して服用している期間のみ持続する。腎排泄型の薬剤であり、腎機能低下時は減量などが必要となる。

💊 使用方法

治療…1回75mg、1日2回、5日間
予防…1回75mg、1日1回、7〜10日間
治療に用いる場合は、発症後可能な限り速やかに投与を開始する。症状発現から48時間経過後に投与を開始した患者における有効性を裏付けるデータは得られていない。予防に用いる場合には、インフルエンザウイルス感染症患者に接触後2日以内に投与を開始する。

助産師はここを押さえるべし！

妊婦はインフルエンザが重症化しやすいが、発症から48時間以内に服用を開始することで重症化を防げるため、速やかに内服できるようにする。胎児への悪影響がなく妊婦も安全に使用できること、薬剤の母乳移行は少ないため授乳中でも安心して服用できること、また母乳中には抗ウイルス活性をもつIgAやIgGが含まれるため、授乳にはメリットがあることを伝える。

解説は100ページを参照　　　　　　　　　　　　　　　　　　　　　　文献は101ページを参照

花粉症などアレルギー／インフルエンザ／感　冒

執筆：米田徳子・齋藤　滋

インフルエンザ

ひとことで言うと、こんな"くすり"！
即効性あり！気道に直接届く、吸入の抗インフルエンザ薬

代表的な商品名：リレンザ
一般名：ザナミビル水和物

適　応：A型またはB型インフルエンザウイルス感染症の治療およびその予防
商品名：リレンザ
剤　型：吸入薬（ドライパウダー：1ブリスター中5mg）

🔖 使用上の注意点

　治療に用いる場合、発症後可能な限り速やかに投与を開始することが望ましい。予防に用いる場合には、インフルエンザ感染症患者に接触後1.5日以内に投与する。効果は本剤を継続して使用している期間のみ持続する。また、慢性呼吸器疾患の治療のため吸入薬を併用する場合には、本剤を投与する前に使用する。

🔖 使用方法

　治療…1回10mg（2ブリスター）、1日2回、5日間、専用の吸入器を用いて吸入
　予防…1回10mg（2ブリスター）、1日2回、10日間、専用の吸入器を用いて吸入
　治療に用いる場合は、発症後可能な限り速やかに投与を開始する。予防に用いる場合には、インフルエンザウイルス感染症患者に接触後1.5日以内に投与を開始する。

助産師はここを押さえるべし！

　発症から48時間以内に服用を開始することで重症化を防げる。胎児への悪影響がなく妊婦も安全に使用できる薬であることを伝える。また、薬剤の母乳移行は少ないため授乳中でも安心して服用できること、母乳中には抗ウイルス活性を持つIgAやIgGが含まれ、授乳にはメリットがあることを伝える。

解説は100ページを参照　　　　　　　　　　　　　　　　　　　　文献は101ページを参照

執筆：住江正大

感　冒

ひとことで言うと、こんな"くすり"！
いわゆる「風邪薬」風邪の症状全般をやわらげる

代表的な商品名：PL配合顆粒
一般名：アセトアミノフェン配合剤

適　応：風邪の諸症状（のどの痛み、発熱、鼻水、鼻づまり、悪寒、頭痛、関節痛、筋肉痛）
商品名：PL配合顆粒
剤　型：配合顆粒（1g中サリチルアミド270mg、アセトアミノフェン150mg、無水カフェイン60mg、プロメタジンメチレンジサリチル酸塩13.5mg）

🔖 使用上の注意点

　アセトアミノフェンは重篤な肝機能障害を引き起こすため、肝機能の低下した患者へは投与しない。サリチルアミドは消化性潰瘍を悪化させたり、アスピリン喘息を誘発するため既往歴の問診を心がける。プロメタジンメチレンジサリチル酸塩の抗コリン作用が緑内障や下部尿路の閉塞性疾患による排尿困難を増悪させることがあるため、このような患者へは投与しない。

🔖 使用方法

　1回1gを1日4回経口投与する。年齢や症状により適宜増減してよい。経口投与後速やかにほとんどが消化管から吸収される。サリチルアミドおよびその代謝物は1.5〜2時間以内に最高血漿中濃度に達する。アセトアミノフェンは10〜60分以内に最高血中濃度に達した後、約8時間後に血中にはほとんど検出できなくなる。

助産師はここを押さえるべし！

　抗ヒスタミン薬が含まれることから、副作用として眠気を伴うことがあるため、特に内服後数時間は車の運転などを控えるよう注意を促す。近年、国内において妊娠後期のアセトアミノフェン投与による胎児動脈管収縮の注意喚起がなされているが、その根拠は動物実験のデータ（しかも通常の15倍量の大量投与）であり、現時点ではエビデンスに乏しい。カフェインは母乳中に移行しやすいため、授乳中の長期連用は避けることが望ましい。

解説は102ページを参照

執筆：住江正大

ひとことで言うと、こんな"くすり"！
800年にわたる経験に基づいて用いられてきた伝統的な漢方薬

感冒

代表的な商品名：ツムラ葛根湯エキス顆粒
薬剤名：葛根湯（カッコントウ）

適　応：感冒、鼻かぜ、熱性疾患の初期、炎症性疾患（結膜炎、角膜炎、中耳炎、扁桃腺炎、乳腺炎、リンパ腺炎）、肩こり、上半身の神経痛、蕁麻疹
商品名：ツムラ（顆粒7.5g）、コタロー（細粒7.5g）、クラシエ（細粒7.5g）、クラシエ錠（18錠）
剤　型：顆粒、細粒、錠剤
組　成：葛根4.0、桂皮2.0、大棗3.0、芍薬2.0、麻黄3.0、生姜2.0、甘草2.0

使用上の注意点
狭心症・心筋梗塞など心臓に障害がある、またはその既往がある場合や、甲状腺機能亢進症、重症高血圧症がある場合には慎重に投与する。

使用方法
1日7.5gを2～3回に分割し、食前または食間に内服する。年齢、体重、症状により適宜増減する。

助産師はここを押さえるべし！
歴史も古く最も有名といっても過言ではない漢方薬である葛根湯であるが、胎児に対して安全であると科学的に証明されてはいない。かぜ症候群はウイルス性感染症であり、主な治療は安静、保温、休養、水分補給が基本である。薬物療法は対症療法にすぎないことを医療者側も十分認識し、患者へも指導する必要がある。しかし患者の要求に負けて、やむを得ず処方をせざるを得ない状況というのが実際の臨床現場ではあることも理解していただきたい。

解説は102ページを参照

執筆：谷口　僚・田中博明

ひとことで言うと、こんな"くすり"！
てんかんの第1選択薬ただし神経管閉鎖不全の頻度が高い

てんかん

代表的な商品名：デパケン®
一般名：バルプロ酸ナトリウム（VPA）

適　応：てんかん、躁病、鬱病
商品名：デパケン®、セレニカ®、バレリン®、バルプロ酸Na、バルプロ酸ナトリウム
剤　型：錠剤（100mg、200mg）、細粒（20％、40％）

使用上の注意点
てんかんの第1選択薬である。ハイリスクである強直間代発作に対して効果が高く、非妊娠時の成人であれば副作用も少なく、多用される傾向にある。しかし、妊娠時においては催奇形性のリスクが約10％と高く、出生後の児のIQが低下する可能性も示唆されている。自閉症スペクトラム障害の児が増えるという報告もされている。1日量1,000mg以上内服した症例、他の抗てんかん薬と併用した症例では、特に催奇形性リスクの上昇を認めた。特にCBZとの併用は「てんかん治療ガイドライン2010」でも避けるべき組み合わせとして記載されている。

使用方法
バルプロ酸ナトリウムとして400～1,200mgを1日1～2回に分けて経口投与する。

助産師はここを押さえるべし！
可能であれば、妊娠前に他の抗痙攣薬への変更が望ましいと考えられ、ラモトリギンなどの新世代薬が変更候補の第1選択となる。その他候補としてフェニトイン少量（200mg以下）などがある。他剤への変更が困難で、VPAを使用せざるを得ない場合は、単剤かつ1,000mg以下で、できる限り少量の内服を目指していくよう調整する必要がある。

解説は104ページを参照　　　　　　　　　　　　　　　　　　　　　文献は105ページを参照

感　冒／てんかん

執筆：谷口　僚・田中博明

ひとことで言うと、こんな"くすり"！
部分発作の第1選択薬 ただし神経管閉鎖不全の頻度が高い

てんかん

代表的な商品名：テグレトール®
一般名：カルバマゼピン（CBZ）

適　応：てんかん、躁病、鬱病、三叉神経痛
商品名：テグレトール、カルバマゼピン
剤　型：錠剤（100mg、200mg）、細粒（50％）

💊 使用上の注意点

　副作用として使用初期のアレルギー反応があり、注意が必要だが、それ以外に重大な副作用は少ない。周産期においては通常量での使用の場合、先天奇形発生率は5～6％だが、少量（400mg未満）の使用では3.4％と低いことが証明されている。添付文書上でも授乳期のCBZ使用は有益と記載されており、安全に使用することが可能。

💊 使用方法

　1回100～200mgを1日2回で経口投与、または1回200～400mgを1日1回から始め、症状により1日600mgまで徐々に増量し、上限1,200mgとする。

📖 助産師はここを押さえるべし！

　使用量は400mg以下（1日1回、または2回に分服）にすることが望ましい。少量使用でコントロール不良の場合は他剤への変更を考慮する。候補としてはラモトリギンやフェニトイン少量などが候補となる。できる限り単剤使用が望ましいが、多剤併用の場合でもバルプロ酸ナトリウムとの併用は絶対に避ける。CBZを使用している患者が突然内服をやめると痙攣重積が生じる可能性があり、注意が必要である。

解説は104ページを参照　　　　　　　　　　　　　　　文献は105ページを参照

執筆：谷口　僚・田中博明

ひとことで言うと、こんな"くすり"！
単剤であれば神経管閉鎖不全のリスクは低い

てんかん

代表的な商品名：ラミクタール®
一般名：ラモトリギン（LTG）

適　応：てんかん、双極性障害
商品名：ラミクタール®、ラモトリギン
剤　型：錠剤（25mg、100mg）

💊 使用上の注意点

　経口避妊薬との併用でLTGの血中濃度は50％上昇する。また、バルプロ酸ナトリウムと併用すると神経管形成不全などの奇形発現率が高まる。

💊 使用方法

　最初の2週間は1日25mgを1日1回経口投与し、次の2週間は1日50mgを1日1回経口投与し、5週目は1日100mgを1日1回または2回に分服。その後は1～2週間ごとに1日量として最大100mgずつ漸増する。維持用量は1日100～200mgとし、1日1回または2回に分服。症状に応じて適宜増減するが、増量は1週間以上の間隔をあけて1日量として最大100mgずつ、1日用量は最大400mgまでとし、いずれも1日1回または2回に分服。

📖 助産師はここを押さえるべし！

　LTGは現在、妊娠中に使用する抗てんかん薬として最も推奨されている。第2世代抗てんかん薬の中では研究データが最も多く、単剤であれば先天奇形発生率も3～4％と、健康女性における発生率と比較しても遜色ないと証明されている。そのため、他剤からの変更となることも多いが、投与開始時に約5％でアレルギー症状が出現し、稀に重篤な皮膚症状（Stevens-Johnson症候群など）が出現することがあるので注意する。単剤かつ300mg未満の使用症例では先天奇形発生率が2％と抗てんかん薬使用例の中で最も低い発生率だったとする報告もあり、できる限り少量での使用が望ましいと言える。

解説は104ページを参照　　　　　　　　　　　　　　　文献は105ページを参照

執筆：田嶋　敦

ひとことで言うと、こんな"くすり"！
「水」のトラブルにはこれ！

漢方薬、西洋ハーブ

代表的な商品名：**クラシエ五苓散料エキス細粒**

薬剤名：五苓散（ゴレイサン）

- 適　応：浮腫、下痢、頭痛
- 商品名：クラシエ（細粒6g、錠剤18錠）、テイコク（顆粒7.5g）、マツウラ（顆粒4.5g）、コタロー（細粒6g）、三和（細粒7.5g）、ジュンコウ（細粒4.5g）、KTS（顆粒6g）、ジェイドルフ（顆粒6g）、太虎堂（顆粒6g）、ホノミ（顆粒7.5g、錠剤18錠）、東洋（細粒6g）、JPS（顆粒7.5g）、ツムラ（顆粒7.5g）、本草（顆粒5g）
- 剤　型：顆粒、細粒、錠剤
- 組　成：澤瀉4.0、蒼朮3.0、猪苓3.0、茯苓3.0、桂皮1.5

使用上の注意点
副作用に発疹、発赤、掻痒、肝機能異常などがある。

使用方法
食前に内服する。

助産師はここを押さえるべし！

　漢方における代表的な利水剤であり、血管外の水分を血管内に戻し尿量を増加させる効果があるとされている。浮腫や水溶性下痢に効果が期待されるほか、めまいや頭痛に効果がある。このような症状は妊娠中に多く認められるので、妊婦に処方される機会は多い。

解説は106ページを参照　　　　　　　　　　　　　　　　　　　　　　　　　　文献は107ページを参照

執筆：田嶋　敦

ひとことで言うと、こんな"くすり"！
鼻水、花粉症、喘息にも効果あり

漢方薬、西洋ハーブ

代表的な商品名：**クラシエ小青竜湯エキス細粒**

薬剤名：小青竜湯（ショウセイリュウトウ）

- 適　応：鼻閉、くしゃみ、喘鳴
- 商品名：クラシエ（細粒6g、錠剤18錠）、コタロー（細粒7.5g）、三和（細粒9g）、オースギ（顆粒7.5g、錠剤18錠）、サカモト（顆粒9g）、テイコク（顆粒9g）、ツムラ（顆粒9g）、東亜薬品（顆粒7.5g）、ホノミ（顆粒7.5g）、本草（顆粒7.5g）、JPS（顆粒7.5g）、太虎堂（顆粒7.5g）
- 剤　型：顆粒、細粒、錠剤
- 組　成：半夏6.0、甘草3.0、桂皮3.0、五味子3.0、細辛3.0、芍薬3.0、麻黄3.0、乾姜3.0

使用上の注意点
　アルドステロン症、ミオパチー、低カリウム血症には禁忌。重大な副作用として間質性肺炎、偽アルドステロン症、ミオパチー、肝障害、黄疸がある。

使用方法
食前に内服する。

助産師はここを押さえるべし！

　鼻汁が止まらない風邪、水溶性の痰、花粉症、喘息などに有効とされている。漢方の中でも即効性のある薬とされ、1回内服しただけで症状の改善を認める場合がある。

解説は106ページを参照　　　　　　　　　　　　　　　　　　　　　　　　　　文献は107ページを参照

漢方薬、西洋ハーブ

執筆：田嶋　敦

ひとことで言うと、こんな"くすり"！
女性の諸症状にほとんど対応可

漢方薬、西洋ハーブ
代表的な商品名：太虎堂の当帰芍薬散料エキス散
薬剤名：当帰芍薬散（トウキシャクヤクサン）

- **適　応**：貧血、妊娠中の諸病
- **商品名**：太虎堂（散剤7.5g、顆粒7.5g）、クラシエ（細粒6g）、サカモト（顆粒9g）、東亜薬品（顆粒7.5g）、ホノミ（顆粒7.5g、錠剤18錠）、コタロー（細粒9g）、三和（顆粒7.5g）、東洋（細粒7.5g）、オースギ（顆粒7.5g、錠剤18錠）、テイコク（顆粒7.5g）、本草（顆粒7.5g）、ジュンコウ（細粒6g、錠剤15錠）、JPS（顆粒7.5g）、ツムラ（顆粒7.5g）、マツウラ（顆粒7.5g）
- **剤　型**：顆粒、細粒、錠剤
- **組　成**：芍薬4.0、蒼朮4.0、澤瀉4.0、茯苓4.0、川芎3.0、当帰3.0

🔵 使用上の注意点
副作用に発疹、搔痒、肝機能異常、食欲不振、胃不快感、悪心・嘔吐、腹痛、下痢などがある。

🔵 使用方法
食前に内服する。

助産師はここを押さえるべし！
　更年期障害でもおなじみの漢方薬であるが、古来「安胎薬」として知られている。子宮収縮の抑制効果があるとされ、その他妊娠中の貧血やめまいなど、さまざまな症状に効果があるとされている。またリトドリン塩酸塩の副作用である頻脈を緩和させる効果があるとされ、併用されることもある。

解説は106ページを参照　　　　　　　　　　　　　　　文献は107ページを参照

執筆：田嶋　敦

ひとことで言うと、こんな"くすり"！
咳止め効果に期待

漢方薬、西洋ハーブ
代表的な商品名：コタロー麦門冬湯エキス細粒
薬剤名：麦門冬湯（バクモンドウトウ）

- **適　応**：痰の切れにくい咳、気管支炎
- **商品名**：コタロー（細粒15g）、ジュンコウ（細粒7.5g、錠剤15錠）、JPS（顆粒7.5g）、ツムラ（顆粒9g）、テイコク（顆粒9g）、マツウラ（顆粒7.5g）
- **剤　型**：顆粒、細粒
- **組　成**：麦門冬10.0、半夏5.0、大棗3.0、甘草2.0、人参2.0、粳米5.0

🔵 使用上の注意点
重大な副作用として間質性肺炎、偽アルドステロン症、ミオパチー、肝障害、黄疸がある。

🔵 使用方法
食前に内服する。

助産師はここを押さえるべし！
　乾性咳や粘稠な痰を伴う風邪に有効とされている。風邪の漢方と言えば葛根湯だが、漢方医学的には妊婦は証が異なり（葛根湯は実証に有効とされるが妊婦は虚証）不適とされている。前述の小青竜湯やこの麦門冬湯が症状に合わせて使用されることが多い。

解説は106ページを参照　　　　　　　　　　　　　　　文献は107ページを参照

執筆：田嶋　敦

漢方薬、西洋ハーブ

ひとことで言うと、こんな"くすり"！ まさに良薬口に苦し

代表的な商品名：コタロー呉茱萸湯エキス細粒
薬剤名：呉茱萸湯（ゴシュユトウ）

- 適　応：偏頭痛、嘔吐
- 商品名：コタロー（細粒7.5g）、ジュンコウ（細粒6g、錠剤15錠）、太虎堂（顆粒7.5g）、ツムラ（顆粒7.5g）
- 剤　型：顆粒、錠剤
- 組　成：大棗4.0，呉茱萸3.0，人参2.0，生姜1.5

使用上の注意点
副作用に発疹、蕁麻疹、肝機能異常がある。

使用方法
食前に内服する。

助産師はここを押さえるべし！
　これも五苓散と同様の利水剤である。漢方医学的には若年者に多い偏頭痛は「水毒」の病態による頭蓋内圧亢進の症状とされ、利水剤が適応となる。鎮痛剤が使いにくい妊婦に対し、偏頭痛を訴える場合は良い処方である。ただしこの呉茱萸湯は漢方製剤の中でも苦いことで知られている。まさに良薬口に苦し！

解説は106ページを参照　　　　　　　　　　　　　　　　　　　　　　　　文献は107ページを参照

執筆：牧野麻理恵・田中博明

よく使われる市販薬①鎮痛薬

ひとことで言うと、こんな"くすり"！ 妊娠中の鎮痛薬の第一選択薬

代表的な商品名：カロナール®
一般名：アセトアミノフェン

- 適　応：解熱、鎮痛
- 商品名：カロナール®、コカール®、アンヒバ®、アルピニー®、パラセタ®、アセリオ
- 剤　型：カロナール®…細粒20%（0.5g）50%（0.6g）、錠（200mg、300mg、500mg）、坐剤（50mg、100mg、200mg、400mg）
  アセリオ…静注液（1,000mg）、静注液バッグ（1,000mg）

使用上の注意点
　重篤な肝機能障害がある場合には禁忌。1日総量1,500mgを超えて長期間投与する場合などは、定期的に肝機能を確認するなど慎重に投与する。歴史が古く、安全性が保証されているため、妊娠中、授乳には影響しないと考えられている。

使用方法
　カロナール®、コカール®は1回300～1,000mgを経口投与する。アセリオ静注液は体重1kgあたり1回15mgを上限として15分かけて静脈内投与する。投与間隔は4～6時間以上とする。1日総量としては20錠（4,000mg）を限度とする。空腹時の投与は避けることが望ましい。

助産師はここを押さえるべし！
　アセトアミノフェンは市販薬などでも使用される。長期間投与すると肝機能障害が出現する場合があり、過度の使用には注意するべきである。しかし妊娠初期から産褥期まで比較的安全に使用することができ、最も使用しやすい薬剤である。

解説は112ページを参照　　　　　　　　　　　　　　　　　　　　　　　　文献は113ページを参照

漢方薬、西洋ハーブ／よく使われる市販薬①鎮痛薬

執筆：牧野麻理恵・田中博明

> **ひとことで言うと、こんな"くすり"！**
> 抗炎症作用・鎮痛作用はともに強いが妊娠中は使用しない

よく使われる市販薬①鎮痛薬

代表的な商品名：ロキソニン®

一般名：ロキソプロフェンナトリウム水和物

- **適　応**：抗炎症・鎮痛・解熱
- **商品名**：ロキソニン®、サンロキソ、スリノフェン®、ロキソプロフェン、ロキソプロフェンNa、ロキソプロフェンナトリウム、ロキソマリン®、ロキフェン®、ロキプロナール®
- **剤　型**：ロキソニン®…細粒10%、錠剤（60mg）

💊 使用上の注意点

NSAIDsは妊娠後期には投与することで胎児動脈管を収縮させ、肺高血圧症を引き起こす可能性があり、ロキソプロフェンナトリウム水和物は使用しないことが望ましい。乳汁中には移行しないことが示されており、授乳に関しては問題ないと思われる。

💊 使用方法

1回1錠（主成分として60mg）を1日3回内服。頓用の場合には1回1〜2錠（60mg〜120mg）を内服。1日最大3錠（180mg）が上限。

> **助産師はここを押さえるべし！**
> ロキソプロフェンナトリウム水和物は抗炎症・鎮痛作用が強く、解熱鎮痛薬として成人には第一選択薬とされているが、妊婦には有害事象が多く、使用すべきではない。

解説は112ページを参照　　　　　　　　　　　　　文献は113ページを参照

執筆：牧野麻理恵・田中博明

> **ひとことで言うと、こんな"くすり"！**
> 抗炎症作用・鎮痛作用はともに強いが妊娠中は使用しない

よく使われる市販薬①鎮痛薬

代表的な商品名：ボルタレン®

一般名：ジクロフェナクナトリウム

- **適　応**：抗炎症・鎮痛・解熱
- **商品名**：ボルタレン®、ボンフェナック®、ジクロード®、ナボール®、アデフロニック®、サビスミン、ジクロスター®、ジクロフェナクNa、ジクロフェナクナトリウム、ジクロフェナック、ベギータ®、レクトス®
- **剤　型**：ボルタレン®…錠剤（25g）

💊 使用上の注意点

NSAIDsは妊娠後期には投与することで胎児動脈管を収縮させ、肺高血圧症を引き起こす可能性があり、ジクロフェナクナトリウムは添付文書では妊婦への投与は禁忌になっている。乳汁中には移行しないことが示されており、授乳に関しては問題ないと思われる。

💊 使用方法

1回3〜4錠（主成分として75mg〜100mg）を3回に分けて内服。頓用の場合には1回1〜2錠（25〜50mg）内服。1日最大4錠が上限。

> **助産師はここを押さえるべし！**
> ジクロフェナクナトリウムは抗炎症・鎮痛作用が強く、解熱鎮痛薬として成人には第一選択薬とされているが、妊婦には有害事象が多く、使用すべきではない。

解説は112ページを参照　　　　　　　　　　　　　文献は113ページを参照

執筆：村田 晋

よく使われる市販薬②点眼薬

ひとことで言うと、こんな"くすり"!
目の疲れや充血、コンタクトレンズ装着時の不快感に使用する

代表的な商品名：サンテFXネオ®
薬効分類：一般点眼薬

適 応：目の疲れ、充血など
商品名：サンテFXネオ®、スマイル40EXマイルド、スマイル40EX、サンテメディカルアクティブ®、サンテメディカル12®など
剤 型：サンテFXネオ…点眼薬（12mL）、スマイル40EXマイルド…点眼薬（15mL）など

使用上の注意点

局所作用が主であることから、妊産婦が使用することによる児への特別な警戒は不要である。副作用では、薬剤投与による皮膚の発疹、発赤、目の充血、痒み、腫れ、しみて痛いなどが知られているが、本薬剤は点眼薬であり、重篤なものは少ない。

使用方法

1回1〜3滴、1日3〜6回前後としている薬剤が多い。

助産師はここを押さえるべし！

市販薬は薬効成分が複雑で、妊産婦へ成分の一つひとつを解説することは困難だと考える。筆者は「市販の点眼薬でも妊産婦は使用可だが、成分の詳細について説明することはとても難しい。どうしても点眼薬を使用したい場合は、眼科を受診して薬効や成分が明らかなものを使用することを勧める」と説明している。

解説は114ページを参照　　　　　　　　　　　　　　　　　　　　文献は115ページを参照

執筆：村田 晋

よく使われる市販薬②点眼薬

ひとことで言うと、こんな"くすり"!
ものもらいや結膜炎による痛みや腫れなど炎症時に

代表的な商品名：ロート抗菌目薬i
薬効分類：抗菌性点眼薬

適 応：ものもらい、結膜炎など
商品名：ロート抗菌目薬i、ロート抗菌目薬EX、サンテ抗菌新目薬など
剤 型：ロート抗菌目薬i…点眼薬（0.5mL 20本）、ロート抗菌目薬EX…点眼薬（10mL）など

使用上の注意点

局所作用が主であることから、妊産婦が使用することによる児への特別な警戒は不要である。副作用では、薬剤投与による皮膚の発疹、発赤、目の充血、痒み、はれ、しみて痛いなどが知られているが、本薬剤は点眼薬であり重篤なものは少ない。

使用方法

1回1〜3滴、1日3〜6回前後としている薬剤が多い。

助産師はここを押さえるべし！

配合成分であるスルファメトキサゾールナトリウムはスルホンアミド系抗生物質の一種で、国内ではトリメトプリムとの合剤、すなわち「ST合剤」としても知られている。抗菌薬であるが、上述のように局所作用であり、使用において特別な配慮は不要である。

ただし、内服薬として使用されるバクタ®配合錠に関しては、妊娠第1三半期の使用において神経管閉鎖不全や口唇口蓋裂との関連性が指摘されており[1]、この時期の使用は極力控えるべきである。

解説は114ページを参照　　　　　　　　　　　　　　　　　　　　文献は115ページを参照

よく使われる市販薬②点眼薬／③睡眠導入剤

執筆：村田　晋

ひとことで言うと、こんな"くすり"！
アレルギー、目の痒み、コンタクトレンズ装着時の不快感などに使用する

よく使われる市販薬②点眼薬
代表的な商品名：ロートアルガード®
薬効分類：一般点眼薬

適　応：アレルギー、目の痒みなど
商品名：ロートアルガード®、ロートアルガード®クリアマイルド®EXaなど
剤　型：ロートアルガード®…点眼薬（10mL）、ロートアルガード®クリアマイルド®EXa…点眼薬（13mL）など

使用上の注意点
局所作用が主であることから、妊産婦が使用することによる児への特別な警戒は不要である。副作用では、薬剤投与による皮膚の発疹、発赤、目の充血、痒み、腫れ、しみて痛いなどが知られている。

使用方法
1回1～2滴、1日3～6回前後としている薬剤が多い。

助産師はここを押さえるべし！
クロルフェニラミンの抗ヒスタミン作用による搔痒感の軽減で症状を緩和する。点眼薬であり、妊産婦の使用には特に制限はない。

解説は114ページを参照　　　　　　　　　　　　　　　文献は115ページを参照

ひとことで言うと、こんな"くすり"！
市販の睡眠薬として有名 妊婦、褥婦でも安心して使用できる

よく使われる市販薬③睡眠導入剤
代表的な商品名：ドリエル®、アンミナイト®
薬効分類：催眠鎮静薬

適　応：不眠症状の緩和、寝つきが悪い、眠りが浅い
商品名：ドリエル®、アンミナイト®
剤　型：ドリエル®…カプセル（50mg）
　　　　アンミナイト®…1瓶（30mL、ジフェンヒドラミン塩酸塩として50mg含有）

使用上の注意点
主成分のジフェンヒドラミン塩酸塩は第一世代抗ヒスタミンH₁受容体拮抗薬であり、抗アレルギー薬として使用される一方、その薬理作用として皮膚症状（発疹、発赤、かゆみ）、消化器症状（嘔気嘔吐、食欲不振）、精神症状（気分不快感、神経過敏、意識障害など）、倦怠感、抗コリン作用としての排尿障害に注意する必要がある。副作用の観点から、15歳未満への服用は控えるべきである。

使用方法
ドリエル®…カプセル（50mg）1錠を就寝30分前に服用する。
アンミナイト®…1瓶（30mL）を就寝前に服用する。

助産師はここを押さえるべし！
エビデンスや先天奇形のリスクを考慮すると、妊婦、褥婦にも安心して使用できる睡眠導入剤である。しかし、製薬会社のサイトには妊婦の使用を禁じるコメントがあり、情報ツールが普及した現代では、助産師から使用を勧める説明を行うのは難しいと感じる。産科あるいは心療内科などを受診し、医師からの説明を受けた上での処方を考慮する。

解説は116ページを参照　　　　　　　　　　　　　　　文献は117ページを参照

第2部 くすりカタログ
第1章 妊娠期のくすり

執筆：村田　晋

よく使われる市販薬③ 睡眠導入剤

ひとことで言うと、こんな"くすり"！
イライラ感や精神不安定感、焦燥感などに効果がある

代表的な商品名：イララック®
薬効分類：**催眠鎮静薬**

- **適　応**：イライラ感、興奮感、緊張時の鎮静、疲労倦怠感
- **商品名**：イララック®
- **剤　型**：カプセル

使用上の注意点

生薬であり、副作用（皮膚の発疹、発赤、かゆみ、消化器症状［嘔気・嘔吐、食欲不振］）の出現がない限り、妊産婦でも使用は可能だと思われる。副作用の観点から、15歳未満への服用は控えるべきである。

使用方法

1回2カプセルを1日2回服用する。

助産師はここを押さえるべし！

妊婦と授乳婦の使用に関しては慎重であるべきだが、生薬であることから、副作用がない限り使用を特に控える必要は感じない。ただし、ベンゾジアゼピン系睡眠薬は有益性投与であることを考慮すると、妊産褥婦から使用の可否について尋ねられた場合、即答は控えるほうが無難である。ジフェンヒドラミン塩酸塩と同様、医師へ判断を仰ぐほうがよい。

解説は116ページを参照　　　　　　　　　　　　　　　　文献は117ページを参照

執筆：宮嵜　治

造影剤

ひとことで言うと、こんな"くすり"！
CTやMRIの画像で血管や臓器に色を付け目立たせる絵の具のような役割

代表的な商品名：イオパミロン®
一般名：**イオパミドール ほか**

- **適　応**：妊婦の造影CT。外傷性臓器損傷評価や肺梗塞疑いなどの緊急事態
妊婦の造影MRIは極力避ける（解説を参照）
- **商品名**：イオパミロン®、オムニパーク®、オプチレイ®、イオメロン®、プロスコープ®、ヘキサブリックス®、ビリスコピン®、ビジパーク®、イソビスト®、ウログラフイン、リピオドール®
- **剤　型**：ヨード濃度140, 150, 240, 270, 300, 320, 350, 370, 400, 480mg/mL

使用上の注意点

CT、MRIとも妊娠中の造影剤投与に関する安全性は確立していないので、妊婦または妊娠の可能性のある女性には、診断上の有益性が危険性を上回ると判断された場合にのみ投与する。

授乳中の投与においては、MRI造影剤は投与後24時間は授乳を避ける（動物実験で乳汁中移行することが証明されている）。CT造影剤は投与後24から48時間は授乳を避ける（同上）。添付書類上はこのような記載があるが、実際の児へのリスクは不明であり、最近はその必要性はないとの説もある。

使用方法

CTでは自動注入装置を用い、0.8～2cc/秒程度の注入スピードで注入するが、CT担当の診療放射線技師や放射線科医師が注入方法を決定していることが多い。

注入総量はCTでは2cc/kg、MRIでは造影剤の種類にもよるが0.1～0.2cc/kgが標準的である。注入量も施設の放射線科医師や診療放射線技師に問い合わせること。

助産師はここを押さえるべし！

そもそも妊婦に対するX線検査やMRI検査のオーダーがされたら、それが間違って出されたオーダーではないか？本当に必要な検査か？を主治医に確認するべきである。同様に造影剤併用の指示が出ていた場合はなおさらである。

解説は118ページを参照　　　　　　　　　　　　　　　　文献は119ページを参照

よく使われる市販薬③睡眠導入剤／造影剤／麻酔薬

執筆：古川力三

ひとことで言うと、こんな"くすり"！
周産期のさまざまな場面で活躍する、麻薬の「オールラウンダー」

麻酔薬
代表的な商品名：フェンタニル
一般名：フェンタニルクエン酸塩

適　応：全身麻酔・全身麻酔における鎮痛、局所麻酔における鎮痛補助、激しい疼痛（術後疼痛、癌性疼痛に対する鎮痛）
商品名：フェンタニル
剤　型：アンプル注（0.1mg 2mL、0.25mg 5mL、0.5mg 10mL）
　　　　実際にはアンプル製剤以外にも貼付剤、錠剤、舌下錠剤がある

使用上の注意点
ほかの鎮痛薬と同様、呼吸抑制に注意が必要であるが、脊髄くも膜下麻酔や硬膜外麻酔での使用では、モルヒネと比べ遅発性呼吸抑制は少ない。脂溶性が高く、胎盤移行性、母乳移行性も報告されているが、全身麻酔導入時の単回投与（1μg/kg）では新生児への影響は認めず、母乳移行に関しても、腸管からの吸収も少ないため、比較的安全に使用できると考えられる。ナロキソンで拮抗される。

使用方法
添付文書では妊婦への安全性、胎盤通過性、授乳移行に関し注意喚起がなされている。全身麻酔での使用量は必要に応じ、導入時に50～100μg、児出生後に1～2μg/kg間欠投与する。脊髄くも膜下麻酔では5～25μg、無痛分娩の際の硬膜外麻酔で併用する場合は2μg/mL程度に調製することが多い。

助産師はここを押さえるべし！
添付文書上の注意喚起はあるものの、多くの研究により安全性と有用性が示され、産科麻酔領域では幅広く使用されている。モルヒネより頻度は低いものの、副作用に呼吸抑制があるため、注意を要する。また、急速に静脈内投与すると筋硬直が生じることがある。

解説は120ページを参照　　　　　　　文献は121ページを参照

ひとことで言うと、こんな"くすり"！
使いたくない…けど全麻カイザーでは必須です！

麻酔薬
代表的な商品名：エスラックス®
一般名：ロクロニウム臭化物

適　応：麻酔時・気管挿管時の筋弛緩
商品名：エスラックス®、ロクロニウム臭化物静注液
剤　型：バイアル注（25mg 2.5mL、50mg 5mL）

使用上の注意点
これまで全身麻酔下帝王切開術では脱分極性筋弛緩薬であるスキサメトニウム塩化物水和物が多用されてきたが、副作用（胃内圧上昇、高カリウム血症など）が少ない点、拮抗薬であるスガマデクスナトリウム（ブリディオン®）が存在する点でロクロニウム臭化物が使用されることが多くなっている。胎盤通過性は高くないが、新生児呼吸抑制には注意が必要である。母乳移行は少ないとされる。術前の硫酸マグネシウムの使用は本剤の作用を延長、増強する。

使用方法
麻酔導入時0.6mg/kg投与、必要に応じ0.2mg/kg追加投与。挿管時の上限は0.9mg/kg。使用中は適切な筋弛緩の深度を評価するため筋弛緩モニタリングを使用することが望ましい。本剤投与直後に筋弛緩を緊急回復させる場合のスガマデクスの投与量は16mg/kgである。

助産師はここを押さえるべし！
全身麻酔下での帝王切開術は熟練した麻酔科医でも緊張するものである。換気困難、挿管困難といった最悪のシナリオを念頭に置き、緊急事態への対応を事前に確認することが重要である。

解説は120ページを参照　　　　　　　文献は121ページを参照

執筆：古川力三

麻酔薬
代表的な商品名：プロポフォール
一般名：プロポフォール

ひとことで言うと、こんな"くすり"！
良い眠りを。起きたら赤ちゃん待ってるよ！

- 適　応：全身麻酔の導入・維持、集中治療における人工呼吸中の鎮静
- 商品名：プロポフォール、ディプリバン®
- 剤　型：アンプル1％注（200mg 20mL）、キット1％注（200mg 20mL、500mg 50mL）、バイアル注（500mg 50mL、1,000mg 100mL、1,000mg 50mL）

使用上の注意点
　全身麻酔下帝王切開術で使用する鎮静薬は通常、導入後〜児出生までは子宮筋を弛緩させるため吸入麻酔薬を使用し、児出生後は子宮筋弛緩予防のためにプロポフォールに切り替えることが多い。適切な麻酔深度を評価し、術中覚醒の予防に努めることが望ましい。血圧降下作用が強く、妊娠高血圧症候群患者にも使用しやすい反面、過度の血圧低下にも注意が必要である。

使用方法
　麻酔導入時は2〜2.5mg/kg投与、麻酔維持には4〜10mg/kg/時で持続投与。集中治療における人工呼吸中の使用では0.3〜3mg/kg/時持続投与。適切な麻酔深度を評価するため、脳波モニター（BIS®）などを併用し、患者の状態に応じた投与量の調整を行うことが望ましい。

助産師はここを押さえるべし！
　産婦人科医、麻酔科医が比較的使い慣れている鎮静薬であり、さらに2018年3月の添付文書改定により、妊産婦への使用が可能となったことから、今後、全身麻酔を要する症例での使用頻度はさらに増えると予想される。呼吸抑制、舌根沈下、血圧低下などの副作用に注意する。

解説は120ページを参照　　　　　　　　　　文献は121ページを参照

執筆：古川力三

麻酔薬
代表的な商品名：スープレン
一般名：デスフルラン

ひとことで言うと、こんな"くすり"！
名前と匂いはキツい反面キレもよく使いやすい吸入麻酔薬！

- 適　応：全身麻酔の維持
- 商品名：スープレン
- 剤　型：吸入麻酔液（240mL）

使用上の注意点
　全身麻酔下帝王切開術の麻酔維持において、児娩出までは十分な子宮筋の弛緩を要するため、亜酸化窒素に加え吸入麻酔薬を併用することが多い。これまでセボフルランが多用されてきたが、速やかな投与後の鎮静効果ならびに投与終了後の覚醒効果が得られる本剤が2011年より日本でも使用可能となり、使用頻度が増している。独特な刺激臭のため、麻酔導入時には使用できない。子宮筋弛緩作用はセボフルランと同様と考えられている。

使用方法
　3％から開始し適切な濃度に調節する。通常、亜酸化窒素併用の有無に関わらず7.6％以下で適切な麻酔深度が得られる。プロポフォール同様、適切な麻酔深度を評価し、患者の状態に応じた投与量の調整を行うことが望ましい。

助産師はここを押さえるべし！
　吸入麻酔薬は一般に子宮筋弛緩作用を有する。児出生前後での子宮筋の状態に注意し、必要であれば麻酔方法の変更などを考慮する。全身麻酔下での胎児治療やEXIT（Ex-utero intrapartum treatment）といった特殊な処置時の麻酔管理における重要な麻酔薬である。

解説は120ページを参照　　　　　　　　　　文献は121ページを参照

麻酔薬

執筆：古川力三

麻酔薬
代表的な商品名：液化亜酸化窒素
一般名：亜酸化窒素

ひとことで言うと、こんな"くすり"！
別名「笑気」、ホイップクリームの製造過程にも使用される！

適　応：全身麻酔、鎮痛
商品名：液化亜酸化窒素、笑気
剤　型：ガス

使用上の注意点
　極めて導入・覚醒は早く、強力な鎮痛作用を有するが、単独での鎮静作用は弱い。ほかの揮発性吸入麻酔薬と同様、胎盤移行性もあり、長時間の使用では胎児の低酸素血症にも注意が必要である。産科麻酔領域では、全身麻酔下帝王切開術における鎮痛補助として使用することがあるが、投与終了後は酸素投与下に、患者のモニタリングが必要である。

使用方法
　中央配管あるいはボンベで供給される。全身麻酔下帝王切開術での麻酔維持にはほかの鎮静薬と併用し使用する（通常50～60％）。全身麻酔以外で使用する場合もあるが、必ず酸素併用下に使用し、吸入気酸素濃度は30％を越えることが望ましいとされる。助燃性もあり、使用環境への配慮も必要である。

助産師はここを押さえるべし！
　産科、婦人科領域での処置時の鎮痛補助として使用することも多い。呼吸循環に対する作用は強くないが、妊婦では誤嚥性肺炎の危険性を考慮し、適切なモニタリング下で使用し、患者の観察を怠らないことが重要である。悪心嘔吐の頻度が高い。「笑気」という名前は、使用した際に時折、顔の表情筋が収縮し、笑った顔に見えることに由来する。

解説は120ページを参照　　　　　　　　　　　　　　　　　　文献は121ページを参照

執筆：古川力三

麻酔薬
代表的な商品名：ポプスカイン®
一般名：レボブピバカイン塩酸塩

ひとことで言うと、こんな"くすり"！
無痛分娩では頼ってください、でも中毒には気をつけてね！

適　応：術後鎮痛、伝達麻酔、硬膜外麻酔
商品名：ポプスカイン®
剤　型：ポリエチレンシリンジあるいはバッグ0.25％注（25mg 10mL）、0.5％注（50mg 10mL）、0.75％注（75mg 10mL、150mg 20mL）

使用上の注意点
　心血管系や中枢神経系への副作用が少ない長時間作用型の局所麻酔薬として、周術期の硬膜外麻酔や伝達麻酔のみならず、無痛分娩での使用頻度が高い。無痛分娩での使用においては、比較的使用量が増えることが多いので、局所麻酔薬中毒に対する注意が必要である。

使用方法
　術後鎮痛…0.25％製剤を使用し、手術終了時に6mL/時を硬膜外腔に持続投与、4～8mL/時の範囲で増減。
　伝達麻酔…0.25％製剤の場合は1回40mLまで、総量60mLを超えない。0.5％製剤の場合は1回30mLまで、総量30mLを超えない。
　硬膜外麻酔…0.75％製剤を使用し、1回20mLまで。

助産師はここを押さえるべし！
　硬膜外麻酔、伝達麻酔、局所麻酔など、さまざまな場面で使用され、無痛分娩では、硬膜外麻酔鎮痛法として使用される。その場合、比較的使用量も多くなりやすく、局所麻酔薬中毒に注意を要する。経時的な神経学的所見やバイタルサインの変化を含めた患者の状態を注意深く観察することが重要である。また、合併症発生時の対応についても確認しておく必要がある。

解説は120ページを参照　　　　　　　　　　　　　　　　　　文献は121ページを参照

執筆：松田秀雄

ひとことで言うと、こんな"くすり"！
ワクチン製剤
プレフィルドのシリンジは便利で安全

妊娠中や産後のワクチン接種

代表的な商品名：**フルービックHA**
一般名：**インフルエンザHAワクチン**

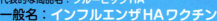

- 適　応：インフルエンザ予防（全てのヒト、全ての妊婦、全妊娠期間）
- 商品名：フルービックHA、インフルエンザHAワクチン、ビケンHA
- 剤　型：シリンジ（0.25mL、0.5mL）、バイアル（1mL）

💊 使用上の注意点
　母児への影響は通常ない。投与後に反応熱、発赤、疼痛が生じる。注射してから30分は体調の変化を確認すること。

💊 使用方法
　よくエアを抜いて、逆流がないことを確認し、上腕背側肘の3〜4横指上をややつまみつつ、皮下注射を行う。

助産師はここを押さえるべし！
　ワクチン用の問診票を必ず記載し、本人の意思を確認して、やむを得ない場合を除き本人が記載するように促す。ワクチン接種後に体調不良があれば速やかに医師の診察を受けさせる。健康被害には国家救済措置がある。

解説は122ページを参照　　　　　　　　　　　　　　　　　　　　　　文献は124ページを参照

執筆：松田秀雄

ひとことで言うと、こんな"くすり"！
ワクチン製剤
名前が覚えにくいことあり

妊娠中や産後のワクチン接種

代表的な商品名：**ビームゲン®**
一般名：**組換え沈降B型肝炎ワクチン**

- 適　応：B型肝炎ウイルスの予防、感染の可能性の高い妊婦は妊娠中の接種「推奨」
- 商品名：ビームゲン®、ヘプタバックス®-Ⅱ
- 剤　型：バイアル注5μg（0.25mL）、10μg（0.5mL）

💊 使用上の注意点
　母児への影響は通常ない。投与後に反応熱、発赤、疼痛が生じる。注射してから30分は体調の変化を確認すること。

💊 使用方法
　よくエアを抜いて、逆流がないことを確認し、上腕背側肘の3〜4横指上をややつまみつつ、皮下注射を行う。

助産師はここを押さえるべし！
　ワクチン用の問診票を必ず記載し、本人の意思を確認して、やむを得ない場合を除き本人が記載するように促す。ワクチン接種後に体調不良があれば速やかに医師の診察を受けさせる。健康被害には国家救済措置がある。

解説は122ページを参照　　　　　　　　　　　　　　　　　　　　　　文献は124ページを参照

妊娠中や産後のワクチン接種

執筆：松田秀雄

ひとことで言うと、こんな"くすり"！
ワクチン製剤 名前で内容がわからない製剤あり

妊娠中や産後のワクチン接種
代表的な商品名：はしか生ワクチン
一般名：乾燥弱毒生麻しんワクチン

適　応：麻疹の予防（妊娠中は禁忌）
商品名：はしか生ワクチン、乾燥弱毒生麻しんワクチン、ビケンCAM
剤　型：1人分

💊 使用上の注意点
妊婦は禁忌、褥婦は問題なし。輸血後3カ月は投与できない。投与後に反応熱、発赤、疼痛が生じる。不活化ワクチンを打ちたい場合は同時接種を勧める。

💊 使用方法
1人分の乾燥製剤を添付の注射用水0.7mLで溶解し、その0.5mLを1回皮下に注射する。よくエアを抜いて、逆流がないことを確認し、上腕背側肘の3～4横指上をややつまみつつ、皮下注射を行う。

助産師はここを押さえるべし！
ワクチン用の問診票を必ず記載し、本人の意思を確認して、やむを得ない場合を除き本人が記載するように促す。ワクチン接種後に体調不良があれば速やかに医師の診察を受けさせる。健康被害には国家救済措置がある。

解説は122ページを参照　　　　文献は124ページを参照

執筆：松田秀雄

ひとことで言うと、こんな"くすり"！
ワクチン製剤 名前で内容がわからない製剤なし

妊娠中や産後のワクチン接種
代表的な商品名：乾燥弱毒生風しんワクチン
一般名：乾燥弱毒生風しんワクチン

適　応：風疹の予防（妊娠中は禁忌）
商品名：乾燥弱毒生風しんワクチン
剤　型：1人分

💊 使用上の注意点
妊婦は禁忌、褥婦は問題なし。輸血後3カ月は投与できない。投与後に反応熱、発赤、疼痛が生じる。不活化ワクチンを打ちたい場合は同時接種を勧める。

💊 使用方法
1人分の乾燥製剤を添付の注射用水0.7mLで溶解し、その0.5mLを1回皮下に注射する。よくエアを抜いて、逆流がないことを確認し、上腕背側肘の3～4横指上をややつまみつつ、皮下注射を行う。

助産師はここを押さえるべし！
ワクチン用の問診票を必ず記載し、本人の意思を確認して、やむを得ない場合を除き本人が記載するように促す。ワクチン接種後に体調不良があれば速やかに医師の診察を受けさせる。健康被害には国家救済措置がある。

解説は122ページを参照　　　　文献は124ページを参照

執筆：松田秀雄

妊娠中や産後のワクチン接種

ひとことで言うと、こんな"くすり"!
名前で内容がわからない製剤なし、しかし1社しかないワクチン製剤

代表的な商品名：乾燥弱毒生水痘ワクチン「ビケン」
一般名：乾燥弱毒生水痘ワクチン

- 適　応：水痘の予防（妊娠中は禁忌）
- 商品名：乾燥弱毒生水痘ワクチン「ビケン」
- 剤　型：1人分

使用上の注意点
妊婦は禁忌、褥婦は問題なし。輸血後3カ月は投与できない。投与後に反応熱、発赤、疼痛が生じる。不活化ワクチンを打ちたい場合は同時接種を勧める。

使用方法
1人分の乾燥製剤を添付の注射用水0.7mLで溶解し、その0.5mLを1回皮下に注射する。よくエアを抜いて、逆流がないことを確認し、上腕背側肘の3～4横指上をやや強くつまみつつ、皮下注射を行う。

助産師はここを押さえるべし!
ワクチン用の問診票を必ず記載し、本人の意思を確認して、やむを得ない場合を除き本人が記載するように促す。ワクチン接種後に体調不良があれば速やかに医師の診察を受けさせる。健康被害には国家救済措置がある。

解説は122ページを参照　　　　　　　　　　　　　　　文献は124ページを参照

執筆：中田雅彦

分娩誘発、子宮収縮促進

ひとことで言うと、こんな"くすり"!
疲れた子宮平滑筋を規則的にギュッと収縮させるくすり

代表的な商品名：アトニン®-O
一般名：オキシトシン

- 適　応：分娩誘発、微弱陣痛、弛緩出血、胎盤娩出前後、子宮復古不全、流産、人工妊娠中絶
- 商品名：アトニン®-O、オキシトシン
- 剤　型：アンプル注（1単位/1mL、5単位/1mL）

使用上の注意点
胎児機能不全や過強陣痛に注意する。

使用方法
点滴静注、静注（弛緩出血および胎盤娩出前後）、筋注（帝王切開時）。
分娩誘発ないし微弱陣痛の場合は5単位を5%糖液、リンゲル液あるいは生理食塩水500mLに溶解（10ミリ単位/mL）し、6～12mL/時で開始、30分以上経て6～12mL/時で増量、最大投与量120mL/時。

助産師はここを押さえるべし!
陣痛誘発・促進で使用する際は書面によるインフォームド・コンセントを得た上で開始。胎児心拍数陣痛図による連続モニタリングで胎児の評価と過強陣痛の有無に注意する。

解説は128ページを参照

執筆：中田雅彦

> ひとことで言うと、こんな"くすり"！
> 子宮をギュッと収縮させるくすり

分娩誘発、子宮収縮促進
代表的な商品名：プロスタルモン®・F
一般名：ジノプロスト（PGF$_{2α}$）

- **適　応**：陣痛誘発、陣痛促進、分娩促進、治療的流産
- **商品名**：ジノプロスト、プロスタルモン®・F
- **剤　型**：アンプル注1,000（1mg 1mL）、2,000（2mg 2mL）

使用上の注意点
胎児機能不全や過強陣痛に注意。

使用方法
陣痛誘発ないし微弱陣痛の場合は3,000〜を5％糖液、リンゲル液あるいは生理食塩水500mLに溶解（6〜/mL）→15〜30mL/時で開始、30分以上経て15〜30mL/時で増量、最大投与量250mL/時。

助産師はここを押さえるべし！
- 陣痛誘発・促進で使用する際は書面によるインフォームド・コンセントを得た上で開始する。胎児心拍数陣痛図による連続モニタリングで胎児の評価と過強陣痛の有無に注意する。

解説は128ページを参照

執筆：中田雅彦

> ひとことで言うと、こんな"くすり"！
> 子宮をギューッと収縮させるくすり

分娩誘発、子宮収縮促進
代表的な商品名：プロスタグランジンE$_2$
一般名：ジノプロストン（PGE$_2$）

- **適　応**：陣痛誘発、陣痛促進
- **商品名**：プロスタグランジンE$_2$
- **剤　型**：錠剤（0.5mg）

使用上の注意点
錠剤は陣痛の強弱のコントロールが難しいので、過強陣痛や胎児機能不全に注意する。

使用方法
1回1錠を1時間ごとに6回、1日総量6錠を1クールとして経口投与。

助産師はここを押さえるべし！
- 陣痛誘発・促進で使用する際は書面によるインフォームド・コンセントを得た上で開始。胎児心拍数陣痛図による連続モニタリングで胎児の評価と過強陣痛の有無に注意する。

解説は128ページを参照

第2部 くすりカタログ　第2章 分娩時のくすり

執筆：中田雅彦

分娩誘発、子宮収縮促進

ひとことで言うと、こんな"くすり"!
子宮をギューッと収縮させるくすり

代表的な商品名：プレグランディン®
一般名：ゲメプロスト

適　応：妊娠中期における治療的流産
商品名：プレグランディン®
剤　型：腟坐剤（1mg）

使用上の注意点
母体保護法指定医による取り扱いが必要。

使用方法
1回1個を3時間ごとに後腟円蓋部に挿入、1日最大5個まで。

助産師はここを押さえるべし!
子宮収縮の効果が比較的強い薬剤。常温で溶解する可能性があるので冷蔵で管理。

解説は128ページを参照

執筆：中田雅彦

分娩誘発、子宮収縮促進

ひとことで言うと、こんな"くすり"!
子宮をキュッと収縮させるくすり

代表的な商品名：メチルエルゴメトリン
一般名：メチルエルゴメトリンマレイン酸塩

適　応：胎盤娩出前後、弛緩出血、子宮復古不全、帝王切開、人工妊娠中絶
商品名：メチルエルゴメトリン、メチルエルゴメトリンマレイン酸塩、パルタンM
剤　型：アンプル注（0.2mg 1mL）、錠剤（0.125mg）

使用上の注意点
冠動脈疾患の副作用があるため、胸痛には注意する。

使用方法
注射液…1回0.1mg～0.2mgを静脈内投与、または0.2mgを皮下、筋肉内注射する。
錠剤…1回1～2錠、1日2～4回経口投与する。

助産師はここを押さえるべし!
「気管支喘息には使用できない」という都市伝説はウソ。

解説は128ページを参照

分娩誘発、子宮収縮促進／産科急変時①産科危機的出血

執筆：平井千裕・牧野真太郎

産科急変時①産科危機的出血

ひとことで言うと、こんな"くすり"！
治療抵抗性の弛緩出血でも止血作用を発現してくれる

代表的な商品名：**トランサミン®**
一般名：トラネキサム酸

- **適 応**：分娩時異常出血（経腟分娩1L以上、帝王切開2L以上）、SI≧1、大量出血による凝固障害
- **商品名**：トランサミン®
- **剤 型**：アンプル注5%（250mg/5mL）10%（250mg/2.5mL、1g/10mL）

使用上の注意点

　バイタルサインチェック、血管の追加確保、採血、子宮収縮薬投与を行いながら、出血の原因を検索する。投与の際は血栓症の発症リスクも上昇するため、1回投与したら一定の時間間隔をあけて再投与するか検討し、過剰投与に注意する。

使用方法

　トランサミン®注1gを10分間かけてゆっくり静注、または生食などの等張液で点滴静注する。30分経過後して出血評価し、その時点でも止血不良なら同量再投与する。

助産師はここを押さえるべし！

　トラネキサム酸は手術や外傷など他領域分野でも出血量を減らすことが知られている。「産科危機的出血への対応指針2017」では、産科異常出血と判断された場合にはオキシトシンとともに投与することが標準化された。

解説は130ページを参照　　　　　　　　　　　　　　　　　　　　　　　　　　　　　　　　　　　　　文献は132ページを参照

執筆：平井千裕・牧野真太郎

産科急変時①産科危機的出血

ひとことで言うと、こんな"くすり"！
少量の投与量で低フィブリノゲン血症を速やかに補正してくれる

代表的な商品名：**フィブリノゲンHT**
一般名：乾燥人フィブリノゲン

- **適 応**：（保険適用外）産科危機的出血、バイタルサイン異常（乏尿、末梢循環不全）、SI≧1.5、産科DICスコア≧8点、低フィブリノゲン血症、大量出血による凝固障害
- **商品名**：フィブリノゲンHT
- **剤 型**：静注用（溶剤瓶1g、注射用水50mL付）

使用上の注意点

　産科危機的出血、SIや産科DICスコアの異常を認めた場合には、凝固因子を中心に輸血を開始する。フィブリノゲンは通常、採血結果が出るまで、また使用を決定しても溶解に時間がかかるため、その時間を加味しておく。

使用方法

　溶剤瓶を35～37℃（37℃を超えて加熱しない）の温湯に5～10分間浸して温める。溶剤瓶を温湯から取り出し、溶剤移注針を溶剤瓶のゴム栓に差し込み、フィブリノゲンHT瓶のゴム栓中央に真っすぐ差し込む。瓶内は陰圧のため、自然に溶剤は引き込まれる。全部引き込まれたら溶剤瓶を抜き、泡立てないようにフィブリノゲンHT瓶をゆるやかに降って溶解させる。添付の通気針を使用して平圧に戻したら泡立ちを消去させ、輸血セットの瓶針を刺して静注針から点滴する。輸注速度が速すぎると、チアノーゼ、心悸亢進または血管内凝固による栓塞を起こす恐れがあるため、ゆっくり注入する。

助産師はここを押さえるべし！

　低フィブリノゲン血症はその後の過多出血を引き起こすため、可及的速やかな是正が必要となる。フィブリノゲン製剤は少量輸液で速やかにフィブリノゲンが補充できる。

解説は130ページを参照　　　　　　　　　　　　　　　　　　　　　　　　　　　　　　　　　　　　　文献は132ページを参照

執筆：森川　守

ひとことで言うと、こんな"くすり"！
適量で子癇を防ぐ神のくすり
過量で筋力と呼吸を奪う
悪魔のくすり

産科急変時②子癇

代表的な商品名：マグセント®

一般名：硫酸マグネシウム・ブドウ糖配合

適　応：重症妊娠高血圧症候群における子癇の発症抑制および治療、切迫早産における子宮収縮の抑制
商品名：マグセント®、硫酸Mg補正液1mEq/mL、硫酸マグネシウム水和物
剤　型：マグセント®…注（100mL、MgSO₄として10g）、注シリンジ（40mL、MgSO₄として4g、初回量専用）
　　　　硫酸Mg補正液1mEq/mL…1アンプル（20mL、MgSO₄として2.46g）
　　　　硫酸マグネシウム水和物…散剤（500g）

🔖 使用上の注意点

マグネシウムイオンは容易に胎盤を通過するため、本剤を分娩前24時間以内に投与した場合は、新生児に呼吸障害、筋緊張低下、腸管麻痺などの高マグネシウム血症を引き起こす場合があり、生後から24〜48時間まで監視を行う。腎機能が低下していると血中濃度が上昇しやすく、減量や中止を考慮する。

🔖 使用方法

初回量として40mLを20分以上かけて静脈内投与した後、毎時10mLより持続静脈内投与を行う。症状に応じて毎時5mLずつ増量し、最大投与量は毎時20mLまでとする。本剤は初回量投与の場合を除いて、持続注入ポンプを用いて投与する。
　硫酸マグネシウム水和物は散剤（500g）を溶解し、1回に10〜25％溶液10〜20mLを筋肉内注射あるいは徐々に静脈内注射する。子癇予防ではシリンジを用いる。

助産師はここを押さえるべし！

初回量で一気に有効血中濃度に達することが重要だが、維持量への切り替え忘れは、血中濃度が中毒域（呼吸抑制など）に達するため危険である。これを防ぐ「ポカ避け」を工夫する（タイマー利用や40mLだけ取り分け使用など）。中毒症状の出現時は速やかにナースコールするよう伝える。

解説は133ページを参照　　　　　　　　　　　　　　　　　　　　文献は134ページを参照

執筆：森川　守

ひとことで言うと、こんな"くすり"！
脳の興奮を抑え、眠りに
導く魔法のくすり　呼吸
抑制に要注意のくすり

産科急変時②子癇

代表的な商品名：セルシン®

一般名：ジアゼパム

適　応：てんかん様重積状態における痙攣抑制
　　　　分娩時の不安・興奮・抑うつの軽減切迫早産における子宮収縮の抑制
　　　　（適応疾患はあくまでも「てんかん」や「痙攣」であり「子癇」ではない）
商品名：セルシン®、ホリゾン®、ダイアップ®、ジアゼパム、ジアパックス®
剤　型：セルシン®…アンプル注（5mg 1mL、10mg 2mL）散剤1％、錠剤（2mg、5mg、10mg）、
　　　　シロップ0.1％（1mg/mL）、ダイアップ®…坐剤（4mg、6mg、10mg）

🔖 使用上の注意点

呼吸抑制に注意する。静脈内投与でリスクがある場合には10mg投与ではなく5mgをゆっくり静脈内投与し、無効なら同量を追加する。海外には存在する注腸用剤型がわが国にはないため、ジアゼパム注射液を原液で緩徐に直腸内に注入する。安全性が高く、日本神経学会でも「てんかん診療ガイドライン」で推奨されているが、適応外使用。

🔖 使用方法

子癇ではアンプルを用いる。初回2mL（ジアゼパムとして10mg）を静脈内または筋肉内にできるだけ緩徐に注射する。以後、必要に応じて3〜4時間ごとに注射する。静脈内に注射する場合はなるべく太い静脈を選び、できるだけ緩徐に（2分間以上の時間をかけて）注射する。

助産師はここを押さえるべし！

静脈注射では貴重なスタッフ1名が、痙攣中の容易ではない血管確保から2分以上要する投与へと長時間拘束され、投与中に呼吸抑制が起きればさらにたくさんのスタッフが拘束される。マンパワーが不足している場合には筋肉内投与を考慮する。痙攣が落ち着いたら再発予防が必要である。硫酸マグネシウム水和物の持続精密投与を考慮する。

解説は133ページを参照　　　　　　　　　　　　　　　　　　　　文献は134ページを参照

産科急変時②子癇／血栓塞栓症

執筆：竹田　純

ひとことで言うと、こんな"くすり"！
低用量での使用で静脈血栓ではなく動脈血栓を予防する

血栓塞栓症
代表的な商品名：バイアスピリン®／バファリン
一般名：アスピリン／アスピリン・ダイアルミネート配合

適　応：抗リン脂質抗体症候群合併妊娠、習慣性流産や不育症、妊娠高血圧腎症の発症予防、本態性血小板血症合併妊娠
商品名：アスピリン…バイアスピリン®、アスピリン、ゼンアスピリン
　　　　アスピリン・ダイアルミネート配合…バファリン、アスファネート®、ニトギス®、バッサミン®、ファモター®
剤　型：アスピリン…錠剤（腸溶、100mg）
　　　　アスピリン・ダイアルミネート配合…配合錠（81mg）

使用上の注意点
通常量だとNSAIDsとして働き、抗血小板作用は有さない。上記の適応で血栓の予防として使用する際は必ず1日1回のみの低用量での投与が必要である。アスピリン喘息既往やインフルエンザが疑われる際には使用しない。

使用方法
1日1回1錠を内服する。

助産師はここを押さえるべし！
アスピリン単剤のみの血栓予防で重篤な副作用が発症することは少ないが、飲み始めには出血傾向、消化管出血、肝障害、喘息発作などの可能性がある。歯ぐきからの出血や黒色便、また喘息様のヒューヒューするような呼吸を認めた場合は中止する。バイアスピリンの単剤では緊急帝王切開や無痛分娩時の脊椎くも膜下麻酔には影響はないとされる。

解説は135ページを参照

ひとことで言うと、こんな"くすり"！
血液をサラサラにして静脈血栓の予防と治療に使うくすり

執筆：竹田　純

血栓塞栓症
代表的な商品名：ヘパリンナトリウム／ヘパリンカルシウム
一般名：ヘパリンナトリウム／ヘパリンカルシウム

適　応：抗リン脂質抗体症候群合併妊娠、本態性血小板血症合併妊娠、妊娠中・産後の深部静脈血栓症発生予防および治療
商品名：ヘパリンナトリウム…ヘパリンナトリウム、ヘパリンNa
　　　　ヘパリンカルシウム…ヘパリンCa、ヘパリンカルシウム
剤　型：1,000単位/mL、5mL、10mL、50mL、100mLなど
　　　　5,000単位 5mL、10,000単位 10mL、20,000単位 20mL、50,000単位 50mL、100,000単位 100mL

使用上の注意点
低用量による血栓の予防と、用量調節による血栓の予防や治療とがある。内服薬がないため、妊娠中では自己注射の指導が必要となる。用量過多は出血傾向になる。

使用方法
低用量による血栓の予防には皮下注射で10,000単位／日の投与を行う。自己注射の場合は12時間ごとに1日2回（1回5,000単位）の皮下注を行う。用量調節が必要な血栓予防や治療の際にはAPTTが1.5〜2倍程度になるようモニタリングを行い、ヘパリンの量を調節するようにする。分娩後は6〜12時間後（止血確認後は直後からでも可）から開始し、5,000単位を1日2回皮下注する。

助産師はここを押さえるべし！
自己注射の手技指導のため、初回導入時は1〜2泊の入院で手技獲得の有無を確認する必要がある。ヘパリン導入1週間後頃にはヘパリン起因血小板減少症の可能性があるため、採血で血小板数の確認を行う。硬膜外カテーテルが挿入されている場合には抜去の際に抗凝固薬の調節が必要。少なくとも抗凝固薬投与から4時間空けてからカテーテル抜去を行い、抜去後に次の抗凝固薬を投与する場合も1時間空ける。

解説は135ページを参照

執筆：竹田　純

血栓塞栓症

ひとことで言うと、こんな"くすり"！
妊婦は禁忌だが内服できる　授乳もOKな抗凝固薬

代表的な商品名：ワーファリン
一般名：ワルファリンカリウム

- **適　応**：分娩後の血栓予防、器械弁置換後の妊娠
- **商品名**：ワーファリン、ワルファリンK
- **剤　型**：錠剤0.5mg、1mg、2mg、5mg

使用上の注意点

ビタミンKに拮抗して作用する抗凝固薬であるため、ビタミンKを多く含む食品の摂取による作用が減弱する。具体的には納豆、ホウレンソウ、モロヘイヤなどがある。

使用方法

1日1回内服。内服で行える抗凝固薬であるが、妊婦は禁忌である。内服後はPT-INRにより用量を調節する必要がある。多くの場合、ヘパリンからの切り替えで投与することになるが、内服開始からPT-INRに反映されるまで時間がかかるため、ヘパリン投与中から内服を開始させ、PT-INRが延長した段階でヘパリンを中止する。血中濃度が立ち上がるまで時間がかかるため、初期投与は比較的高用量から開始し（例えば5mgを3日など）、PT-INRが延長し始めたら維持量に用量を調節する。

助産師はここを押さえるべし！

ヘパリンと同時に使用することが多く、ワルファリンカリウムの同時投与により一時的に非常に出血しやすい状態になる可能性もあるため注意が必要である。退院後もワルファリンカリウムの血中濃度確認のため定期的に外来受診が必要だが、ビタミンKを多く含有する食品の摂取によりPT-INRが延長せず、過度なワルファリン投与になりかねない。そのため、退院の際は食事の指導が必要となる。産褥の血栓予防は産後3カ月まで行う場合が多い。

解説は135ページを参照

執筆：竹田　純

血栓塞栓症

ひとことで言うと、こんな"くすり"！
ヘパリンから有効成分のある部分を取り出したくすり

代表的な商品名：クレキサン®／フラグミン®
一般名：低分子ヘパリン（エノキサパリンナトリウム／ダルテパリンナトリウム）

- **適　応**：帝王切開術後の静脈血栓塞栓症の予防
- **商品名**：エノキサパリンナトリウム…クレキサン®
  ダルテパリンナトリウム…フラグミン®、ダルテパリンNa、リザルミン®
- **剤　型**：エノキサパリンナトリウム…皮下注キット（2,000単位 0.2mL）
  ダルテパリンナトリウム…静注（5,000単位 5mL）

使用上の注意点

ヘパリンはAPTTでモニタリングが必要だが、低分子ヘパリンのモニタリングの必要性は一定の見解を得られていない。モニタリングの際はXa活性で行う。半減期はヘパリンよりも長く2～4時間ほどだが、プロタミンによる中和は60％ほどしかできず、注意が必要である。

使用方法

術後の血栓予防ではエノキサパリンナトリウムを使用する。1日2回、12時間ごとに2,000単位を皮下注射する。ダルテパリンナトリウムは持続静脈内投与。

助産師はここを押さえるべし！

ヘパリンと同様、ヘパリン起因血小板減少症の可能性があるため注意する。

解説は135ページを参照

血栓塞栓症

執筆：竹田　純

ひとことで言うと、こんな"くすり"！
ヘパリンの有効成分を低分子ヘパリンよりさらに小さい単位で取り出した

血栓塞栓症
代表的な商品名：アリクストラ®

一般名：フォンダパリヌクスナトリウム

適　応：帝王切開術後の静脈血栓塞栓症の予防、急性肺血栓塞栓症・急性深部静脈血栓症
商品名：アリクストラ®
剤　型：皮下注（シリンジ1.5mg 0.3mL、2.5mg 0.5mL、5mg 0.4mL、7.5mg 0.6mL）

使用上の注意点
　低分子ヘパリンと同様、APTTでのモニタリングを必要としないが、モニタリングが必要な際にはＸａ活性を測定する。

使用方法
　帝王切開術後の静脈血栓塞栓症の予防…1日1回、2.5mg、皮下注射。
　急性肺血栓塞栓症・急性深部静脈血栓症…1日1回、5mg（50kg未満）／7.5mg（50～100kg）／10mg（100kg超）皮下注射。
　1回投与分を充填したプレフィルドシリンジを用いて皮下注射を行う。

助産師はここを押さえるべし！
　ヘパリン、低分子ヘパリンと同様、ヘパリン起因血小板減少症の可能性があるため注意する。

解説は135ページを参照

執筆：竹田　純

ひとことで言うと、こんな"くすり"！
経口の抗凝固薬　授乳婦への安全性は新薬であり未確認

血栓塞栓症
代表的な商品名：リクシアナ®／エリキュース®／イグザレルト®

一般名：経口直接Ｘａ阻害薬（エドキサバントシル酸塩水和物／アピキサバン／リバーロキサバン）

適　応：エドキサバントシル酸塩水和物…静脈血栓塞栓症の治療および再発抑制
　　　　アピキサバン、リバーロキサバン…非弁膜症性心房細動患者における塞栓症の発症抑制
商品名：エドキサバントシル酸塩水和物…リクシアナ®
　　　　アピキサバン…エリキュース®
　　　　リバーロキサバン…イグザレルト®
剤　型：エドキサバントシル酸塩水和物…錠剤（15mg、30mg、60mg）
　　　　アピキサバン…錠剤（2.5mg、5mg）
　　　　リバーロキサバン…錠剤（10mg、15mg）

使用上の注意点
　PT-INRでの調節が必要ないため、ワルファリンに代わり非妊婦で使用されている薬である。新しい経口の抗凝固薬で、授乳婦への安全性は未確認であり、リバーロキサバンに関しては妊婦禁忌となっているが、現在のところワルファリンを超えるような先天異常の発生は認めていない。ガイドライン上は経口直接Ｘａ阻害薬内服中の妊婦は速やかにヘパリンに変更するようになっているが、今後、経口直接Ｘａ阻害薬内服中の妊婦が増える可能性がある。

使用方法
　エドキサバン…1日1回、30mg（60kg以下）／60mg（60kg超）
　アピキサバン…1日2回、1回5mg（60kg以下は1回2.5mg）
　リバーロキサバン…1日1回、15mg
　1日1回（アピキサバンに関しては2回）の内服で効果を発揮する。モニタリングの必要はないが、体重により用量の変更が必要である。

助産師はここを押さえるべし！
　現状は妊娠中や授乳婦への使用において大きな問題の報告は少ないが、今後症例の蓄積によりその副作用が明らかになる可能性がある。正常から逸脱した際は記録と報告が必要である。

解説は135ページを参照

執筆：青木宏明

ひとことで言うと、こんな"くすり"！
妊娠中から慣れ親しんだ解熱鎮痛薬

乳腺炎

代表的な商品名：カロナール®

一般名：アセトアミノフェン

適　応：乳房緊満、乳汁うっ滞性乳腺炎、化膿性乳腺炎、乳房膿瘍
商品名：アセトアミノフェン、アセリオ、アルピニー®、アンヒバ®、カロナール®、コカール®、パラセタ®、ピレチノール
剤　型：アセトアミノフェン…細粒20％、50％、錠（200mg、300mg、500mg）
　　　　アセリオ…静注液1,000mg、静注液バッグ1,000mg

使用上の注意点

　妊娠中、産後と比較的安全に使用できる薬剤であるが、投与量が多くなりすぎると重篤な肝障害が発現するという報告もあるため、産後に投与量が増えてきた場合はより効果の強いNSAIDsへの変更を考慮する。

使用方法

　アセトアミノフェンとして1回300～1,000mgを経口投与し、投与間隔は4～6時間、1日総量4,000mgまでとし、空腹時の服用は避ける。

助産師はここを押さえるべし！

　妊娠中から使える解熱鎮痛薬として妊婦、褥婦に最も使用されている薬ではあるが、投与量をしっかりと使わないと効果も出づらい。抗炎症作用はほとんどないので、乳腺炎で症状が強いと判断した場合はNSAIDsに変更することを考慮する。

解説は144ページを参照　　　　　　　　　　　　　　　　　　　　　　　　　　　　文献は146ページを参照

執筆：青木宏明

ひとことで言うと、こんな"くすり"！
鎮痛だけでなく炎症も抑えるよ

乳腺炎

代表的な商品名：ブルフェン®

一般名：イブプロフェン

適　応：乳房緊満、乳汁うっ滞性乳腺炎、化膿性乳腺炎、乳房膿瘍
商品名：イブプロフェン、ブルフェン®
剤　型：顆粒20％、錠（100mg、200mg）

使用上の注意点

　最も多い副作用は胃腸症状で、重症化することはまれであるが、胃腸症状が遷延、増悪する場合は胃潰瘍などにも注意する。可能な限り食後に服用するように指導する。喘息の既往のある人への投与は喘息発作を誘発する可能性があるため、過去の鎮痛薬内服の有無など詳細に問診をとる必要がある。

使用方法

　イブプロフェンとして、通常、成人は1日量600mgを3回に分けて経口服用する。空腹時は避けることが望ましい。頓用の場合は1回量200mg、原則として1日2回までとし、1日最大600mgを限度とする。

助産師はここを押さえるべし！

　イブプロフェンを代表とするNSAIDsには強力な解熱鎮痛作用、抗炎症作用があり、乳腺炎の症状が強く乳汁のうっ滞を解除するのが困難なときなど、射乳反射を促す作用もあるため積極的に使用していくべきである。NSAIDsは弱酸性の薬物であり、日本で頻用されるロキソプロフェンナトリウム水和物も母乳への移行はほとんどないため乳腺炎に使用してかまわない。

解説は144ページを参照　　　　　　　　　　　　　　　　　　　　　　　　　　　　文献は146ページを参照

乳腺炎

執筆：青木宏明

> ひとことで言うと、こんな"くすり"！
> β-ラクタマーゼなんかに負けない！

乳腺炎
代表的な商品名：オーグメンチン®
一般名：アモキシシリン水和物・クラブラン酸カリウム配合

適　応：乳汁うっ滞性乳腺炎（発症24時間後以降あるいは感染が疑われる場合）、化膿性乳腺炎、乳房膿瘍
商品名：オーグメンチン®、クラバモックス®
剤　型：配合錠（125mg、250mg）
　　　　　小児用配合ドライシロップ（636.5mg/g）

💊 使用上の注意点
　用法用量を守り、決められた日数しっかり内服する。副作用として比較的多いのが下痢であるが、軟便ぐらいであれば経過を見てかまわない。発疹などのアレルギー症状が出た場合は投薬を中止し、医師の指示を受ける。肝機能障害などの報告もある。

💊 使用方法
　1回1錠、1日3～4回を6～8時間ごとに経口投与する。年齢、症状により適宜増減する。

助産師はここを押さえるべし！
　乳腺炎は必ずしも感染を伴っているわけではないことを意識し、初期の対応で改善しない場合、膿乳など感染を強く疑わせる症状がある場合に投与するよう心がける。用法用量、投与日数を守るよう指導し、乳腺炎の症状がよくなっても勝手に中止しないよう指導する。アレルギーを疑わせる症状が出た場合は直ちに内服を中止させるように指導し、医師の指示を受けさせる。

解説は144ページを参照　　　　　　　　　　　　　　文献は146ページを参照

執筆：青木宏明

> ひとことで言うと、こんな"くすり"！
> 第一世代には第一世代としての役目がある！

乳腺炎
代表的な商品名：ケフレックス®
一般名：セファレキシン

適　応：乳汁うっ滞性乳腺炎（発症24時間後以降あるいは感染が疑われる場合）、化膿性乳腺炎、乳房膿瘍
商品名：ケフレックス®、L-ケフレックス®、L-キサール、セファレキシン、センセファリン®、ラリキシン®
剤　型：ケフレックス®…カプセル（250mg）、シロップ用細粒10％（100mg/g）、20％（200mg/g）
　　　　　ラリキシン®…錠（250g）、ドライシロップ小児用10％（100mg/g）、20％（200mg/g）

💊 使用上の注意点
　用法用量を守り、決められた日数しっかり内服する。副作用として比較的多いのが下痢であるが、軟便ぐらいであれば経過をみてかまわない。発疹などのアレルギー症状が出た場合は投薬を中止し、医師の指示を受ける。

💊 使用方法
　セファレキシンとして1回250mg（力価）を6時間ごとに経口服用する。重症の場合や分離菌の感受性が比較的低い症例に対しては、セファレキシンとして1回500mg（力価）を6時間ごとに経口服用する。ただし、症状、体重、年齢などにより適宜増減する。

助産師はここを押さえるべし！
　乳腺炎は必ずしも感染を伴っているわけではないことを意識し、初期の対応で改善しない場合、膿乳など感染を強く疑わせる症状がある場合に投与するよう心がける。用法用量、投与日数を守るよう指導し、乳腺炎の症状がよくなっても勝手に中止しないよう指導する。アレルギーを疑わせる症状が出た場合は直ちに内服を中止させるように指導し、医師の指示を受けさせる。

解説は144ページを参照　　　　　　　　　　　　　　文献は146ページを参照

執筆：青木宏明

ひとことで言うと、こんな"くすり"！
漢方薬の代表選手乳腺炎にも有効だよ！

乳腺炎

代表的な商品名：コタロー葛根湯エキス細粒
薬剤名：葛根湯（カッコントウ）

- 適　応：乳房緊満、乳汁うっ滞性乳腺炎
- 商品名：コタロー細粒（2.5g）、三和細粒（2.5g）、ジュンコウ細粒医療用（2.0g）、東洋（2.0g）、クラシエ細粒（3.75g、2.5g）、オースギ（2.5g）、JPS顆粒調剤用（2.5g）、太虎堂顆粒（2.5g）、ツムラ顆粒医療用（2.5g）、テイコク顆粒（2.5g）、本草顆粒（2.5g）、マツウラ顆粒（2.0g）、オースギT錠、クラシエT錠
- 剤　型：顆粒、錠剤
- 組　成：葛根4.0、桂皮2.0、大棗3.0、芍薬2.0、麻黄3.0、生姜2.0、甘草2.0

使用上の注意点

　副作用は少ないと考えられるが、一部の人には胃の不快感や食欲不振、吐き気などを催すことがある。通常起こらないが、配合されている「甘草」の大量服用により、偽アルドステロン症を来すことがあり、浮腫や高血圧などを認めた場合は注意する。

使用方法

　通常1日7.5gを2～3回に分割し、食前又は食間に経口内服する。

助産師はここを押さえるべし！

　乳腺炎の初期段階において乳汁のうっ滞を解除するためには、うっ滞部位から積極的に授乳させること、乳房マッサージをすることが基本となるが、葛根湯には鎮痛作用、筋の攣縮を緩める作用があり、乳汁うっ滞性乳腺炎までの症状の改善に有用と報告されているため、早い段階での併用を考慮する。

解説は144ページを参照　　　　　　　　　　　　　　　　　　　　　　　　　　　文献は146ページを参照

執筆：青木宏明

ひとことで言うと、こんな"くすり"！
分娩後1回の内服で母乳をぴしっと止めるすごいやつ

乳汁分泌抑制

代表的な商品名：カバサール®
一般名：カベルゴリン

- 適　応：パーキンソン病、乳汁漏出症・高プロラクチン血性排卵障害・高プロラクチン血性下垂体腺腫、産褥性乳汁分泌抑制
- 商品名：カバサール®、カベルゴリン
- 剤　型：錠剤（0.25mg、1.0mg）

使用上の注意点

　麦角製剤であるため麦角製剤に対する過敏症がある患者、心臓弁膜症やその既往がある患者に対する投与は禁忌である。また、高血圧がある患者への投与も痙攣や脳血管障害、心臓発作を起こす可能性があるため投与しない。副作用はブロモクリプチンに比べて少ないとされているが、投与後は副作用の発現に注意する。

使用方法

　乳汁分泌抑制を行うことが決まっていれば、なるべく分娩後2日以内にカベルゴリン1.0mg錠を1回のみ内服する。ただし、分娩直後は母体の状態が安定していないことも多いため、分娩後4時間以内の投与は避け、母体の呼吸や脈拍、血圧等が安定した後に投与するようにする。

助産師はここを押さえるべし！

　乳汁分泌抑制薬による乳汁分泌抑制の効果は絶大である。投与前に再度、乳汁分泌を抑制することに関して母親と十分に相談する。必要に応じて冷罨法やワイヤー入りブラジャーによる乳房の固定などの指導も行う。同時に乳腺炎の症状についても説明し、乳房緊満のような症状が出るようであれば連絡してもらう。

解説は147ページを参照　　　　　　　　　　　　　　　　　　　　　　　　　　　文献は148ページを参照

乳腺炎／乳汁分泌抑制／産後うつ病、その他の精神障害・向精神薬

執筆：青木宏明

乳汁分泌抑制

ひとことで言うと、こんな"くすり"！
パーキンソン病の症状も抑えるけど、母乳分泌も抑えるよ！

代表的な商品名：パーロデル®
一般名：ブロモクリプチンメシル酸塩

適　応：末端肥大症、下垂体性巨人症、乳汁漏出症、産褥性乳汁分泌抑制、高プロラクチン血性排卵障害、高プロラクチン血性下垂体腺腫、パーキンソン症候群
商品名：パーロデル®、ブロモクリプチン、パドパリン®、アップノール®
剤　型：錠剤（0.25mg）

使用上の注意点

カベルゴリンと同様に麦角アルカロイドであり、麦角製剤に過敏症のある患者、心臓弁膜症やその既往がある患者には投与しない。また高血圧がある患者への投与も痙攣や脳血管障害、心臓発作を起こす可能性があるため投与しない。カベルゴリンに比べ副作用の発現が多く、悪心、嘔吐、めまい、立ちくらみ、便秘などの発現に注意する。

使用方法

ブロモクリプチン2.5mg錠を1日2回、14日間内服する。頻度は少ないが、内服終了後に乳汁分泌が再開してしまった場合は7日間の追加投与を行う。うっ滞性乳腺炎で臨床症状が強い場合などに、冷罨法などと併用して一時的にパーロデル®を使用することもあったが、現在は基本的に推奨されていない[4]。

助産師はここを押さえるべし！

現在では基本的に乳汁分泌抑制にはカベルゴリンが用いられ、ブロモクリプチンを使用する機会は少ない。ブロモクリプチンを使用する際は、悪心・嘔吐などの副作用の発現が比較的多いため、それらの症状の発現に注意する必要がある。

解説は147ページを参照　　　　　　　　　　　　　　　　　　　　文献は148ページを参照

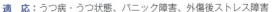

執筆：安田貴昭

産後うつ病、その他の精神障害・向精神薬

ひとことで言うと、こんな"くすり"！
セロトニン不足により落ち込んだ気持ちを持ち上げる

代表的な商品名：ジェイゾロフト®
一般名：塩酸セルトラリン

適　応：うつ病・うつ状態、パニック障害、外傷後ストレス障害
商品名：ジェイゾロフト®、セルトラリン
剤　型：錠剤（25mg、50mg、100mg）、口腔内崩壊錠（25mg、50mg、100mg）

使用上の注意点

うつ病やパニック障害は本人にとって強い苦痛となり、日常生活や育児などにも支障を来す重大な精神障害である。「本人のやる気次第」「お母さんなんだから頑張れる」といった精神論で乗り切れるものではなく、適切な薬物療法は不可欠。ただし、環境要因などをよく見極め、最小限の薬物使用を心がけることが大切である。継続的な服用が基本であり、授乳中だからといってむやみに中止したり不規則な服用にしたりしないこと。

使用方法

出産前からの服用では同量を継続する。安定した状態が続いており、目立ったストレス要因がなければ減量を試みてもよい。初めて使用する場合は初期用量25mg/日から開始し、効果や副作用の経過を見ながら最大100mg/日まで漸増する。すぐには効果が現れないため、効き目がないからといって中止してしまわないよう、事前の説明が大切である。

助産師はここを押さえるべし！

抗うつ薬は再発や再燃を予防するという意味でも重要な薬剤である。安心して育児に向き合えるために抗うつ薬を続けることの利点は大きく、授乳に関するリスクもそれほど高くない。服薬と母乳育児は十分に両立しうるのであり、諦めてしまう前に主治医とよく相談してほしい。

解説は149ページを参照　　　　　　　　　　　　　　　　　　　　文献は151ページを参照

執筆：安田貴昭

産後うつ病、その他の精神障害・向精神薬

ひとことで言うと、こんな"くすり"！
リラックス効果が期待できるが、頼りすぎや使いすぎには要注意

代表的な商品名：ワイパックス®
一般名：ロラゼパム

適　応：神経症における不安・緊張・抑うつ、心身症（自律神経失調症、心臓神経症）における身体症候ならびに不安・緊張・抑うつ
商品名：ワイパックス®、ロラゼパム
剤　型：錠剤（0.5mg、1mg）

💊使用上の注意点

例えて言うなら、ベンゾジアゼピン系抗不安薬は「アルコールを飲んで少し気持ちを和らげる」といった効き方をする。不安や緊張が軽快し、いつも通りに行動ができることで自信や安心につながればよいが、薬に頼り切ってしまうようでは問題。長期に使うと耐性・依存ができ、「辛いから服用する」ではなく「服用していないと不安」という状態に陥ってしまうことも。授乳への直接的な影響はほとんどないが、薬の使い方を見直す絶好の機会にはすべき。

💊使用方法

はじめはできるだけ頓用で使用する。服用の目的やタイミングはターゲットとする症状や患者の状況によっても異なるため、主治医の意見をよく聞くこと。ロラゼパムのように作用時間が短いものは効き目を実感しやすいが、効果の切れ目も感じやすい。そのような時は長時間作用型の抗不安薬を考慮する。

助産師はここを押さえるべし！

通常の使用ならそれほど心配はない。しかし、複数のベンゾジアゼピン系薬を併用していたりすると全体としては過量となり、注意力や抑制が低下し、眠気やだるさも強くなる。これは言わば「常に軽く酔っ払っている状態」であり、漫然とした使用になっていたら、一度、主治医に相談してみてほしい。

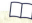

解説は149ページを参照　　　　　　　　　　　　　　　　　　　　　　　　文献は151ページを参照

執筆：安田貴昭

産後うつ病、その他の精神障害・向精神薬

ひとことで言うと、こんな"くすり"！
脳の緊張を解くことで眠りにつきやすくする

代表的な商品名：ルネスタ®
一般名：エスゾピクロン

適　応：不眠症
商品名：ルネスタ®
剤　型：錠剤（1mg、2mg、3mg）

💊使用上の注意点

分子構造から非ベンゾジアゼピン系睡眠薬とされるが、効果発現の機序はベンゾジアゼピン系睡眠薬と同じである。したがって、抗不安薬の項で説明したのと同様、安易な使用は慎むべき。使用する際は「どうして不眠が生じているのか」「薬を使う必要がどれくらいあるのか」をよく見極めること。

💊使用方法

眠りにつこうとする直前に服用する。超短時間作用型であり、寝つきが悪いタイプや中途覚醒後の再入眠などに使いやすい。しかし、授乳のために夜間に何度も起きる必要がある場合は、睡眠薬を使うこと自体があまり適切ではないかもしれない。長期間連用している人では睡眠薬なしでは眠れない状態に陥っており、減薬や中止による一時的な睡眠の悪化が避けられないことも多い。それを踏まえたうえで、主治医とよく相談しながら段階的に減らしていくことが基本となる。

助産師はここを押さえるべし！

授乳への悪影響はほとんどないが、睡眠薬を服用するなら夜間は人工乳に置き換え、授乳と夜泣き対応をパートナーに任せてしっかり休息するという考え方も必要だろう。「授乳もしながら睡眠も取り、日中の家事育児もこなしたい」という完璧主義はストレスを強め、不眠を助長しかねない。生活全体のバランスを考えた睡眠指導が求められる。

解説は149ページを参照　　　　　　　　　　　　　　　　　　　　　　　　文献は151ページを参照

産後うつ病、その他の精神障害・向精神薬

執筆：安田貴昭

ひとことで言うと、こんな"くすり"！
病的な思考や感情を正常化させるための強力な精神安定剤

産後うつ病、その他の精神障害・向精神薬
代表的な商品名：エビリファイ®
一般名：アリピプラゾール

適　応：統合失調症、双極性障害における躁症状の改善、うつ病・うつ状態（既存治療で十分な効果が認められない場合に限る）、小児期の自閉スペクトラム症に伴う易刺激性（ただし剤型により適応は異なる）
商品名：エビリファイ®、アリピプラゾール
剤　型：錠剤（1mg、3mg、6mg、12mg）、口腔内崩壊錠（3mg、6mg、12mg、24mg）、散剤（1%）、液剤（0.1%）、持続性水懸筋注（300mg、400mg）

使用上の注意点
統合失調症や双極性障害の最も重要な再燃予防因子は服薬の継続である。症状が再燃すると、重症例では現実的に物事を判断する能力が著しく損なわれ、育児を含め生活全般が大きく障害されてしまう。服薬と授乳は十分両立できるため、安易に服薬を中止しないよう伝える。ただし、状況によって量を減らすことは検討可能。また、再発リスクが高いと考えられる場合、あえて授乳を諦めて心身の負担軽減を優先するという考え方はありうる。

使用方法
定時服用が基本。精神病症状や情緒の不安定さが残る場合は、定時服用に加えて頓用での使用を補ってもよい。使用する量は症状の程度などによって異なる。何年も状態が安定している人では、薬の減量を検討してよいだろう。主治医とよく相談すること。

助産師はここを押さえるべし！
うつ病に対する抗うつ薬と同様、統合失調症や双極性障害に対する抗精神病薬は授乳中であっても服薬を継続する意義が高い薬剤である。しかし、依存性がない薬であるがゆえに、本人の判断で簡単に薬をやめることができてしまう。むしろ依存性のある睡眠薬や抗不安薬のほうが不必要に継続されてしまいやすい。服薬の目的と意義を再確認することが大切。

解説は149ページを参照　　　　文献は151ページを参照

執筆：安田貴昭

ひとことで言うと、こんな"くすり"！
抗てんかん薬だが双極性障害にも効果がある

産後うつ病、その他の精神障害・向精神薬
代表的な商品名：ラミクタール®
一般名：ラモトリギン

適　応：①単剤療法 部分発作（二次性全般化発作を含む）、強直間代発作、定型欠神発作、②他剤で効果不十分の場合の併用療法 部分発作（二次性全般化発作を含む）、強直間代発作、Lennox-Gastaut症候群における全般発作、③双極性障害における気分エピソードの再発・再燃抑制
商品名：ラミクタール®、ラモトリギン
剤　型：錠剤（25mg、100mg）

使用上の注意点
副作用として重篤な皮膚障害が生じることがあり、皮膚や粘膜の変化には注意すること。初期用量や増量のタイミングが細かく決められており、添付文書をよく読んで使う必要がある。双極性障害に用いる場合、適応上は再発・再燃抑制とされていることに注意する。

使用方法
通常は25mg/日から開始し、2週間後に50mg/日に増量する。バルプロ酸ナトリウムを併用する場合はその半量を、フェニトインやカルバマゼピンを併用する場合は倍量を服用する。また、ラモトリギンの血中濃度は妊娠中に低下することに注意を要する[1]。

助産師はここを押さえるべし！
双極性障害やてんかんでは、妊娠前から治療が始まっていることが多い。抗てんかん薬や炭酸リチウムでは妊娠出産に伴って血中濃度が変動し、また、催奇形性が明らかな薬剤もあるため、妊娠中や産後の服薬まで見越して、前もってよく相談しておくことが大切である。

解説は149ページを参照　　　　文献は151ページを参照

執筆：日根幸太郎

新生児蘇生

ひとことで言うと、こんな"くすり"！
弱っている心臓を純粋に刺激する強心薬

代表的な商品名：ボスミン®

一般名：アドレナリン（エピネフリン）

- **適　応**：蘇生の初期処置、有効な人工呼吸、それに続く有効な人工呼吸とこれに同期した十分な深さと速度で行われた胸骨圧迫による蘇生を行っても、心拍数60回／分未満が持続する場合
- **商品名**：ボスミン®、アドレナリン
- **剤　型**：アンブル注（1mg 1mL）

使用上の注意点

投与経路（静脈内投与・気管内投与・骨髄内投与）によって投与量が異なるため、誤投薬を防ぐために投与経路によって使用する注射器の規格を変えるなどの工夫が必要。また、NCPRでは30秒ごとに呼吸心拍の確認を行うが、アドレナリン投与は30秒ごとに投与しない。心拍数が60回／分未満であれば、3〜5分ごとに反復投与する。全量投与のため、薬物投与後は生理食塩液でフラッシュする。

使用方法

1アンブル（1mL）と生理食塩液9mLで合計10mLに10倍希釈し、0.01％アドレナリン（0.1mg/1mL）に調整して使用する。使用する推奨注射器は静脈内投与の場合は1mL、気管内投与の場合は5mLまたは10mL注射器である。

助産師はここを押さえるべし！

新生児蘇生で最も使用される薬剤であるが、使用する際は児の状態も極めて悪いときであるため、普段から希釈方法などを確認して実際の現場ですぐに動けるようにシミュレーションしておくことが大事である。

解説は154ページを参照　　　　　　　　　　　　　　　　　　　　　　　　　　文献は155ページを参照

執筆：日根幸太郎

新生児蘇生

ひとことで言うと、こんな"くすり"！
人間の体液と上手に混ざる塩分濃度の食塩水

代表的な商品名：生理食塩液

一般名：生理食塩液

- **適　応**：胎盤早期剥離、前置胎盤、臍帯からの出血、母胎間輸血、双胎間輸血症候群などの病態があり、また病歴は不明でも明らかな循環血液量の減少によるショックのために十分な蘇生の効果が得られていないと考えられる場合
- **商品名**：生理食塩液
- **剤　型**：1袋100mL、250mL、500mL、1,000mL、1,300mL

使用上の注意点

循環血液量減少が疑われる、もしくは否定できないときには投与を検討するが、それ以外の適応で新生児蘇生の現場で投与する適応はない。

使用方法

使用量は10mL/kgを臍帯静脈や末梢静脈路から5〜10分かけて投与する。反応が不良の場合にはもう一度同量を投与する。明らかな大量の循環血液量減少が疑われる際には繰り返し投与も行う。投与する際は20mLまたは30mLの注射器を使用することが推奨される。

助産師はここを押さえるべし！

循環血液量減少のとき以外に、ボスミン®投与後の後押しの際も生理食塩液を使用する。新生児蘇生の現場には必ず準備しておくことが重要である。また用途に応じて注射器の大きさを使い分けることも大事である。

解説は154ページを参照　　　　　　　　　　　　　　　　　　　　　　　　　　文献は155ページを参照

新生児蘇生／RSV感染

執筆：日根幸太郎

ひとことで言うと、こんな"くすり"！
まだまだ議論のある薬だが、適応を見極めれば有効かも

新生児蘇生
代表的な商品名：メイロン®
一般名：炭酸水素ナトリウム

適　応：十分な人工呼吸管理がなされているにもかかわらず、代謝性アシドーシスが明らかにあって、循環動態の改善を妨げている場合
商品名：メイロン®
剤　型：アンプル注（20mL、$NaHCO_3$として1.68g）（250mL、$NaHCO_3$として21g）

使用上の注意点
挿管チューブからの気管内投与は禁忌である。必ず血液逆流が確認できる静脈から経静脈的に投与する。蒸留水で2倍に希釈して使用する。頭蓋内出血のリスクがある。

使用方法
蒸留水で2倍に希釈し、約4.2％炭酸水素ナトリウム溶液（0.5mEq/mL）として1回2～4mL/kgを1mL/kg/分以上かけて投与する。投与には10mLの注射器を使用することが推奨される。

助産師はここを押さえるべし！
新生児蘇生において、ボスミン®投与を反復しても循環動態の改善が得られない場合に使用することが多い。希釈する溶液を間違えると浸透圧がさらに高まる危険性があるため注意する。

解説は154ページを参照　　　　　　　　　　　　文献は155ページを参照

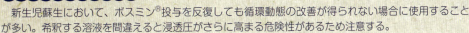

執筆：斉藤敬子

ひとことで言うと、こんな"くすり"！
RSウィルスの唯一の防御薬！　免疫を直接体に入れちゃいます

RSV感染
代表的な商品名：シナジス®
一般名：パリビズマブ（遺伝子組換え）

適　応：RSウィルス感染流行初期において
- 在胎期間28週以下の早産で、12カ月齢以下の児
- 在胎期間29週～35週の早産で、6カ月齢以下の児
- 過去6カ月以内に気管支肺異形成症（BPD）の治療を受けた24カ月齢以下の児
- 24カ月齢以下の血行動態に異常のある先天性心疾患（CHD）の児
- 24カ月齢以下の免疫不全を伴う児
- 24カ月齢以下のダウン症候群の児

商品名：シナジス®
剤　型：筋注液アンプル（50mg 0.5mL、100mg 1mL）

使用上の注意点
筋肉注射であり、血小板減少や凝固障害等による出血傾向がある場合には、止血の確認を慎重に行う。発熱や過敏症状、注射部位の腫れ、アナフィラキシー、ショックなどが起こることがあることを事前に保護者へ説明、気になる症状がある場合は医師に相談するよう指導する。

使用方法
1回15mg/kgを筋肉注射する。RSV流行時期にあわせて月1回投与する。投与時期は年・地域によって変わるので注意する。

助産師はここを押さえるべし！
RSV感染の一番の対策は感染予防である。保護者に対してうがい・手洗いなどの感染予防策教育を行う。また、パリビズマブの効果を維持するための投与間隔を遵守するよう指導する。

解説は156ページを参照　　　　　　　　　　　　文献は157ページを参照

執筆：斉藤敬子

ビタミンK

代表的な商品名：ケイツー®
一般名：メナテトレノン

ひとことで言うと、こんな"くすり"！
母乳だけだと足りなくなりがち飲ませ忘れに注意！

適　応：全新生児
商品名：ケイツー®シロップ0.2%、ケイツー®N静注10mg
剤　型：シロップ0.2%（2mg/mL）、アンプル静注（10mg/2mL）

💊 使用上の注意点

ごくまれに過敏症やショックなどを起こすことがあるので、投与後の全身状態の変化に注意する。また、哺乳が確立したばかりの児では誤嚥に注意する。

💊 使用方法

合併症を持たない正期産児に対する予防投与方法としては、ケイツー®シロップ1mL（2mg）を出生時・産科退院時・1カ月健診時の計3回投与する。1カ月健診の時点で母乳栄養が主体の場合には、それ以降のlate VKDBを予防するために、出生後3カ月までケイツー®シロップを週1回投与する方法もある。

助産師はここを押さえるべし！

母乳中のビタミンKの含有量は少なく、ケイツー®シロップを所定の回数内服していてもVKDBを起こす乳児もいる。ビタミンKの必要性をしっかりと母親へ伝え、母乳栄養中は納豆や緑黄色野菜などのビタミンKを多く含む食品を摂取するように勧める。

解説は158ページを参照　　　　　　　　　　　　　　　　　　　　　　　文献は159ページを参照

執筆：斉藤敬子

オムツかぶれ

代表的な商品名：白色ワセリン
一般名：白色ワセリン

ひとことで言うと、こんな"くすり"！
敏感お肌をがっちりガード！

適　応：皮膚の保護
商品名：白色ワセリン、プロペト®
剤　型：軟膏基材（100g、500g、15kg）

💊 使用上の注意点

特になし。

💊 使用方法

おしりの清拭後に塗る。

助産師はここを押さえるべし！

オムツかぶれを予防するための保湿剤として使用する。オムツかぶれが起こってしまっているときは次のステップに進もう。

解説は160ページを参照　　　　　　　　　　　　　　　　　　　　　　　文献は161ページを参照

執筆：斉藤敬子

ひとことで言うと、こんな"くすり"！
オムツかぶれといえばこれ！

オムツかぶれ

代表的な商品名：亜鉛華軟膏
一般名：酸化亜鉛

- 適　応：外傷、皮膚炎、びらんなどの皮膚疾患の収れん・保護・緩和な防腐
- 商品名：亜鉛華軟膏、亜鉛華単軟膏、サトウザルベ
- 剤　型：亜鉛華軟膏…軟膏20％
  　　　　亜鉛華単軟膏…軟膏10％（50ｇ、500ｇ）

💊 使用上の注意点
特になし。

💊 使用方法
オムツ交換ごとに、おしりを清拭後に塗布する。尿や便と炎症皮膚との接触を防ぐため、多めの量をしっかり塗るようにする。

助産師はここを押さえるべし！
使用方法を間違えて、塗る回数が少なかったり、薄く塗ってしまうことが多い。使用方法をしっかり保護者に説明して、効果的に治療できるようにする。

解説は160ページを参照　　　　　　　　　　　　　　　　　　文献は161ページを参照

執筆：斉藤敬子

ひとことで言うと、こんな"くすり"！
やさしく炎症を抑える

オムツかぶれ

代表的な商品名：アズノール®
一般名：非ステロイド抗炎症外用剤

- 適　応：湿疹、熱傷、その他の疾患によるびらん・潰瘍
- 商品名：アズノール®、ハスレン、フエナゾール®　など
- 剤　型：アズノール®…軟膏0.033％（20ｇ、500ｇ）
  　　　　フエナゾール®…軟膏・クリーム5％（10ｇ、500ｇ）

💊 使用上の注意点
肌に合わない場合は、すぐに使用を中止する。

💊 使用方法
オムツ交換ごとに、おしりを清拭後に塗布する。

助産師はここを押さえるべし！
肌に合わない場合には症状が悪化することがあるので、児の症状の変化をしっかり観察するよう保護者に指導する。

解説は160ページを参照　　　　　　　　　　　　　　　　　　文献は161ページを参照

執筆：斉藤敬子

オムツかぶれ

代表的な商品名：**プレドニゾロン**

一般名：副腎皮質ステロイド外用剤

ひとことで言うと、こんな"くすり"！
オムツかぶれの最終兵器

適　応：湿疹、皮膚炎群、虫刺されなど
商品名：プレドニゾロン、ロコイド®、キンダベート®、アルメタ®、レダコート®、リドメックス
剤　型：プレドニゾロン…クリーム0.5％（5g、100g）
　　　　ロコイド®…軟膏・クリーム0.1％（5g、10g、100g、500g）

💊 使用上の注意点

長期の使用により、ステロイド皮膚などを起こすことがあるので、症状が落ち着き次第使用を終了する。細菌や真菌感染がある場合はそれを増長することがあるので、使用中は皮膚症状の変化に注意を払う。

💊 使用方法

1日1～3回程度患部に塗布する。酸化亜鉛などと併用する場合は、先にステロイド軟膏を塗ってから、その上に酸化亜鉛をしっかり塗るようにする。

助産師はここを押さえるべし！

症状の変化を見ながら、漫然と長期に使用しないよう注意する。症状が悪化する場合には感染などが関与していることもあるので、受診するよう指導する。

解説は160ページを参照　　　　　　　　　　　　　　　　　　　　　　　　　　　　　文献は161ページを参照

執筆：斉藤敬子

ひとことで言うと、こんな"くすり"！
なかなか治らないオムツかぶれには注意

オムツかぶれ

代表的な商品名：**エンペシド®**

一般名：抗真菌薬軟膏

適　応：皮膚カンジダ症、乳児寄生菌性紅斑など
商品名：エンペシド®、アデスタン®、オキナゾール®、エクセルダーム®、フロリード®D、マイコスポール®、ニゾラール®、アスタット®、ルリコン®、メンタックス®、ペキロン®、など
剤　型：クリーム1％（10g）

💊 使用上の注意点

肌に合わない場合は、すぐに使用を中止する。

💊 使用方法

1日1～2回、患部に塗布する。しっかり殺菌できるよう、2週間程度は継続して使用する。

助産師はここを押さえるべし！

オムツかぶれと外陰部カンジダ症との鑑別は難しいが、なかなか治らないオムツかぶれでは注意して観察する必要がある。

解説は160ページを参照　　　　　　　　　　　　　　　　　　　　　　　　　　　　　文献は161ページを参照

INDEX 用語

数字

17-OHPC筋注療法 ············· 42
4種混合ワクチン ············· 167

あ

アトピー性皮膚炎 ·············· 98
アメリカ食品医薬品局
·········· 17, 19, 42, 86, 105
アレルギー ········· 98, 205, 206
アレルギー性鼻炎 ············· 98
胃炎 ············ 34, 175, 176
胃酸 ···················· 34
胃酸分泌抑制薬 ················ 34
インスリン ·················· 57
インフルエンザ
······ 100, 123, 166, 206, 220, 207
インフルエンザ菌b型ワクチン
························ 166
エネルギー量 ················ 108
黄体ホルモン ·············· 42, 180
オムツかぶれ ··· 160, 238, 239, 240

か

過強陣痛 ················· 128, 223
花粉症 ············· 98, 205, 206
カルシウム ················· 109
カンジダ ············· 88, 161, 202
感冒 ·············· 102, 207, 208
漢方薬 ········· 106, 210, 211, 212
気管支喘息 ········ 65, 70, 194, 195
奇形 ····················· 19
機能性便秘 ················· 30
吸入器 ····················· 66
クラミジア ··············· 86, 201
グルコーストランスポーター ··· 57
頸管短縮 ··················· 42
経母体的ステロイド投与 ······· 46
稽留流産 ··················· 40
痙攣 ···················· 133

下剤 ····················· 30
血液型不適合 ················· 54
結合型肺炎球菌ワクチン ······· 166
血栓塞栓症 ····· 135, 227, 228, 229
血中マグネシウム濃度 ········· 133
血糖値管理基準 ··············· 57
降圧目標 ················· 51, 134
降圧薬 ···················· 50
抗うつ薬 ················ 150, 233
抗凝固薬 ··················· 137
抗菌薬 ····················· 48
高血圧 ···················· 50
高血圧緊急症 ················· 51
高血糖 ···················· 57
抗痙攣薬 ··················· 133
抗甲状腺薬 ·················· 59
甲状腺疾患合併妊娠 ··· 58, 190, 191
甲状腺機能異常 ··············· 58
甲状腺ホルモン ··············· 58
抗精神病薬 ·············· 151, 235
向精神薬 ··················· 149
抗てんかん薬 ················· 104
抗ヒスタミン作用 ········· 37, 116
抗不安薬 ················ 150, 234
硬膜外麻酔 ·············· 139, 140
抗リン脂質抗体症候群 ·········· 38
こどもの予防接種 ············· 162

さ

催奇形性 ······· 19, 21, 22, 27, 114
細菌性腟症 ················· 85, 200
サイトメガロウイルス ·········· 95
サプリメント ················ 108
産科危機的出血 ·········· 130, 225
産科急変 ······· 130, 133, 225, 226
産後うつ病 ······ 149, 233, 234, 235
痔 ···················· 32, 175
痔核 ···················· 32, 175
子癇 ···················· 133, 226
子宮頸管熟化 ··················· 34

子宮頸管の開大 ················ 44
子宮収縮 ········· 34, 44, 106, 138
子宮収縮促進 ···· 128, 222, 223, 224
子宮収縮抑制 ·············· 40, 139
子宮収縮抑制薬
············· 44, 45, 138, 181, 182
子宮内感染 ··················· 48
子宮内反症 ·················· 138
自己免疫疾患 ····· 62, 192, 193, 194
市販薬 ····· 112, 114, 116, 212-216
習慣流産 ············· 38, 178, 179
終生免疫 ··················· 125
授乳 ···················· 72, 105
授乳中の注意点 ················ 64
授乳婦 ····················· 15
新生児蘇生 ·········· 155, 236, 237
陣痛促進 ·············· 128, 223
蕁麻疹 ····················· 98
水痘 ·············· 78, 197, 198
水痘ワクチン ·············· 123, 167
睡眠導入剤 ········· 116, 215, 216
睡眠薬 ···················· 150
性器ヘルペス ·········· 80, 198, 199
生殖能を有する者 ·············· 15
生殖補助医療 ················· 42
精神障害 ········ 149, 233, 234, 235
西洋ハーブ ·················· 107
脊髄くも膜下麻酔 ·············· 121
切迫早産
····· 42, 44, 46, 138, 180, 181, 182
切迫流産 ············· 40, 179, 180
前期破水 ················· 48, 183
尖圭コンジローマ ·········· 83, 199
染色体異常 ··················· 38
全身麻酔下帝王切開術 ·········· 121
喘息 ···················· 65, 70
先天性サイトメガロウイルス感染
························ 95
造影剤 ················· 118, 216
早産 ···················· 48, 108

早産予防 ·············· 42, 44, 46

た

胎児感染 ························· 95
胎児機能不全 ·················· 128
胎児形態異常 ··········· 51, 57, 64
胎児死亡 ························· 57
胎児毒性 ··············· 19, 21, 27
胎児肺成熟促進薬 ········· 46, 182
胎児発育不全 ·················· 66
胎児溶血性貧血 ················· 54
耐糖能異常 ····················· 56
腔内プロゲステロン療法 ········ 42
鎮痛薬 ·············· 112, 212, 213
つわり ········· 26, 170, 171, 172
帝王切開 ························ 138
低血糖 ·························· 57
低出生体重児 ·············· 66, 108
鉄 ··················· 27, 28, 108
鉄欠乏性貧血 ················ 28, 173
てんかん ············ 104, 208, 209
点眼薬 ············· 114, 214, 215
添付文書 ···················· 14, 70
糖代謝異常合併妊娠 ········ 56, 189
糖尿病合併妊娠 ················ 56
トキソプラズマ ······· 76, 125, 196

な

中尾の式 ························ 29
生ワクチン ·········· 123, 221, 222
ニトログリセリン ·············· 140
日本脳炎ワクチン ·············· 167
乳汁分泌抑制 ········· 147, 232, 233
乳腺炎 ········· 144, 230, 231, 232
尿素製剤 ························ 36
妊娠悪阻 ········· 26, 170, 171, 172
妊娠高血圧症候群
·············· 50, 184, 185, 186
妊娠中禁忌 ····················· 19
妊娠中の画像診断検査 ········· 118

妊婦に足りない栄養素 ········· 108

は

ハーブ ··················· 107, 116
梅毒 ····················· 90, 203
バセドウ病 ····················· 59
麦角アルカロイド ········· 147, 233
反復早産 ························ 42
反復流産 ························ 38
鼻炎 ··························· 98
微弱陣痛 ··················· 128, 223
非ステロイド性抗炎症薬 ······· 113
ビタミンB$_1$ ····················· 27
ビタミンB$_6$ ····················· 27
ビタミンK ················· 158, 238
ヒトパピローマウイルス ······· 162
非ピリン系解熱鎮痛薬 ········· 112
皮膚疾患 ········· 36, 160, 177, 178
貧血 ············· 28, 108, 172, 173
不育症 ·············· 38, 178, 179
風疹 ····················· 125, 221
風疹ワクチン ·················· 123
不整脈 ····················· 73, 195
プロトンポンプ阻害薬 ·········· 34
プロラクチン ·················· 147
分娩誘発 ········· 128, 222, 223, 224
ペニシリン ····················· 90
ヘパリン類似物質含有製剤 ····· 36
便秘 ·············· 30, 173, 174
保湿剤 ························· 36

ま

麻疹ワクチン ·················· 123
麻酔薬 ·········· 120, 217, 218, 219
ミシシッピプロトコル ·········· 53
無痛分娩 ······················ 121
免疫抑制薬 ····················· 22

や

有益性 ················· 14, 70, 114

葉酸 ················· 27, 28, 109
予防接種 ············ 123, 125, 162

ら

ラピッドトコライシス ········· 138

わ

ワクチン ··· 122, 125, 220, 221, 222
ワクチン・ギャップ ·········· 162
ワセリン ······················ 36

欧文

BCGワクチン ·················· 167
B型肝炎ワクチン ········· 123, 167
β受容体刺激 ···················· 41
CMVワクチン ··················· 95
DIC ·························· 130
DPI ···························· 67
FDA分類 ························ 17
GLUT ··························· 57
H$_2$受容体拮抗薬 ················· 34
H$_2$ブロッカー ··················· 34
HELLP症候群 ··· 52, 186, 187, 188
HIV ················· 92, 204, 205
MRワクチン ·············· 123, 167
NCPR ························· 155
pMDI ··························· 66
Rh（D）陰性妊娠 ·········· 54, 188
RSV感染 ················· 156, 237
Sibaiの診断基準 ················ 53
X線 ·························· 118

INDEX 一般名

あ

アザチオプリン ………… 22, 122
亜酸化窒素 …………… 120, 219
アシクロビル … 78, 80, 81, 197, 198
アジスロマイシン水和物 …・ 86, 201
アスナプレビル …………… 48, 86
アスピリン …………… 135, 227
アスピリン・ダイアルミネート配合
…………………………… 227
アセトアミノフェン
……… 112, 144, 145, 146, 212, 230
アセトアミノフェン配合剤
………………………… 102, 207
アダリムマブ ………………… 64
アデノシン ……………… 73, 74
アテノロール …………… 73, 74
アドレナリン（エピネフリン）
…………… 150, 154, 155, 236
アバカビル硫酸塩 …………… 93
アピキサバン …………… 136, 229
アミオダロン塩酸塩 ……… 73, 74
アモキシシリン水和物 …… 90, 203
アモキシシリン水和物・クラブラン
酸カリウム配合 …… 49, 144, 231
アリピプラゾール …・ 150, 151, 235
アンピシリン水和物 …… 48, 183

い

イオパミドール ………… 118, 216
イオヘキソール …………… 118
イオベルソール …………… 118
イソクスプリン塩酸塩 …… 40, 180
イソコナゾール硝酸塩 …… 88, 202
イソプレナリン塩酸塩 ……… 154
一般点眼薬 ……… 114, 214, 215
イブプロフェン …… 144, 146, 230
イブルチニブ ………………… 86
イミキモド …………… 83, 199
インスリン製剤 ………… 56, 189

インフリキシマブ（遺伝子組換え）
………………… 63, 64, 193
インフルエンザHAワクチン
………………………… 122, 220

え

エスゾピクロン ………… 149, 234
エタネルセプト ……………… 64
エドキサバントシル酸塩水和物
………………………… 136, 229
エナラプリルマレイン酸塩 …… 64
エノキサパリンナトリウム
………………………… 135, 228
エファビレンツ ……………… 93
エリスロマイシンエチルコハク酸エ
ステル …………… 48, 183
エルゴタミン製剤 ………… 48, 86
塩酸セルトラリン ……… 149, 233

お

オキシコナゾール硝酸塩 …・ 88, 202
オキシトシン …………… 128, 222
オセルタミビルリン酸塩 … 100, 206
オランザピン ………………… 151
オロパタジン塩酸塩 ……… 98, 205
オンダンセトロン塩酸塩水和物
………………………… 26, 171

か

葛根湯 …… 102, 145, 146, 208, 232
ガドキセト酸ナトリウム ……… 118
ガドブトロール ……………… 118
ガドベンテト酸ジメグルミン … 118
カプトプリル …………… 21, 64
カベルゴリン ……… 147, 148, 232
カルシウム拮抗薬 ……… 44, 182
カルバマゼピン …… 26, 104, 209
カルベジロール ……… 73, 74, 195
ガンシクロビル ……………… 95
乾燥抗D（Rho）人免疫グロブリン

………………………… 54, 188
乾燥弱毒生水痘ワクチン
………………… 78, 123, 197, 222
乾燥弱毒生風しんワクチン
………………………… 122, 221
乾燥弱毒生麻しんワクチン
………………………… 122, 221
乾燥人フィブリノゲン
………………… 130, 132, 225
カンデサルタンシレキセチル … 64
含糖酸化鉄 ……………… 28, 172

き

吸入ステロイド ………… 65, 195
吸入ステロイド・β刺激薬配合剤
………………………………… 65

く

クエン酸第一鉄ナトリウム
………………………… 28, 173
組換え沈降4価ヒトパピローマウイ
ルス様粒子ワクチン ……… 124
組換え沈降B型肝炎ワクチン
………………………… 122, 220
クラリスロマイシン ……… 86, 201
クリンダマイシン …………… 85
グルコン酸カルシウム水和物 … 134
クロモグリク酸ナトリウム …… 98
クロラムフェニコール …… 85, 200

け

経口直接Xa阻害薬 ………… 229
ゲメプロスト ……… 22, 128, 224

こ

抗菌性点眼薬 …………… 114, 214
抗真菌薬軟膏 …………… 160, 240
呉茱萸湯 ……………… 106, 212
ゴリムマブ ………………… 64
コルヒチン ………………… 86

244 ペリネイタルケア 2019 新春増刊

五苓散 …………………… 106, 210

さ

催眠鎮静薬 ………… 116, 215, 216
ザナミビル水和物 ……… 100, 207
サラゾスルファピリジン
　………………… 62, 64, 192
サリドマイド ………………… 19
サルメテロールキシナホ酸塩・フルチ
　カゾンプロピオン酸エステル … 99
酸化亜鉛 ……………… 160, 239
酸化マグネシウム ……… 30, 173

し

ジアゼパム ………… 133, 134, 226
シクロスポリン ………… 22, 122
ジクロフェナクナトリウム
　………………… 112, 113, 213
ジノプロスト（PGF$_{2\alpha}$）… 128, 223
ジノプロストン（PGE$_2$）… 128, 223
ジフェンヒドラミン ……… 36, 177
ジフェンヒドラミン塩酸塩 …… 116
ジフルコルトロン吉草酸エステル・
　リドカイン配合 ……… 32, 175
シベンゾリンコハク酸塩 ……… 73
ジメンヒドリナート ……… 26, 170
小青竜湯 ………………… 106, 210
小半夏加茯苓湯 ……… 26, 172

す

スピラマイシン ………… 76, 196
スピラマイシン酢酸エステル
　………… 76, 90, 196, 203
スボレキサント ……………… 86
スルファジアジン …………… 77

せ

生理食塩液 ……… 154, 155, 236
セチリジン塩酸塩 …………… 98
セファレキシン ………… 145, 231

セボフルラン ………… 139, 140
セルトリズマブペゴル ……… 64
セレコキシブ ………………… 146
センノシド ……………… 30, 174

そ

造影剤 ………………… 118, 216
ソタロール塩酸塩 …………… 73
ゾピクロン …………………… 149

た

大腸菌死菌・ヒドロコルチゾン配合
　……………………… 32
タクロリムス水和物 … 22, 62, 193
タダラフィル ………………… 86
ダルテパリンナトリウム … 136, 228
炭酸水素ナトリウム … 154, 155, 237
炭酸リチウム ………………… 151
短時間作用型 β_2刺激薬 … 65, 194

ち

チアマゾール …………… 58, 190
チカグレロル ………………… 86
沈降精製百日せきジフテリア破傷風
　不活化ポリオ混合ワクチン … 124

て

低分子ヘパリン …………… 228
低用量アスピリン ……… 38, 178
テオフィリン薬（キサンチン誘導体）
　………………… 65, 69, 70
デキサメタゾン ……………… 47
デキサメタゾンリン酸エステルナト
　リウム ……………… 52, 188
デスフルラン ………… 120, 218
デラプリル塩酸塩 …………… 64
テルミサルタン ……………… 64

と

当帰芍薬散 …………… 106, 211

トシリズマブ（遺伝子組換え）
　………………… 63, 194
トラネキサム酸 …… 130, 132, 225

に

ニカルジピン塩酸塩
　……… 50, 52, 134, 186
ニトログリセリン ……… 139, 140
ニフェジピン ………… 50, 51, 72
ニフェジピン徐放剤 ……… 50, 184

ぬ

ヌクレオシド系逆転写酵素阻害薬
　………………… 92, 93, 204

は

白色ワセリン ………… 160, 238
麦門冬湯 ……………… 106, 211
バニプレビル ………………… 86
バラシクロビル塩酸塩
　……… 80, 81, 97, 199
パリビズマブ ………… 156, 237
バルガンシクロビル塩酸塩 …… 95
バルプロ酸ナトリウム
　………… 21, 28, 104, 151, 208

ひ

ピコスルファートナトリウム水和物
　………………… 30, 174
非ステロイド抗炎症薬 ………… 64
非ステロイド抗炎症外用剤
　………………… 160, 239
ビソプロロールフマル酸塩
　………………… 73, 195
ビダラビン …………………… 81
ヒト免疫グロブリン ……… 78, 197
ヒドララジン塩酸塩
　……… 50, 64, 134, 184
ヒドロキシプロゲステロンカプロン
　酸エステル …………… 42, 180

ペリネイタルケア　2019　新春増刊　**245**

INDEX 一般名

ヒドロコルチゾン・フラジオマイシン硫酸塩等配合 …………… 32
ヒドロコルチゾン酪酸エステル ………………………… 36, 177
非ヌクレオシド系逆転写酵素阻害薬 ………………………………… 93
ピモジド ………… 48, 86, 149
ピリドキシン塩酸塩 ………… 27
ピリメタミン ………………… 77
ピルシカイニド塩酸塩水和物 … 73

ふ

ファムシクロビル …………… 81
ファモチジン …………… 34, 176
フェニトイン ………… 21, 26, 133
フェノチアジン系抗精神病薬 … 154
フェノバルビタール ………… 21
フェンタニルクエン酸塩 ………………………… 120, 217
フォンダパリヌクスナトリウム ………………………… 136, 229
副腎皮質ステロイド外用剤 ………………………… 160, 240
ブデソニド ………………… 99
プリミドン ………………… 21
フレカイニド酢酸塩 ………… 73
プレドニゾロン …… 62, 64, 122, 192
プロピルチオウラシル …… 58, 190
プロプラノロール塩酸塩 ……… 73
プロポフォール ………… 120, 218
プロメタジン塩酸塩 ……… 26, 171
ブロモクリプチンメシル酸塩 ………………… 147, 148, 233

へ

ベタメタゾン …… 46, 52, 182, 187
ヘパリンカルシウム ………………… 38, 135, 179, 227
ヘパリンナトリウム …… 135, 227
ヘパリン類似物質 ……… 36, 178

ベラパミル塩酸塩 …………… 73
ベンジルペニシリンベンザチン水和物 …………………… 91

み

ミコフェノール酸モフェチル … 64
ミソプロストール ………… 22, 34
ミノサイクリン塩酸塩 ……… 91

め

メチルエルゴメトリンマレイン酸塩 ………………… 128, 129, 224
メチルドパ水和物 …… 50, 64, 185
メトクロプラミド ………… 26, 34, 170, 175
メトトレキサート …………… 64
メトプロロール酒石酸塩 ……… 73
メトロニダゾール ……… 85, 200
メナテトレノン ……… 158, 238
メルカプトプリン水和物 ……… 64

も

モメタゾンフランカルボン酸エステル水和物 ………… 98, 206
モノアミン酸化酵素阻害薬 ………………… 26, 149

よ

ヨウ化カリウム ………… 58, 191

ら

ラベタロール塩酸塩 … 50, 64, 185
ラモトリギン ………… 104, 150, 151, 209, 235
ラルテグラビルカリウム … 93, 204

り

リトドリン塩酸塩 ……… 40, 44, 138, 139, 179, 181
リバーロキサバン ……… 137, 229

リファンピシン ……………… 26
硫酸マグネシウム・ブドウ糖配合 …… 44, 51, 52, 133, 138, 139, 181, 187, 226

れ

レバミピド ……………… 34, 176
レボチロキシンナトリウム（T_4）水和物 ………………… 58, 191
レボブピバカイン塩酸塩 ………………… 120, 219

ろ

ロイコトリエン受容体拮抗薬 ………………… 65, 69
ロキソプロフェンナトリウム水和物 ………… 72, 112, 113, 146, 213
ロクロニウム臭化物 …… 120, 217
ロサルタンカリウム …………… 64
ロミタピドメシル酸塩 ………… 86
ロラゼパム ……………… 149, 234
ロラタジン ………………… 98

わ

ワルファリンカリウム …… 135, 228

欧文

DPP-4阻害薬 …………… 56, 189
H_2受容体拮抗薬 …………… 34
H_2ブロッカー ……………… 34
HIVインテグラーゼ阻害薬 ………………… 92, 93, 204
HIVプロテアーゼ阻害薬 ………………… 92, 93, 205
NSAIDs ……………… 64, 113, 145

memo

INDEX 商品名

あ

アーチスト ················ 73, 195
アイセントレス ············ 92, 204
亜鉛華単軟膏 ············ 161, 239
亜鉛華軟膏 ··············· 160, 239
アクチオス ···················· 198
アクテムラ ··············· 63, 194
アザルフィジンEN ········ 62, 192
アシクロビル ·················· 198
アジスロマイシン ········· 86, 201
アスタット ···················· 240
アストリック ·················· 198
アズノール ········· 160, 161, 239
アスピリン ···················· 227
アスファネート ················ 227
アズマネックスツイストヘラー
··························· 206
アセチルスピラマイシン
·············· 76, 90, 196, 203
アセトアミノフェン「JG」···· 112
アセリオ ················ 212, 230
アダラート ··············· 44, 182
アダラートCR ············ 50, 184
アップノール ·················· 233
アデスタン ··········· 88, 202, 240
アデフロニック ················ 213
アドエア ················ 65, 67, 99
アトニン-O ·············· 128, 222
アドレナリン ·················· 236
アピドラ ················· 56, 189
アプレゾリン ········· 50, 134, 184
アモキシシリン「NP」········ 203
アモリン ······················ 203
アラセナ-A ···················· 81
アリクストラ ············ 136, 229
アリピプラゾール ·············· 235
アルドメット ············· 50, 185
アルピニー ··············· 212, 230
アルメタ ······················ 240

い

イオパミロン ············ 118, 216
イオメロン ···················· 216
イグザレルト ············ 137, 229
イソビスト ···················· 216
イブプロフェン ·········· 144, 230
イララック ············· 116, 217
インタール ·············· 68, 98
インフルエンザHAワクチン
····················· 122, 220

う

ウテメリン ······· 40, 44, 179, 181
ウテロン ················ 179, 181
ウログラフィン ··············· 216

え

エアーナース ·················· 198
液化亜酸化窒素 ··········· 120, 219
エクア ························· 189
エクセルダーム ················ 240
エスラックス ············ 120, 217
エビビル ················· 92, 204
エビリファイ ············ 150, 235
エプジコム ··············· 92, 204
エフピー ······················ 149
エリーテン ··········· 26, 170, 175
エリキュース ············ 136, 229
エリスロシン ············· 48, 183
エンベシド ·············· 160, 240

お

オーグメンチン ······· 49, 144, 231
オーラップ ···················· 149

あ (右段)

オキシトシン ············ 128, 222
オキナゾール ········· 88, 202, 240
オセルタミビルカプセル「サワイ」
··························· 206
オノン ··················· 65, 68
オプチレイ ············· 118, 216
オムニパーク ············ 118, 216
オルガドロン ·················· 188
オロパタジン塩酸塩 ······· 98, 205
オングリザ ···················· 189
オンダンセトロン ·········· 26, 171

か

ガーダシル ···················· 124
ガスター ················· 34, 176
葛根湯 ········· 102, 145, 208, 232
ガドビスト ·············· 118, 216
カバサール ············· 147, 232
カベルゴリン ·················· 232
カルチコール ·················· 134
カルバマゼピン ················ 209
カロナール ····· 112, 144, 212, 230
乾燥弱毒生水痘ワクチン「ビケン」
············· 78, 123, 197, 222
乾燥弱毒生風しんワクチン
····················· 122, 221
乾燥弱毒生麻しんワクチン
····················· 122, 221
ガンマガード ·················· 197

き

キプレス ················· 65, 68
キュバール ············· 65, 195
強力ポステリザン ·············· 32
キンダベート ·················· 240

く

グラクティブ ············· 56, 189
クラバモックス ·········· 49, 231
クラリス ················· 86, 201

クラリスロマイシン ……… 86, 201
クラリチン ………………… 98
クレキサン …………… 135, 228
クロマイ …………… 85, 200

け

ケイツー N ………… 158, 238
ケイツーシロップ ……… 158, 238
ケフレックス ………… 145, 231
献血ヴェノグロブリンIH
………………… 78, 197
献血グロベニン-I ………… 197
献血ベニロン-I …………… 197
献血ポリグロビン N ………… 197

こ

抗Dグロブリン筋注用1000倍「ニ
チヤク」……………… 54, 188
抗D人免疫グロブリン筋注用1000
倍「JB」…………… 54, 188
コカール …………… 212, 230
呉茱萸湯 …………… 106, 212
五苓散 ……………… 106, 210

さ

サイトテック …………… 22, 34
サトウザルベ ……………… 239
サビスミン ……………… 213
ザファテック ……………… 189
サラゾピリン …………… 62, 192
サルタノール …………… 65, 194
サワシリン ……………… 90, 203
酸化マグネシウム ……… 30, 173
サングロポール ……………… 197
サンテFXネオ ………… 114, 214
サンテ抗菌新目薬 …………… 214
サンテメディカル12 ………… 214
サンテメディカルアクティブ ‥ 214
サンロキソ ……………… 213

し

ジアゼパム ……………… 226
ジアパックス ……………… 226
ジェイゾロフト ………… 149, 233
ジクロード ……………… 213
ジクロスター ……………… 213
ジクロフェナクNa ………… 213
ジクロフェナクナトリウム …… 213
ジクロフェナック …………… 213
ジスロマック …………… 86, 201
ジスロマックSR ………… 86, 201
シナジス …………… 156, 237
ジノプロスト ……………… 223
ジフェンヒドラミン ………… 177
ジプレキサ ……………… 27
シムビコート ……………… 65
ジャヌビア …………… 56, 189
笑気 …………… 120, 219
小青竜湯 ……………… 106, 210
小半夏加茯苓湯 ………… 26, 172
ジルテック ……………… 98
シングレア …………… 65, 68
シンラック ……………… 174

す

スイニー ……………… 189
スープレン …………… 120, 218
ストマルコンD …………… 176
スナイリン ……………… 174
スピラマイシン ………… 76, 196
ズファジラン …………… 40, 180
スマイル40EX ……………… 214
スマイル40EXマイルド ……… 214
スリノフェン ……………… 213

せ

生理食塩液 ……… 154, 155, 236
セパミット ……………… 182
セファレキシン ……………… 231

セルシン …………… 133, 226
セルトラリン ……………… 233
セレニカ …………… 104, 208
ゼンアスピリン ……………… 227
センセファリン ……………… 231
センナリド ……………… 174
センノサイド ……………… 174
センノシド ……………… 174

そ

ゾビラックス ……… 78, 80, 81, 198
ゾフラン …………… 26, 171
ソルコート ……………… 188
ソルダナ ……………… 174

た

ダイアップ ……………… 226
タミフル …………… 100, 206
ダルテパリンNa …………… 228

ち・つ

チウラジール …………… 58, 190
チオスター ……………… 176
チャルドール ……………… 174
チラーヂンS …………… 58, 191
ツルバダ …………… 92, 204

て

ディプリバン …………… 120, 218
テオドール ……………… 65
テオフィリン徐放錠 ………… 68
テオロング ……………… 65
デカドロン ………… 47, 52, 188
デキサート ……………… 188
テグレトール …………… 104, 209
テネリア ……………… 189
テノーミン ……………… 74
デパケン …………… 104, 208
テルペラン ………… 26, 170, 175

INDEX 商品名

と

当帰芍薬散 …………… 106, 211
トラゼンタ ………………… 189
ドラマミン …………… 26, 170
トランサミン ………… 130, 225
トランデート ………… 50, 185
ドリエル …………… 116, 215
トリビック ………………… 124
トレシーバ …………… 56, 189

な・に

ナゾネックス ………… 98, 206
ナボール …………………… 213
ニカルジピン塩酸塩 ………… 186
ニゾラール ………………… 240
ニトギス …………………… 227
ニフェジピンCR ………… 184
ニフェランタンCR ………… 184

ね

ネイサート ………………… 175
ネシーナ …………………… 189
ネリコルト ………………… 175
ネリザ ……………………… 175
ネリプロクト …………… 32, 175

の

ノービア …………… 92, 205
ノバミン …………………… 27
ノボラピッド …………… 56, 189
ノボリンR …………… 56, 189
ノボリンN …………… 56, 189

は

パーロデル ………… 147, 233
バイアスピリン
………… 38, 135, 178, 227
白色ワセリン ………… 160, 238
麦門冬湯 …………… 106, 211

はしか生ワクチン ……… 122, 221
ハスレン …………………… 239
パセトシン ………………… 203
バッサミン ………………… 227
バドバリン ………………… 233
バファリン ………… 38, 178, 227
バラシクロビル …………… 199
パラセタ ………… 212, 230
バルタンM ………………… 224
バルトレックス ……… 80, 97, 199
バルプロ酸Na ……………… 208
バルプロ酸ナトリウム ……… 208
パルミコート …… 65, 68, 99, 195
バレリン …………………… 208

ひ

ビームゲン …………… 122, 220
ビクシリン …………… 48, 183
ビクロックス ……………… 198
ビケンCAM ………………… 221
ビケンHA ………………… 220
ピコスルファート ………… 174
ピコダルム ………………… 174
ピコルーラ ………………… 174
ビジパーク ………………… 216
ビダラビン軟膏 …………… 81
ヒベルナ …………… 26, 171
ヒューマリンR ………… 56, 189
ヒューマリンN ………… 56, 189
ヒューマログ …………… 56, 189
ビリアード …………… 92, 204
ビリスコピン ……………… 216
ヒルドイド …………… 36, 178
ヒルドイドソフト ………… 178
ビルレクス ………………… 198
ピレチア …………… 26, 171
ビレチノール ……………… 230

ふ

ファースルー ……………… 174

ファムビル ………………… 81
ファモター ………………… 227
ファモチジン ……………… 176
フィブリノゲンHT ……… 130, 225
フェジン ………… 28, 29, 172
フェナゾール ……………… 239
フェネルミン ……………… 173
フェロステック …………… 173
フェロミア …………… 28, 173
フェンタニル ………… 120, 217
フラグミン …………… 136, 228
フラジール …………… 85, 200
プラミール …………… 26, 170
プリジスタ …………… 92, 205
プリジスタナイーブ ……… 205
プリンペラン …… 26, 34, 170, 175
フルービックHA ……… 122, 220
プルゼニド …………… 30, 174
フルタイド …………… 65, 195
フルティフォーム …………… 65
ブルフェン …………… 144, 230
プレグランディン …… 22, 128, 224
プレドニゾロン ………… 160, 240
プレドニン …………… 62, 192
プレフェミン ……………… 107
プロクトセディル …………… 32
プログラフ …………… 62, 193
プロゲデポー …………… 42, 180
プロスコープ ……………… 216
ブロスターM ……………… 176
プロスタグランジンE$_2$ … 128, 223
プロスタルモン・F ……… 128, 223
プロバジール …………… 58, 190
プロベト …………………… 238
プロポフォール ………… 120, 218
ブロモクリプチン ………… 233
フロリードD ……………… 240

へ

ベギータ …………………… 213

ヘキサブリックス ……………… 216
ベキロン ……………………… 240
ベセルナ ………………… 83, 199
ベネトリン ……………… 65, 194
ヘパリンCa ………………… 227
ヘパリンカルシウム
　…………… 38, 135, 179, 227
ヘパリンNa ………………… 227
ヘパリンナトリウム …… 135, 227
ヘプタバックス-Ⅱ …… 122, 220
ペルジピン ……… 50, 52, 134, 186
ヘルラートL ………………… 182
ベロテック ……………… 65, 194

ほ

ボスミン ………… 154, 155, 236
ボブスカイン ………… 120, 219
ホリゾン ……………………… 226
ボルタレン ………… 112, 113, 213
ボンフェナック ……………… 213

ま

マイコスポール ……………… 240
マグセント … 52, 133, 181, 187, 226
マグネゾール ……… 44, 181, 187
マグネビスト ………… 118, 216
マグミット ……………… 30, 173
マグラックス ………………… 173
マリゼブ ……………………… 189

む

ムコスタ ………………… 34, 176

め

メイロン …………… 154, 155, 237
メインテート ………… 73, 195
メチルエルゴメトリン …… 128, 224
メチルエルゴメトリンマレイン酸塩
　……………………………… 224
メチルドパ …………………… 185

メトクロプラミド ……… 26, 170
メプチン ………………… 65, 194
メルカゾール ……… 58, 190
メンタックス ………………… 240

ゆ・よ

ユニフィルLA ……………… 65
ヨウ化カリウム ……… 58, 191
ヨービス ……………………… 174

ら

ラキソデート ………………… 174
ラキソベロン …………… 30, 174
ラベタロール塩酸塩 ………… 185
ラミクタール …… 104, 150, 209, 235
ラモトリギン ……… 209, 235
ラリキシン …………………… 231
ランタス …………… 56, 189

り

リーマス ……………………… 151
リクシアナ …………… 136, 229
リザルミン …………………… 228
リトドール …………………… 179
リトドリン塩酸塩 ……… 179, 181
リドメックス ………………… 240
リピオドール ………………… 216
硫酸MG補正液1mEq/mL …… 226
硫酸マグネシウム水和物 …… 226
リレンザ …………… 100, 207
リンデロン ……… 46, 52, 182, 187

る

ルティナス …………………… 42
ルテオニン ……… 179, 181
ルネスタ …………… 149, 234
ルリコン ……………………… 240

れ

レイアタッツ …………… 92, 205

レクトス ……………………… 213
レスタミンコーワ ……… 36, 177
レスポリート ………………… 185
レダコート …………………… 240
レトロビル …………… 92, 204
レバミピド …………………… 176
レベミル …………… 56, 189
レボチロキシンNa ………… 191
レミケード …………… 63, 193

ろ

ロートアルガード ……… 114, 215
ロートアルガードクリアマイルド
　EXa …………………… 215
ロート抗菌目薬EX ………… 214
ロート抗菌目薬i ……… 114, 214
ロキソニン ……… 112, 113, 213
ロキソプロフェン …………… 213
ロキソプロフェンNa ……… 213
ロキソプロフェンナトリウム ‥ 213
ロキソマリン ………………… 213
ロキフェン …………………… 213
ロキプロナール ……………… 213
ロクロニウム臭化物静注液
　…………………… 120, 217
ロコイド …………… 36, 177, 240
ロラゼバム …………………… 234

わ

ワーファリン ………… 135, 228
ワイパックス ……… 27, 149, 234
ワルファリンK ……………… 228
ワンクリノン ………………… 42

欧文

EOB・プリモビスト ………… 118
L－キサール ………………… 231
L－ケフレックス ……………… 231
PL配合顆粒 …………… 102, 207

メディカの書籍

PERINATAL CARE 2016年新春増刊

好評発売中

聞きたいことはこれ！ 一問一答で疑問を解決

胎児・母体・新生児の 急変時対応 Q&A99

オールカラー

昭和大学医学部産婦人科学講座准教授　**松岡 隆**

胎児・母体・新生児の急変時対応を99のQ&A形式で解説。単なる病態解説でなく現場でよく発生する問題を一問一答にしており異常時に素早く動ける。即、実践できる救急専門医・救急看護認定看護師の解説付き。深掘りのQ&Aで、アドバンス助産師・研修医にも充実の内容！

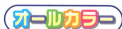

定価（本体4,000円＋税）
B5判／272頁　ISBN978-4-8404-5485-8
web M011650（メディカ出版WEBサイト専用検索番号）

内容

第1章　胎児の急変
- 01　産科医に聞く胎児心拍数モニタリングと胎児機能不全
- 02　常位胎盤早期剥離
- 03　子宮内感染症（臨床的絨毛膜羊膜炎）
- 04　臍帯下垂・臍帯脱出
- 05　微弱陣痛・過強陣痛
- 06　回旋異常
- 07　児頭骨盤不均衡（CPD）
- 08　肩甲難産

第2章　母体の急変
- 09　救急専門医に聞く母体急変時の初期対応
- 10　救急看護認定看護師に聞く母体急変時の初期対応
- 11　産婦人科専門医に聞く妊婦蘇生法
- 12　産褥出血①
- 12　産褥出血②
- 13　子癇
- 14　脳卒中（脳出血・脳梗塞）
- 15　肺血栓塞栓症
- 16　劇症型A群溶血性連鎖球菌感染症（劇症型GAS感染症）
- 17　ラテックスアレルギー
- 18　周産期心筋症
- 19　羊水塞栓症

第3章　新生児の急変
- 20　新生児科医に聞く新生児蘇生法の習得
- 21　新生児呼吸障害
- 22　新生児黄疸（高ビリルビン血症）
- 23　新生児低血糖
- 24　新生児発作

MC メディカ出版

お客様センター　0120-276-591

www.medica.co.jp

本社 〒532-8588 大阪市淀川区宮原3-4-30 ニッセイ新大阪ビル16F

メディカの書籍

PERINATAL CARE 2017年夏季増刊
乳房ケア・母乳育児支援のすべて
オールカラー

好評発売中

ペリネイタルケア編集委員会 編著

乳房ケア編では乳房の生理、トラブル対応、コマ送りマッサージ法を、母乳育児支援編ではエビデンス、上手な飲ませ方、妊娠期・産褥期・卒乳期のケアを解説。母乳育児を支援する関連団体紹介編では7団体の方針、マッサージ手技・母乳育児支援の特徴、活動内容を紹介した、今までになかった一冊！

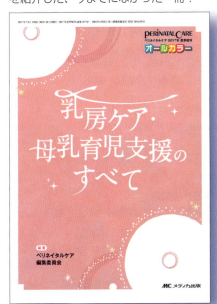

定価(本体4,000円+税)
B5判／264頁　ISBN978-4-8404-5857-3
web M011751 (メディカ出版WEBサイト専用検索番号)

内容

第1章　乳房ケア
- 01　乳房の解剖と生理
- 02　乳房の視診・触診のポイント
- 03　産褥期の乳房マッサージ
- 04　陥没乳頭・扁平乳頭・短小乳頭などのケア
- 05　①乳房トラブルへの対応
- 05　②乳管開通法
- 06　乳腺炎への対応　ほか

第2章　母乳育児支援
- 01　母乳育児のエビデンス
- 02　妊娠期の母乳育児支援
- 03　産褥入院中の母乳育児支援
- 04　退院後の母乳育児支援
- 05　授乳中の母親の栄養と食事
- 06　効果的な抱き方、吸着のさせ方
  　　～授乳支援に必要な援助者の視点～　ほか

第3章　母乳育児を支援する7団体 サポートの実際
- 01　桶谷式乳房手技
- 02　堤式乳房マッサージ法
- 03　BSケア
- 04　SMC方式乳房マッサージ
- 05　日本母乳の会
- 06　NPO法人ラ・レーチェ・リーグ日本
- 07　国際認定ラクテーション・コンサルタント（IBCLC）とNPO法人日本ラクテーション・コンサルタント協会（JALC）

MC メディカ出版

お客様センター　0120-276-591

www.medica.co.jp

本社 〒532-8588 大阪市淀川区宮原3-4-30 ニッセイ新大阪ビル16F

PERINATAL CARE 2018年新春増刊

好評発売中

術前・術中・術後のアセスメント&ケアを時系列で網羅!

帝王切開バイブル

オールカラー

「無痛分娩からの帝王切開術」「グレードA帝王切開術」
「胎児治療」などの最新手術も解説

聖隷浜松病院産婦人科・総合周産期母子医療センター部長　**村越 毅**　編著

選択的帝王切開術に必要な知識の全てを術前・術中・術後の時系列で網羅。合併症、母乳育児支援や1カ月健診までカバーし、いつ・何をすればよいのか、流れが手に取るように分かる。グレードAや無痛分娩時の帝王切開術、胎児治療についても解説し、最新のトレンド・知見が得られる!

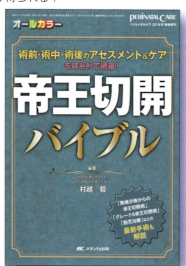

定価(本体4,000円+税)
B5判／248頁　ISBN978-4-8404-6225-9
web M011850（メディカ出版WEBサイト専用検索番号）

内容

第1章　選択的帝王切開分娩の流れ
【適応・施行時期】
01. 母体適応・胎児適応、母児のリスクを鑑みた施行
【術前】
01. 出産前教室・保健指導／02. バースプラン　ほか
【術中】
01. 直前の準備／02. 麻酔／03. 手順
04. 器械出し／05. 早期母子接触　ほか
【術後】
01. 帰室直後のアセスメントとケア
02. 帰室後2時間までのアセスメントとケア　ほか
【新生児のケア】
01. 帝王切開分娩で生まれた児のアセスメントとケア　ほか

第2章　術後合併症への対応
01. 帝王切開術後血腫／02. 創部縫合不全・離開　ほか

第3章　特別なケアが必要なケース
01. 無痛分娩から帝王切開術への移行
02. 早産・FGRの帝王切開術
03. 緊急帝王切開術・超緊急帝王切開術（グレードA）
04. 帝王切開術から子宮全摘出術への移行
05. 母体急変時対応と妊産婦死亡の場合の対応　ほか

第4章　最新手術
01. EXITによる胎児治療／02. 死戦期帝王切開術

MC メディカ出版

お客様センター　0120-276-591

www.medica.co.jp

本社 〒532-8588 大阪市淀川区宮原3-4-30 ニッセイ新大阪ビル16F

メディカの書籍

PERINATAL CARE 2018年夏季増刊

好評発売中

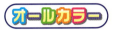

はせじゅん先生の
おもしろセレクション

助産師が今さら聞けない臨床のギモン

聖マリアンナ医科大学産婦人科学 准教授　**長谷川 潤一** 編著

人気上昇中のはせじゅん先生が企画！ 助産師が分娩介助時や病棟・外来で日頃感じているギモンを45個取り上げ、それぞれに基礎知識とAnswerを付けて分かりやすく図解した。妊産婦・後輩助産師への声掛け例も盛り込み、助産師の日々の臨床で役立つ、楽しい一冊！

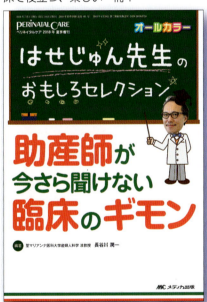

定価（本体4,000円＋税）
B5判／256頁　ISBN978-4-8404-6226-6
web 130011851（メディカ出版WEBサイト専用検索番号）

内容

第1部　妊娠中のクリニカル・ギモン

妊娠までのギモン
性周期のホルモン調節　どうなっている？
各種不妊治療法　違いがわからない？

妊娠管理のギモン
高年妊婦　そんなにリスク？
合併症妊娠　薬はやめる？　ほか

超音波検査のギモン
胎児推定体重　測り方のコツと妊婦への話し方は？
子宮頸管長　早産予知に使える？　ほか

第2部　分娩中のクリニカル・ギモン

分娩管理のギモン
分娩中の高血圧　分娩中の血圧の測定法は？
子宮収縮波形　どう解釈する？　ほか

産科救急のギモン
産後の過多出血　どうやって止める？
胎児機能不全　何をすべき？　ほか

第3部　産後のクリニカル・ギモン

新生児疾患のギモン
新生児呼吸窮迫症候群（RDS）　どんな病気？
小児外科疾患　手術法は？　ほか

母乳・乳腺のギモン
授乳中の妊娠発覚　授乳はやめる？
母乳分泌過少　対応方法は？　ほか

保健指導・メンタルヘルスのギモン
妊娠許可　次の妊娠は？
産後うつ病　どうやって発見する？　ほか

MC メディカ出版　www.medica.co.jp

お客様センター 0120-276-591　本社 〒532-8588 大阪市淀川区宮原3-4-30 ニッセイ新大阪ビル16F

PERINATAL CARE ●バックナンバー●

2018年（第37巻）特集

1月号	分娩期のドクターコール 正常逸脱ケース9
2月号	切迫早産と早産のTHEマネジメント
3月号	詩子先生が監修！ 開業助産師の母乳育児支援
4月号	Dr.中井がレクチャー　CTG病態予測
5月号	新生児の検査値アセスメント
6月号	無痛分娩とトラブルシューティング
7月号	妊娠糖尿病まるわかり
8月号	分娩誘発・陣痛促進の タイミングとリスク管理
9月号	アドバンス助産師への道 ガイドライン掘りさげドリル
10月号	妊婦のやせ・肥満　保健指導と分娩管理
11月号	必修！母体急変時の初期対応
12月号	分娩第2期の助産ケア　エビデンス再考学

増刊

2013年 夏季増刊	保健指導・分娩介助・おっぱいケア
2014年 新春増刊	産科の臨床検査ディクショナリー
2014年 夏季増刊	ハイリスク妊娠の マタニティケアプラン
2015年 新春増刊	イラストで ハイリスク妊娠がわかる本
2015年 夏季増刊	決定版！場面別 超早わかり助産ケア技術
2016年 新春増刊	胎児・母体・新生児の急変時対応 Q&A99
2016年 夏季増刊	妊婦健診と保健指導 パーフェクトブック
2017年 新春増刊	お母さんと赤ちゃんの 生理とフィジカルアセスメント
2017年 夏季増刊	乳房ケア・母乳育児支援のすべて
2018年 新春増刊	帝王切開バイブル
2018年 夏季増刊	はせじゅん先生の おもしろセレクション 助産師が今さら聞けない臨床のギモン

●読者の皆様へ●

このたびは本増刊をご購読いただき、誠にありがとうございました。編集部では、今後も皆様のお役に立てる増刊の刊行を目指してまいります。つきましては本書に関する感想・提案などがございましたら、当編集部までお寄せください。

周産期のくすり大事典
妊娠期・分娩時・産褥期・新生児の
薬剤＆ワクチン133大解説

PERINATAL CARE　ペリネイタルケア

THE JAPANESE JOURNAL OF PERINATAL CARE

2019年新春増刊（通巻499号）

2019年1月15日発行
定価（本体4,000円＋税）

●乱丁・落丁がありましたら、お取り替えいたします。
●無断転載を禁ず。

編　著	中田雅彦
発 行 人	長谷川素美
編集担当	福嶋隆子・五道知美・有地 太・里山圭子
編集協力	オフィス・ワニ
発 行 所	株式会社メディカ出版

〒532-8588　大阪市淀川区宮原3-4-30
ニッセイ新大阪ビル16F
○編集　TEL 06-6398-5048
○お客様センター　TEL 0120-276-591
○広告窓口／総広告代理店（株）メディカ・アド
TEL 03-5776-1853
e-mail　perinatal@medica.co.jp
URL　https://www.medica.co.jp

印刷製本　株式会社廣済堂

本誌に掲載する著作物の複製権・翻訳権・翻案権・上映権・譲渡権・公衆送信権（送信可能化権を含む）は株式会社メディカ出版が保有します。
JCOPY 〈（社）出版者著作権管理機構 委託出版物〉
本書の無断複写は著作権法上での例外を除き禁じられています。複写される場合は、そのつど事前に、（社）出版者著作権管理機構（電話 03-3513-6969、FAX 03-3513-6979、e-mail：info@jcopy.or.jp）の許諾を得てください。

ISBN978-4-8404-6608-0

Printed and bound in Japan